増補第2版

現代看護の探究者たち
◆ 人と思想 ◆

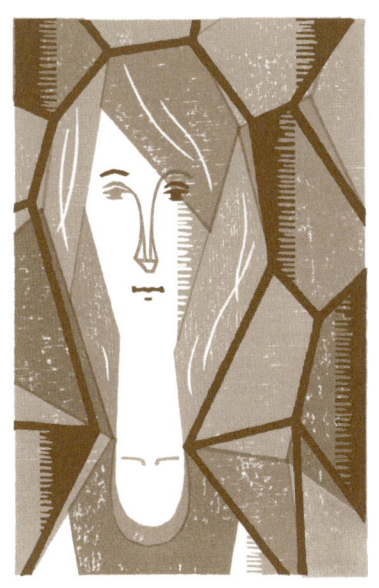

小林富美栄・樋口康子・小玉香津子
他著

日本看護協会出版会

看護婦・看護師の名称表記について

　法の改正により，看護婦は看護師と名称が改められましたが，本書では，執筆当時の表記を尊重し，また初版以来の諸般の経緯に鑑みて，名称表記を「看護婦」のままとした章もあります。

増補第2版の序

　本書の優れるところはその書名にある，とかねて思ってきた。
　ナースのしていることが看護，という見解に与（くみ）しない学者ナースもしくは看護のシンパサイザー学者が看護とは何かを問い，探究した。20世紀後半，アメリカでの動きである。彼らはただ答が得られればよいとする問い方をせず，新たな理解を生み出すことを目指して問い，それぞれが確かにその生産をものした。彼らのこの，問うという行為が本書の主題である。彼らは探究者とこそ，現代看護の探究者とこそ呼ばれねばならない。もしも理論家と，看護理論家と呼ばれていたら，本書はこれほど長生きしなかったのではないか。"看護理論"がいつの間にか少々色褪（あ）せた概念になったうえ，"理論家"よりは実践家が衆望を担う今日でもあるのだから。もっとも，理論とは言葉であり，看護を言葉にした人たちということでは彼らは理論家に他ならない。

　本書の特異なところは，われわれ日本のナースの中の誰かが学問的にゆるぎない"交わり"をもった看護探究者だけが取り上げられていることである。その誰かつまり本書の評者たちもまた，看護とは何かを問う者であった。あるいは現に問う者である。彼らは，看護を問う自分の問いの流れの上で運命的とも言えるような出会いをしたアメリカの看護探究者の"人と仕事"を紹介，批評している。その過程で彼らも間違いなく現代看護の探究者であることが浮き彫りにされ，彼ら1人ひとりの問い方も見えてきて，興味深い。同時に，彼ら1人ひとりは，自分の交わったアメリカの看護探究者の仕事が日本の現代看護のどこをどのように前進させたかを，少なくともほのめかしており，そこに日本の看護現代史がある。

　現代看護の探究者は著名な学者を含め他にも多々いるが，本書はその人たちを決してはずしたのではなく，日米探究者の，上記のような組み合わせ効果のある事例に限ったのである。このたびの増補第2版にはジーン・ワトソンとパトリシア・ベナーの2章が加わった。いずれも条件に適う事例である。

既存の章はこの版においても以前のままである。いわば，古いは新しい，新しいは古い，の感覚をもってのこと。しかし，時のすき間を埋めるほどの意味で，評者の一部は追記をした。ヘンダーソンの『看護論』の手法である。

　本書には一昨年亡くなられた小林富美栄先生の，看護探究をめぐる冷静で公正な思索が込められている。社会学者ブラウンの看護探究に伴走された先生であれば，いま，たとえばヘルスケア・ジャーナリストであるスザンヌ・ゴードンによる，医療現場での聞き取りからの看護抽出過程を現代看護探究の事例に加えようとおっしゃるかもしれない。『現代看護の探究者たち』なる書物の発展可能性が想われる。
　　　2009年7月

評者の1人

小玉香津子

増補版の序

　本書の初版（1981年発行）が紹介した10人の現代看護の探究者たちは，私たち日本の看護者にも親しみのある名前になってきました。この度の改版では，あらたに，ドロセア・E・オレム（小野寺杜紀），アイモジン・M・キング（舟島なをみ），シスター・カリスタ・ロイ（松木光子）ら3人の看護理論家を追加しています。これら13人の理論家についての人となり，その理論が取り組んでいる課題や領域，理論の概要や構成要素などが担当執筆者自身のコメントとともに紹介されています。

　本書を通読するとき，読者の皆さんは，相反する2つのことに気づくのではないかと思います。
　まず，本書は各理論家についての論評がそれぞれ短い記事に要領よくまとめられているので，13人の理論家を比較して学ぶことができ，各理論家の特徴やこれら理論家間の相違を明確な形で知ることができます。たとえば，ペプローは「看護は，社会における個人を健康ならしめる主要な治療的人間関係の過程である」と述べ，患者と看護者の人間関係や患者のニードを重視しています。ヘンダーソンは「看護とは，患者ができるだけ早く自立できるように助けることである」と述べています。オーランドによれば，「看護とは，患者が自分のニードを満たしたいときにそれを援助すること」としています。ジョンソンは，看護の目的を「健康状態が変化する過程のなかで，平衡状態を維持し発展させていくこと」に主点をおいています。また，トラベルビーは，看護の目的として「疾病の苦しみを予防したり，それらに適応したり，そういった体験のなかに意味を見出すように援助することである」と述べています。このように，5人の理論家の看護の目的についての見解だけみても，各々の理論の焦点，関心ごと，構成などが異なっていることがわかります。

　さらに，本書を通読して明らかになってくることは，当然のことながら看

護理論の各々は，固有の看護観によって成立しているということです。すなわち，看護理論の現段階では，自然科学の世界における法則のように普遍化された看護一般論というものは形成されていないのです。したがって，ある1つの看護理論を絶対視したり，また，ある1つの看護理論を拠りどころにして看護実践を行うことは危険を伴います。また，看護理論と科学的事実との間の懸隔に注目し，看護理論が看護の現象を集約したものであるといった錯覚におちいらないように心する必要があると思います。

　本書は，13人の理論家を横ならびに同時に紹介することによって，看護には多くの理論が存在し，各々の特徴を明らかにすることによって，ある看護理論のみを絶対視することを避け，各々の理論を相対化することを教えてくれます。実践の場において，ある看護現象を観察しそれと取り組むとき，1つの看護理論に頼らず，多くの異なる理論の視点から追求してみてはどうでしょうか。そうすることによって，私たちの実践に対する視野は広くなり，新しい看護の可能性が生れてくるでしょう。

　本書を通読して気づく第2点は，第1の点と矛盾するかもしれませんが，13人の理論家にはある類似点があり，同じ言葉を使って共通の課題に取り組んでいることです。たとえば，いずれの理論家も「看護とは何か」を追求し明示することによって，医療における看護の目的，役割，機能，すなわち看護の独自性を明確にしようとしています。
　また，これらの看護理論家はいずれも，看護を具体的なノウハウに限定しないで，もっと根源的に，健康，人間，環境，看護者と看護対象者の人間関係などにかかわる知識として探究しています。

　看護は，これまで長い間「ケアする」という行為のノウハウのみに終始して，看護独自の知識体系をもっていませんでした。これら13人の理論家に共通していることは，いずれも「知る」ことを重要視して，看護に独自の知識を探究しています。私自身「看護は科学する行為である」と考えています。専門職である看護は，「知る」ことと「行う」ことの両方を含んでいます。

行い実践するためには,「なぜ」を問う「知る」という行為があるはずです。看護する行為は,看護対象者の状態や変化する現象に対して「なぜ」という疑問を提起して,ある現象や出来事の根拠を追求していく行為であると思います。そしてそこでは,さまざまな看護現象の1つひとつに対して,観察し,尋ね,知るという知的な作業が行われ,異なる現象や出来事を関連づけて考え,看護対象者の全体像を明らかにしようとして全体の地図を描く「概念化」や「理論化」の行為が生まれてくるのです。

　私自身,本書を読み終えて一番嬉しかったことは,13人の異なる看護理論家の間に,看護者が何を課題として,何を目的として役割を果しているのか,ある共通理解が形成されつつあることです。それは看護者が共に語り合える共通の目的,共通の課題,共通の言葉です。

　保健医療システムのなかで,専門職にたずさわる看護者の責任が増大しつつあるこの時に,看護独自の役割が明らかになり,私たち看護者が共通の言葉を使って語り合い,共通の目的に向って歩み始めたことは,大変心強いことです。本書が,わが国の看護者の間に,専門家として語り合える共通語を発展させていく1つの契機となることを願っています。

　　　1989年　盛夏

樋 口 康 子

初版の序

　ここ約20年間に，外国，主としてアメリカの看護の発展に寄与してきた先覚者・指導者の業績に接する機会が多くなってきた。これらの人々は，「看護とは何か」という自らの問いに対し探究をつくし，あるいは今日も第一線でそれを続けており，また看護に対する深い理解と期待をもってこの道を拓く努力を惜しまない存在である。それが本書に出てくる人々である。そして私ども評者のそれぞれが，これらの人々に直接，間接に深い影響を受け，またたいていの場合，日本に紹介するという役割を担った人々である。

　今回，先に国際看護婦協会（ICN）の機関誌「インターナショナル・ナーシング・レビュー」の日本語版（「INR―日本語版」）に1979年1月から1981年4月まで連載された10論文を1本にまとめることになったが，これら「看護の探究者たち」の理論が広く日本の看護界に浸透してきた現在，それらの理論を改めて検討し直し，その受容の過程も含めて再評価しておくことは，評者自身のためにも，またこれからこれら探究者たちの著作物に取り組まれようとしている人たちのためにも意義のあることと考え，多少の加筆・訂正を加えてまとめた次第である。

　しかし，残された課題がいろいろあることも確かである。その1つとして考えられるのは，ここに取り上げた10人の看護学者の理論が，当時の看護事情・思潮の動きの中では，それぞれがどのように関連しているのかといった問題である。つまり，個々の看護理論を広く全体の看護思想の変遷という視点からみた場合における関連性という問題である。

　現在の研究段階ではこれは非常に解答が困難な問題ではあるが，本書のような性格をもつ本では，ぜひとも必要な研究課題であるといえる。今後もそのための努力は続けられなければならないと思っている。

ともあれ，日本でも欧米でも，看護の役割が大きく変化しつつある現在，「看護とは何か」という永遠の課題に真摯に立ち向かった人々の成果を，こうしたかたちで検証しつづけることは，変動する社会情況に流されないためにも必要なことと考える。

 本書がそのために少しでも役に立つことができれば，これに過ぐる喜びはないと思う。

　1981年2月

　　　　　　　　　　　　　評者を代表して

　　　　　　　　　　　　　　　　　　　小林富美栄

目 次

増補第2版の序 ―――― i

増補版の序 ―――――― iii

初版の序 ――――――― vi

1. エスター・L・ブラウン Esther L.Brown
   ――これからの看護――
   ……………………………………………●小林富美栄　1

2. ヒルデガード・E・ペプロー Hildegard E.Peplau
   ――治療的対人プロセスとしての看護――
   ……………………………………………●髙﨑絹子　17

3. エレノア・C・ランバーツェン Eleanor C.Lambertsen
   ――チームナーシング――
   ……………………………………………●荒井蝶子　37

4. ドロシー・E・ジョンソン Dorothy E.Johnson
   ――行動システムモデル――
   ……………………………………………●兼松百合子　55

5. ヴァージニア・ヘンダーソン Virginia Henderson
   ――時を超える看護論――
   ……………………………………………●小玉香津子　75

6. フェイ・G・アブデラ Faye G.Abdellah
　　――患者中心の看護――
　　………………………………………………………●千野静香　95

7. アイダ・J・オーランド Ida J.Orlando
　　――看護過程理論――
　　………………………………………………………●稲田八重子　111

8. アーネスティン・ウィーデンバック Ernestine Wiedenbach
　　――看護場面の再構成――
　　………………………………………………………●池田明子　131

9. マーサ・E・ロジャーズ Martha E.Rogers
　　――人間のもつ全体性――
　　………………………………………………………●樋口康子　157

10. ジョイス・トラベルビー Joyce Travelbee
　　――人間対人間の看護――
　　………………………………………………………●藤枝知子　173

11. ドロセア・E・オレム Dorothea E.Orem
　　――セルフケア不足看護理論――
　　………………………………………………………●小野寺杜紀　187

12. アイモジン・M・キング Imogene M.King
　　――目標達成理論の検証と普及――
　　………………………………………………………●舟島なをみ　205

13. シスター・カリスタ・ロイ Syster Callista Roy
　　──ロイ適応看護モデル──
　　　　　　　　　　　　　　　　　　●松木光子　227

14. ジーン・ワトソン Jean Watson
　　──21世紀の看護論──
　　　　　　　　　　　　　　　　　　●川野雅資　251

15. パトリシア・ベナー Patricia Benner
　　──ナラティブの探究者──
　　　　　　　　　　　　　　　　　　●井上智子　283

評者紹介──────298

現代看護の探究者たち————1

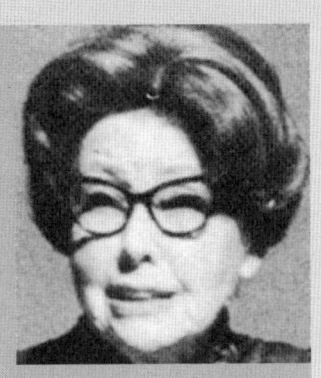

エスター L．ブラウン
Esther L. Brown

————これからの看護————

[評者] 小林富美栄

エスター・L・ブラウン紹介

略　歴

ニューハンプシャー大学卒業後，エール大学大学院博士課程で文化人類学および社会学を専攻し博士号を取得。ニューハンプシャー大学で3年間教職についた後，1931年ニューヨーク市ラッセル・セージ財団に就職。専門職業に関する研究に従事。その後1948年の同財団の改組まで専門職業に関する研究部長，1948〜1963年まで同財団役員として事業計画開発部門の責任をもち，主として社会科学者と保健専門職者の共同研究，教育プロジェクトの指導・管理を行なう。海外経験も豊富で，視察旅行はほとんど世界中におよび，またフランスでは社会科学研究委員会の研究員として研究を行なった。WHOの顧問を委嘱され，またウィスコンシン大学客員教授として1学期間招へいをうけた。ブラウンはアメリカ看護連盟の終身会員であり，スキドモア大学から名誉博士号をうけた。その後もサンフランシスコに居住し，講義，ワークショップ，短期間の教育および社会心理学的な患者ケアの側面，あるいは保健事業の展開についての相談に応じた。

著　作

Social Work as a Profession (1935), The Professional Engineer (1936), Nursing as a Profession (1936), Physicians and Medical Care (1937), Lawyers, Low Schools and the Public Service (1948), Nursing for the Future (1948) (邦訳『これからの看護』，日本看護協会出版会，1966年)，Newer Dimensions of Patient Care (1965) (邦訳『患者ケアの問題点と新しい方向』，医学書院，1967年)

はじめに

　エスター・ルシル・ブラウンは，看護を学ぶ世界の看護婦たちに，その著書 "Nursing for the Future"（邦訳名『これからの看護』[1]）を通して広く知られている。私もこの書物を介してブラウンを知り，後年（1966年）東京ではじめて面識の機会を得た。それ以来，現在に至るまで，サンフランシスコ（彼女の現在の住まいがこの街である）を経由する私の旅路と，東京を経由する彼女の旅程の中で交流の機会をもっている。そのような関係から，私が本篇を担当するのにふさわしいと編集部で考えられたのであろうと思う。私自身も，個人的な交際という点から考えるとブラウンと近いところにいることでもあり，彼女の業績について，また豊富な識見についても一度はじっくりと検討しておかなければならない一つの課題ではあった。したがってこうした機会を与えられたことに対して深く感謝するところである。しかし，何んといっても勉強の浅さ，というよりは，齲る己れの歯の弱さから立ちすくんでしまっているというのが正直なところである。

　「あなたが何を書くか，どう書くか，非常に興味があるので，完成したら是非みたい」とブラウンからいわれている私は，とにかく考えているところを率直に表現して，後日，ブラウンの批判をうけ，意見を交わしたいと思っている。

1 ……… 看護との出会い

　エスター・ルシル・ブラウンは周知のように看護婦ではない。彼女は，地域社会の住民の立場から，看護がこのような働きをすれば，住民は看護によって，他の保健医療職からは得られない利益をうけられるものである，という観点から，看護サービスへの強い期待をもち，またそのための研究・調査を行なってきた学者である。

社会学と文化人類学を専攻した社会科学者であるブラウンは，1931年にラッセル・セージ財団の研究員となり，数年の研究期間をへた後，専門職業に関する研究論文を次々とまとめ著作としている。

　そもそも，ラッセル・セージ財団は，ミセス・ラッセルが1907年にアメリカ合衆国における社会的および生活的条件の改善を目的として設立されたものである。したがって，財団ではこの目的にそって社会的条件の調査・研究，そして改善に結びつく企画とそれを推進するための研究結果の成書の出版を行なっていたのだった。

　ここでブラウンが著わしたモノグラフ[2]は，「職業体系」の中の一部をなす以下のような論考である。

"Social Work as a Profession" 1935年（第4版 1942年）
"The Professional Engineer" 1936年
"Nursing as a Profession" 1936年（第2版 1940年）
"Physician and Medical Care" 1937年
"Lawyers, Law Schools and the Public Service" 1948年

　これらの研究はアメリカ合衆国の社会傾向を調査するようにという当時の大統領の要請によるものである[3]。

　さて，各々の専門職業を調査するにあたってブラウンは社会傾向を決定する重要な要素を，質と量の二面から問いかけることに焦点をおいた。それは，社会的ニーズに対して，ある専門職業がどこまで応じ得るかは，その要員数とそれの適正な配分，すなわち量と質にかかる，というものである。質ということでは，当然のことだが，必要とされる教育，訓練が適切に行なわれることによってもたらされると，教育の重要性を主張している。

　ブラウンのこのラッセル・セージ財団における専門職業の社会学的分析，なかでも"Nursing as a Profession"は，彼女をして看護を専門職業として重要な座にすえ，そしてまた，アメリカの看護界と深い関係をもたせることになるのである。

　すなわち，全国看護協議会が将来の看護教育の本質にかかわる総合的な調査・研究を行なうための資金援助をカーネギー財団に要請した際，ブラウンの上記の研究業績が大きくものをいって，カーネギー財団の資金援助同意へ

とつながったからである．当時（1944年）ブラウンは，ラッセル・セージ財団の専門職業研究部長の職にあった．その彼女に全国看護協議会は，上記の事情からも，その将来の看護教育に関する総合的調査・研究の主査になるよう依頼したのだった．

　この辺の内実について本年（1980年）正月，彼女を訪問した際，直接聞いてみた．

　「私が主査をひきうけることで，カーネギー財団が出資に同意したのです」というのがその答えだった．しかし，このことは表面に明らさまにすることはできないことであったようである．ブラウンがアメリカの看護界に大きく貢献することになったこの調査・研究の実施は，結局，それ以前の彼女の業績によるところが大であったということであろう．『これからの看護』は，まさしくエスター・ルシル・ブラウンという一人の社会科学者の存在によってはじめて掲げることのできた，20世紀後半におけるモニュメンタルな看護の展望の書である．

2………『これからの看護』の出版

　『これからの看護』が出版された1948年は，第二次世界大戦の直後で，増大した医療需要に対する看護要員の質的量的不適応状態を抱えながら，日米両国とも看護教育を中心にこうした事態に対応しようと努めた時代であった．それは日本では新しい看護制度の実現という形になってあらわれ，アメリカでは28項目にわたる勧告を含む全国看護協議会の調査・研究報告，すなわちブラウンによる『これからの看護』（一般には「ブラウン・レポート」と呼ばれた）の公表という形でその努力の一端を示したのである．

　私は当時この書物の中にもられていることは50年を要しても現実にはなり得ないだろうと一般看護婦たちからいわれるほど革新的な展望を含んでいたことを知ったし，また本書を18年後の1966年に日本語に翻訳した時点においても，その中で指摘されている様々な看護問題は日本の現実であったし，1980年の今日においても依然として新しく，看護を学ぶものの必読の書物といえる．

ところで、ブラウンがこの調査・研究をするにあたって主査としての基本的態度としたのは、「社会の最大多数の福祉が、看護のそれと、いかなる点においてにせよ、相容れないあかつきには、社会福祉の側に立ってこれを代表する[4]」というものであった。この態度を堅持することにより、ブラウンは当時のアメリカの看護における活動や教育について、専門職として欠けるところを容赦なく批判し、検討し、そして改善への勧告を出すという結果へもっていったのだった。このことは、アメリカの看護を専門職業教育を基本とするところにまで導いてゆく大きな原動力となったものである。

ブラウンは『これからの看護』において、アメリカの病院付属の看護婦養成所を主体とした看護教育を、社会の保健医療のニーズに対応できる専門職業レベルの看護婦の必要性を強調し、看護教育の高等教育化の方向を示唆した。そして、このレベルの教育を基礎として専門看護婦を育てることを提言している。また、訓練された補助者である実務看護婦と、前記二者の中間に位置する臨床看護婦の必要性を述べている。これらの教育機関についての改善に関する勧告は28項目あがっている。20世紀後半の看護の展望は高等教育の発展が、大学院教育にまでおよび、卒後教育、継続教育の体系化がはかられて、28年前の状況からみれば、当時描かれた図面の実現化として今日をみることができよう。

3……… 患者ケアの問題へのアプローチ

●病院組織と患者ケア

アメリカの看護教育は、それ以後、教育内容の高等化に伴って、看護の科学的探究、看護理論の展開という形で着実に前進を続けた。それではそれらの理論は患者ケアの実践のうえにどのように反映されたのだろうか。看護の現場はどのように変化したのだろうか。

このような疑問に応えるべく、ブラウンは、1964年に"Newer Dimensions of Patient Care"（邦訳名『患者ケアの問題点と新しい方向』[5]）を3部に分けて著した。

この本は、病院にいる患者に焦点をあてて、社会心理学的な立場から問題

点への接近を試みたものである。この本が出版された時，ちょうど私は米国留学中であったので，早くにその内容と評価を知る機会を得たのだった。それは，看護界に新しい刺激を与えるものであり，その中でいわれていることには，率直に耳を傾けるべきだとして，私の近くにいた大学の先生たちが推奨したものである。私もこれが多くの人の目にふれることを願った一人である。

　ブラウンは，同書の第Ⅰ部序言において，前回の研究（『これからの看護』）の際に，全国にわたって，地域別に選ばれた50校の看護教育機関と，その他病院，保健施設の医師や看護婦との会合を行なって実態を綿密に観察し，情報を得たが，この時の活動がこの著述の準備となったことを述べている。同書でもさらに全国的に歩き回り，直接に現場を観察し，またセミナー等で看護婦等から患者ケアに関する実情を聴取したうえで，この研究のねらいを，「データや理論の提起をする企画ではなく，むしろ問題の所在を鋭敏に感じ取るためのものである」とし，社会心理学や社会人類学の概念を方向づけや手がかりのために応用して，患者ケアの改善へ導くための多彩な問題提起を試みている。たとえば，病気，痛み，入院などによって，不安，恐怖，孤独感，孤立感，強度の倦怠感，はく奪感，抑うつ感などの情緒の乱れ，また治療拒否反応などが起こることはよく知られている。こういう状態にあって非常に傷つきやすくなっている入院患者は，家族，近隣社会，仕事など今まで自分を支えていたものを，はく奪されるように思えてくるものである。こうしたことから，「病院の物理的，社会的環境を治療のために活用する」という表題をもつ第Ⅰ部では，病棟の規則や組織に大幅に柔軟性をもたせること，たとえば患者が日常使用していた枕，あるいはその人にとって情感と愛情をもたらすような記念の贈物であった壁かけなどの物品，また，患者の集会室を利用してコーヒーの会をするとか，地域社会の社交活動のようなものを利用するなど，いかに普通の日常生活を象徴するものをより多く病棟に導入させ得るかが述べられている。

　社会心理学者たちは，身分階層性の確立された大組織において，従業員のモラルと生産性についてどのようなことが起こっているかを調べるようになっている。病院や保健施設が大きくなるにしたがって，企業経営体にみられる

と同様な傾向があらわれている。管理層の者が増加する一方では，直接に患者のケアをする者の仕事は細分化され，単調な仕事の反復が多くなっている。そのために職員の意欲や能力は低下し，同時に患者のケアも低下する結果を招くことになる。

「病院における職員のモチベーションと能力を向上する」という表題をもつ第Ⅱ部では，このような状態を最少限にするためには，どのような概念を適用できるかについて説明をしている。職員の成長発達を促し，業務上の満足感，関心，協力を高めるためにどのような研究や実施指導が行なわれ，どのような変化を起こすことができるかについて，きわめて興味深く述べてある。

私はこの第Ⅱ部から，与えられた条件で最良の看護を提供するにはどうしたらよいかという問題について多くの手がかりを得た経験がある。とくに病院の組織における患者の位置づけ，第一線で直接患者のケアをする看護職と看護管理者の関係についての考え方は，東京女子医科大学における看護の向上のための有用な理念と方法論の展開につながる結果に導くことができ，それを実地に推進することができたのだった[6]。

● 患者の個別性の重視

「患者を一人の人間として理解する」「患者の側に立って看護する」「患者の個別性にもとづいて看護する」など，対象への本質的な接近は理念としては通用しているが，実践になりがたいのが現実には多い。人間の価値観や信念は，表面にあらわれる行動と同じように，個人個人非常に違うものであるから，個別的看護を意識して，努力してそれを行なおうとしても非常な困難がある。第Ⅲ部の「患者を全人的に世話するために」では，患者と呼ばれる人たちが，人間としてどういう人たちであるかを，社会心理学者，文化人類学者，社会学者による個人個人の人間の違いについての広範囲に調査されたデータ，文献を活用することにより多角的に詳細に観察し，その人のユニークさを理解することをあげている。

ブラウンは，第Ⅲ部の序論で，「患者の医学的状態と同様に，その人間についても，かなりの知識をもたない場合は個別的なケアを行なうことは不可

能であろう」と述べ，ある一人の患者が自分の病気および入院生活をいかに感じ，いかに反応するかということについての手がかりを引き出す方法，および入手したデータを個人のケア計画にどう利用するかについて述べている。とくに多民族，多人種が生活しているアメリカの社会では，それぞれの異文化的背景について知ることが，個人の健康，病気に与える無意識の動因，社会心理的および文化的要因を考える上で医学・生物学的データと同様に必要なことである。また社会階級の違いが，個人の行動，態度，価値体系の相違につながるが，それが結局，健康に関する理解，認識，病院に対する態度，受診の必要性の認識の違いとしてあらわれる。これらのことをブラウンは豊富な文献を活用して解説している。

　病院を利用する患者は，医師，看護婦，入院係等から，健康と病気に関する質問をうけ，治療とケアにあたる者たちがその人の特性を知るために必要な社会的データを作成するのに協力させられる。しかし，これらのデータを医療者はどれだけ利用しているだろうか？　患者を理解し，総合的に看護を計画するためには，このようなデータは欠かせないものであるが，現実にはそれらが十分に活用されていないことを見聞きするし，またなかなか実務化されにくいようである。私たちは，どのようなデータがケアに有効であるかを，患者の退院後の日常生活との関連で検討する必要性を痛感する。すなわち，一人一人の患者が，健康回復の段階で，退院後の生活において自分の健康を保持・増進するためには，入院中の看護によって将来の健康生活をどうするかについて十分学習しておくことが必要であり，それは看護が，家族の中に包含されてゆく患者に対して提供する「看護から学んでいくもの」として考えねばならないところのことである。

　このような視点をもって病院の看護を考える時，患者の日常生活を基盤とした退院後の生活に結びついた看護がなされなければならないし，そしてまたこのような看護は，患者一人一人のユニークさを尊重した情報に依存するのである。私は第Ⅲ部に著わされている方向の提示に深い関心をもつことができる。

　『患者ケアの問題点と新しい方向』は，先にも述べたように民族と人種のるつぼであるアメリカについて書かれたものである。しかし，看護を学ぶ者

にとっては，それはそのまま貴重な資料であると同時に，異文化圏の人たちを理解するための資料としても貴重であると考える。

●医療の消費者としての声

ところで1960年代は，アメリカにおいて看護の大学課程が著しく増加した時代である。そして総合看護が強く打ち出され，患者中心の看護が強調され，日本にもそれが直輸入されて看護界は刺激をうけはじめた時代である。

アメリカの医療は高度に産業化し，病院は巨大組織化し，科学技術の進歩により医療機器の開発は著しく進んだ。機能性を高めるために物理的，社会的環境条件への考慮は低くなり，患者の行動的な面の理解やプライバシーの支持は得られない入院部門ができるようになった。そして，看護婦不足，看護婦の誤った活用から，患者の直接的ケアは実務看護婦，看護補助者が中心となり，看護婦はこれらの補助者を通して看護をするという現象がみられるようになってきた。

患者は病院の中であたかも機械の一部のようにおかれ，人間性が認められにくくなった時代である。地域社会の一人の住民の声としてブラウンによって書かれたこの3部作の意義を私はこうした時代情況への強力な反措定として認めるものである。ブラウンはまさしく医療の消費者代表である。

4……… 医療の進歩と看護の変化

技術の進歩に伴った保健医療サービスが看護に影響するところは大きいが，医師の専門分化の急速な進展もまた看護へ影響をもたらした。一般医の不足は地域社会の人々に健康を守ることへの危機感を与えた。全国看護および看護教育委員会が1967年に設置され，2年半にわたって，教育，看護，医学，社会学，経済，財政の領域からの12人の委員が，139人の保健職の代表，34人の諮問委員と研究を行ない，アメリカの社会情況の変化に対応する看護および看護教育のあり方について報告書を作成した。非常に興味あることは，この委員会が報告書の作成にあたって，ブラウンの『これからの看護』を参考にしたことである。委員会は看護実務と教育を通して，「国民のため

にヘルスケアの提供をどのように改善したらよいか」という研究目的をたてたが，これはブラウンの「看護サービスと看護教育は，社会にとって何が最善かという考え方をもち，看護専門職のために何が一番よいかという考え方をとらない」という立場をとったものであるし，その研究方法も，当時の方向に近い[7]。また結論はブラウンが将来の専門職業看護婦の役割に指摘したものとほぼ同じである。

この委員会は，「看護婦の役割の拡大」という国の政策決定の基となる報告をまとめた。その内容については，紙幅の関係もあるので省略し，論を先に進めよう。

1970年，ブラウンは"Nursing Reconsidered: A study of Change"という著書を出版した。この著書の内容は，1970年までの過去10年間に起こった看護の実践の変化について紹介し，意見を述べる目的で行なわれた研究である。『これからの看護』に掲げた看護の社会的役割を時代の変化を追って確かめるという意義をこの著書にみることができる。

ブラウンは本書を執筆する以前に，アメリカ看護連盟の将来を予測する委員会の委員として，将来の看護の役割について広く多角的に検討する立場にあった。そこでは，従来の医療施設や地域における保健活動に，より高度の知識，技術を備え，看護が独自に判断をする機能を遂行させる必要性が論議された。そしてブラウンは，全米にわたって，このような看護が実現されているところを3年をかけて実情調査した。その調査の結果がこの本にあげられている変化の例である。

同書は，「過去10年間における看護実践のめざましい変化について，まだ数は少なく，地理的にも限られているが，非常な迫力をもって前進的に活動が行なわれている」ものの研究である，とブラウンは述べている。

この中でとり上げた活動はいろいろな土地で選んだ施設である。たとえば，長年月を要して保健サービスの開発に努力してきたところ，開発の速度が非常におそいところ，また，全国的に，新しい地域で，まわりに追いつくためにじたばたしているといえるようなところであるから，将来の方向の手がかりまたはモデルになり得る保健事業と看護の新しい役割がとれるようにとくに焦点をあてるという点では，目的的に偏った報告になっていると序文で断

わっている。しかしこの本は体系的に書かれたものではないし，最近の看護実践の検討に偏見をもってあたっているとはいえない。

　ブラウンは，看護婦不足ということが過剰に強調されている点を，将来に向かって，前進的に，ダイナミックに考えることに中心をおいている。またこれまでに看護職がほとんどリーダーシップを発揮していなかった保健指導に，看護の能力を用いるということなど，新しい看護サービスに関心を向けている。

　同書の第Ⅰ部は，看護およびその他の保健専門職に間接的な影響により変化をもたらす，社会的要因の解説を，最近発展しつつある専門看護の領域とそれの適用，施設の再組織に導いた臨床看護が行なわれている保健医療施設の実態などによって展開している。

　第Ⅱ部には，地域保健施設の最近の発展に関連して，外来における看護婦の役割とそのための教育，病院を母体としたホームケア，精神衛生における看護の役割，退院後の母子看護における看護の役割と小児専門看護婦の教育，従来よりは改善された看護職の活用，低所得者を対象にした新しい保健サービス，保健医療の総合サービスを提供する近隣社会単位の保健所の活動，医師のグループ開業と専門職業看護婦の本質的な役割などについて具体的な実状が描かれている。

　これらの内容にみられる看護の役割は，急速な社会的変化に対応して，看護職が前向きに新しい役割をとろうとしているものである。社会の保健医療ニーズの変化に対して期待される看護の役割は当然変化するであろうが，この際に二様の態度が看護職にみられる。

　その一つは，従来の慣習的な看護業務──依存的，従属的な看護職の態度──がとりにくくなったことに対してフラストレーション，あるいは不安をもち，変化を余儀なくされることに強く抵抗しようとする立場と，社会が看護に期待することを自ら認識し，新しい状況に対応する新しい方向を見出そうと積極的に挑戦する立場である。"Nursing Reconsidered : A Study of Change" の中にある内容は後者の立場である。看護の他の専門職，とくに医師との協力関係は重症期の患者の場合には医師の高度の医学的治療上の判断を要するので，そこではどのような役割のとり方がよいか，また，日本

においても普遍的な現象であるが，重症期をすぎた患者には医師から最少限度の注目しか与えられていないがこの時期の患者に対して，予防，社会復帰の促進，獲得した健康の保持・増進の指導，相談など専門的な能力をもって新しい役割を他の人々との協力のもとに果たそうとするのも後者の立場である。ブラウンは，看護の専門職業教育はまだ狭すぎ，表層的で十分ではないが，このことをふまえて看護教育をたえず改善するならば向上は可能であると提言している。

『これからの看護』において描かれた20世紀後半の看護と看護教育の青写真は現実になりつつある。しかし，ブラウンは看護の高等教育化と看護実践の現場とが必ずしも相互協力関係がなりたっていなかったことをあげている。「一個の全体をなす二つの部分のこの裂け目ほど残念なものはありません。教育者は，人間の問題のこれら大きな実験室への接近，および看護がどうしてもその解答を見出さなければならない問題に対する解決法への手近な接近法を奪われてしまったのです。そして実践者たちは，看護教育者から得ることが期待できる新しいアイデアと心理的支援――彼らが毎日，人間の問題と闘う際に必要とするこれらのものの流れを止められてしまったのです。」

教育と看護の現場が協調関係を発展させるために，「選定されたプロジェクト」をすすめてブラウンは，その実証例を示すことが大切であると社会科学者として提言している。"Nursing Reconsidered : A Study of Change" という著書は彼女がデモンストレーションプロジェクトとして実例を供しているものと私は理解している。

むすび

ブラウンは社会科学者としてきわめて厚い知識のコートを着て，社会現象を観察し，看護に対する期待を深く寄せている看護の支援者である。彼女は看護サービスのあり方をいつも利用者の側から勉強し，看護の役割がまだまだ社会的な機能として可能性を大きくもっていることを常に説かれる。そして看護実践をさらに成長させることができるのは，利用者と看護職とが健康を守ることについて真に伝え，求め合う立場，さらに看護婦が社会の人たち

に耳をかす姿勢が大切なのだといわれる。このような真面目な意見を看護職が受け取り，是々非々で答えをしてゆくことが必要なのではないか。

近年ブラウンは，高齢者の問題について意見を求められ，また活発に発言している。それらの中で，住居を含めた「ナーシング・ホーム」等のあり方について多くみられる病院をモデルにしたホームに対する批判をし，社会人として生活する環境，人間らしい生活を，病気や機能障害をもつ老人および元気でいる老人に対して提供するよう，施設設備への配慮および管理運営について声をあげつづけている。また，「ホスピス」に関しては，設立者との研究会を行ない，「在宅ホスピス」にも積極的な論を展開している[8]。

社会学，社会心理学，文化人類学の豊かな知識を駆使した多くの研究を，看護に統合する知識とするためには，看護婦であるもの自身が，その諸研究について検証をしてゆくことこそが，ブラウンの支援に対する応えになるのではないか。

■註
1) 邦訳『ブラウンレポート＝これからの看護』(小林富美栄訳)，日本看護協会出版会，1966年。
2) E. L. Brown : Social Work as a Profession, Statement Concerning Publication of Russell Sage Foundation, 1942.
3) E. L. Brown : Social Work as a Profession, p. 3.
4) 前掲，『ブラウンレポート＝これからの看護』，p. 10。
5) 邦訳『患者ケアの問題点と新しい方向』(小林富美栄・宇川和子訳)，医学書院，1967年。
6) レポート「看護の向上を目ざして——教育病棟の試みを中心に」，ナースステーション，6巻4号，1976年。
7) J. P. Lysaught : An Abstract for Action, XII, McGraw-Hill Book Company, 1970.
8) E. L. Brown : Environment for Living the Model of the Family-Oriented Home, National Conference on Issues of Long-Term Care, Washington, D. C., 1980.

■参考文献
1) E. L. Brown : Nursing and Patient Care, pp. 176-273, The Nursing Profession, John Wiley & Sons, 1966.

2) E. L. Brown, et al: Social Treatment, pp. 407-432, From Custodial to Therapeutic Patient Care in Mental Hospitals, Russell Sage Foundation, 1955.
3) E. L. Brown: Nursing Reconsidered: A Study of Change, Part 1, 2, J. B. Lippincott Company, 1970.（日本看護協会出版会発行「看護を再考するⅠ，Ⅱ」小林富美栄他訳，1983年）
4) グレイス・L・デロウリイ『専門職看護の歩み』（千野静香他訳），日本看護協会出版会，1979年。
5) ジョセフィン・A・ドラン『看護・医療の歴史』（小野秀博他訳），誠信書房，1979年。
6) E. L. Brown: Nursing as a Profession, Statement Concerning Publication of Russell Sage Foundation, 1936. 2ed., 1940.

現代看護の探究者たち――2

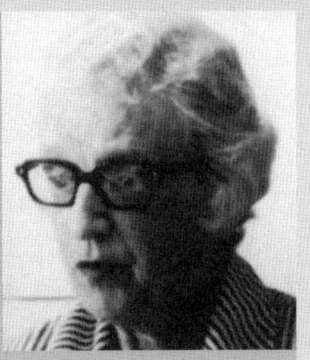

ヒルデガード E. ペプロー
Hildegard E. Peplau

――治療的対人プロセスとしての看護――

[評者] 髙﨑絹子

ヒルデガード・E・ペプロー紹介

略　歴

1909年ペンシルベニア州に生まれる。1931年ペンシルベニア州にあるポッツ・タウン病院看護学校卒業，4年間の臨床経験をへてから，ペニングトン大学に入学し，1943年人間関係の心理学で学士，卒業後2年間神経精神医学研究所に勤め，1945年コロンビア大学ティーチャーズ・カレッジ修士課程に入学し，1947年に修士，1953年博士。1954～1974年ニュージャージー州立大学ラトガーズ分校看護学科教師（1960年から教授），1969～1972年アメリカ看護婦協会会長，1973年以降ICN第三副会長。

著　作

Interpersonal Relations in Nursing (1952)（邦訳『人間関係の看護論』，医学書院，1973年），Professional Experience Record. その他論文は多数にのぼるが，主要なものは邦訳されている。

はじめに

　H・E・ペプローは，看護をいわゆる精神力動学看護として人間関係の側面からとらえ，看護婦と患者の関係を治療的な対人的プロセスであると明確にうち出した最初の人である。彼女のそうした主張をあらわす代表的な著書『人間関係の看護論』(Interpersonal Relations in Nursing[1]) はすでに1952年に出版されている。しかし，わが国で翻訳出版されたのは，それから実に22年目の1973年のことであった。もちろん，その間にいくつかの論文が翻訳されているが，彼女の人間関係論が看護の基礎理論として位置づけられはじめたのは，この『人間関係の看護論』が出された後のことであろう。

　それは，ペプローの看護論が理解されなかったというより，むしろペプローの専門領域が精神科看護であったために，看護婦と患者の間の相互作用について論じるのは，精神科看護という特殊性を語っているという見方があった[2]からではないだろうかと思われる。このことは『人間関係の看護論』の翻訳紹介が遅れたことだけでなく，わが国に紹介された最初の論文「人間関係の技術」が，翻訳論文集[3]の初版にしか掲載されていないことなどからも推測されるが，そのあたりのいきさつなどは，翻訳者の方々がよくご存知であろうかと思われる。

　実は編集者から私にペプローの評論をという話があった時，それは翻訳者等ペプローの看護論を日本へ紹介された方々の役割であると考えたし，また私はペプローが日本に紹介されたきっかけやいきさつも知らず，専門領域も異なり，もちろん面識もないので，すぐにお断わりした。しかしながら，それらの方々は御都合が悪いからということであった。

　現在，看護婦―患者関係については私自身のテーマとして取り組んでおり[4]，また日常，教育の場でペプローの提案するプロセス・レコードなどを利用しているので，ペプローの主張を私の立場からきちんととらえ直す必要

は感じていた。また看護婦—患者関係は精神科看護に特有なものではなく，どこの臨床場面にも欠くことのできない課題であり，むしろ看護プロセスの中心軸になるものと私は考えているが，実際の臨床や教育の場においては看護婦と患者の間の相互作用については十分に検討されることが少なかったり，また，具体的な看護技術と切り離した形で分析されることが多いように思われる。

　以上のような看護婦—患者関係論に対する偏見を除き，基礎理論として看護学にきちんと組み込むための方向を見出すためには，むしろ，専門領域の異なる者が取り組んでもよいのではないかという考えはあった。

　ペプローの紹介者の方々の論評は，後日機会を改めてしていただくということをお願いして，結局お引き受けすることになってしまった。というわけでペプローに関しては，単に強い関心をもっている一読者にすぎない私が論評することの僭越をお許しいただいて，本論に入りたいと思う。

　なお，ペプローの看護論や人となりについては，いくつかの論文の他，1975年に博士が来日された折，ペプロー博士を招いてセミナーをもたれた外口氏の報告[5]や，インタビューをされた都留・稲田両氏の報告[6]などによって紹介されているが，特に前者は，単に報告というより外口氏自身の看護観を基盤にしてペプローの看護論の全貌について鋭く論評しておられるので是非御一読いただくことをお勧めする。

1 ………看護の専門職化をめざして

　ペプローの著書『人間関係の看護論』が出版された1952年の前後は，アメリカの看護が近代看護の幕明けを経て専門職化への歩みを始めた時期であり，看護を専門職として確立するためにそれを裏づける科学的な理論が求められていたといえよう。そして50年代から60年代にかけて，ヘンダーソン，アブデラ，オーランド，ウィーデンバック，トラベルビーら多くの看護の理論家が輩出している。これらの理論やその系譜はすでに多くの人が論じており[7]，ここに改めて述べる必要はないが，いずれの場合も，それまでの看護が単に身のまわりの世話をし，機能障害に対する治療と回復に際しての

「診療の補助」といった役割から脱して，看護援助のプロセスを明確にし，看護の独自な機能を示すことによって，看護専門職の確立をめざそうとするものであった。ペプローもまた看護の専門職化のために並々ならぬ情熱を注いだ一人であり，現在もなおその努力を続けている。近年の論文において彼女は，看護婦には身体的援助だけでなく「もっと教育的な行動に重点が置かれる」と述べ，「健康教育やカウンセリングやケアの継続ということが，直接的ケアと同様に重要である[8]」と強調し，それが看護の独自な機能であると主張しているが，これは，当初からのペプローの一貫した主張であった。

看護婦には一般に〈情報提供者〉〈相談相手〉〈代役〉〈技術的専門家〉という重要な4つの機能があり，そして，たとえば精神科の専門看護婦には母親代理 (Mother-Surrogate)，技術者 (Technician)，管理者 (Manager)，教育者 (Teacher)，社交仲介者 (Socializing Agent)，カウンセラーまたは心理療法家 (Counselor or Psycho-therapeutic Agent) の役割がある[9]，と述べている。このように彼女は，看護基礎教育を受けた一般看護婦と専門看護婦（ナース・スペシャリスト）には，明確な違いがあることを繰り返し主張し，具体的にその業務内容をあげて対比させている[10]。

またペプローは，患者および家族への専門的な〈したしみ〉は看護の場における重要な要素であるが，それは母子一般の関係にみられる身体的な〈したしみ〉，同僚関係にみられる対人的親密さ，知人同士の間でみられる偽似的な〈したしみ〉とは区別されうるものである[11]，と述べている。このようにペプローは，看護を専門職化するために看護の理論化あるいは教育水準の向上，看護専門職グループの育成などに献身的な努力を傾けた。

さて，アメリカでは第二次大戦前まで専門看護婦へのルートは，臨床と教育と二つあったが，1946年以後は専門看護婦（ナース・スペシャリストまたはナース・プラクティショナー）への道は，教育だけに限られるようになった。大学や大学院レベルの教育機関も急速に増え，全体の教育レベルが向上した。そして，アメリカの看護の専門職化は，看護教育のレベル・アップと共にすすめられてきたといっても過言ではない。ペプローはこれについて，次の二点を強調している[12]。まず，専門看護婦は高度の臨床訓練の裏づけがあること，第二は他の関連分野の知識に接近しやすいという理由から，看護

教育は総合大学で実施されることが望ましいということである。ペプロー自身43歳で博士号を取得するまで，常に臨床の場で働きながら学ぶという形をとっている。しかし，残念ながら現代のアメリカの全体的な状況は，実践家と研究者の分離の傾向が強い[13]といわれているが，学歴や資格・身分を重視し，それによって区分することの弊害は，たとえば，外口氏が指摘しているように「与える側の能力と身分をより細かに規定し，……与えられる側としての患者の区分をますます強めていく[14]」といった患者への機能分化したアプローチ，その他諸々の形であらわれている。第二の点についてはペプロー自身，大学や大学院では教育学部など看護以外の課程で学んでおり，また彼女の理論は精神病理学者H・S・サリバンや精神療法家フリーダ・F・ライヒマン，社会学者E・フロム，心理学者ロロ・メイ等，関連領域の多くの人々の影響を受けている。これは彼女が学んだ時代には看護の大学院レベルの課程が少なかったことを考えれば，他の領域で学ぶことはむしろやむを得ない状況であったのかも知れないし，またそうしたほうが，知識の幅が広がるというペプローの主張はうなずける。しかし，他の領域の概念をそのまま看護にあてはめてみるといったいき方がうかがえる点には，やはり賛成することはできない。看護は，看護固有のものを追求していく姿勢を貫ぬかねばならないし，そのための体制を整えることが急務であろう。

さて，看護の大学教育のレベルだけを考えれば，日本の現状はまさにアメリカのその時代と似ているが，年数としては約30年の遅れをとっていることになる。いま日本も看護教育の大学化に向けてスピードを早めているが，看護学や看護専門職の確立をあせるあまり，看護の本質や看護固有のものを見失ってはならないと思う。

2 ………ペプローの看護哲学と理論の枠組み

ペプローの主張は次にあげる看護の定義のなかに要約されている。

「看護は，有意義な治療的人間関係の過程である。看護は地域社会の人びとの健康を実現するため種々の人間過程と協力的に機能を果たすのである。専門職保健医療チームが健康サービスを行う特定の状況においては，看護婦

は人体の自然回復傾向を助長するような条件を構成する仕事を分担する。看護は教育的な手段であり，成熟を促す力であり，人格の創造的，建設的，生産的な方向への発展および個人生活，地域社会生活の進歩を促すことをめざしている」(『人間関係の看護論』，p.15〜16，以下ページ数のみ記載する。)

　この定義は，次の3点が，理論的枠組み，あるいは根拠となっていると考えられる。①看護は治療的な対人的プロセスである。②人間の行動はニードの充足に向けられている。③患者は一人の学習者である。そして，看護は教育的手段であり，成熟を促す力であるということである。以下これを中心にペプローの看護論を概観してみたい。

● **看護は治療的な対人的プロセスである**

　ペプローは看護とは何かについて語ろうとするとき，数多くのことばから選ばれるのは「まず第一にプロセスということばである」と明言し，「看護は，有意義な，治療的な対人的プロセスである」と述べている。そして「患者—看護婦間の対人的相互作用は——たとえ，看護婦が一人の人間としてありのままにみられているにせよ，あるいは患者の過去の人生における人物を体現するものとしてみられているにせよ——多くの日常業務化した技術的手順に比べて，患者自身の問題のなりゆきに対してもつ効果が大きい」という。

　さらにペプローは，看護婦に要求されている任務というものは，「いまおこなっている看護婦の業務ではなく，看護婦—患者関係の中に発生する〈任務〉である」(序，p.14) と述べ，それは，けっして手順に従って実施するというような固定したものではないことを強調している。

　この考え方が，ペプローの精神力動的看護論の基本となっている。

　看護婦—患者の間の対人的プロセスには，次の4つの段階があると述べている。

（1）方向づけの段階

　この段階は，看護婦と患者は「未知の人」として出会い，お互いに知りあう時期である。ほとんどの患者は「切実なニードをもち，有効な専門的援助を求めている。患者が自分のかかえている問題や，どの程度の援助が必要か

を十分理解し，適切な援助を求めることができるように，看護婦は前述の〈情報提供者〉〈相談相手〉〈代役〉〈技術的専門家〉といった4つの機能（これは他の段階でもみられるものであるが，段階によりポイントの置き方が異なる）を提供することが求められる」という。

　こういった方向づけは，「患者の人生経験の流れの中に病気というできごとを十分にくりこみ，統合させるためには不可欠なものである。これこそが，この病気というできごとを抑圧したり，あるいは分離して考えるのを予防するために，看護婦が患者に代わっておこないうる唯一の方法である」（p.24）といい，また問題解決の方向を決定する重要な段階であると強調している。

　（2）同一化の段階

　患者が自分のニードに応えてくれそうな人を選んで，部分的に反応をする段階である。これは，乳幼児期のパーソナリティー形成初期の口唇期にみられる受け身の同一化の段階と本質的に似ており，看護婦との間の関係には，

　① 看護婦との協同あるいは相互依存関係
　② 看護婦からの独立あるいは分離した関係
　③ 看護婦に依存しきった関係

の3つの形があるという（p.34）。

　完全な依存的ケアに対するニードはあくまでも一時的なものであり，こうした同一化の段階をもとにして，看護ケアのプロセスにおいては，患者が自立できるように援助されるべきであると主張している。

　そして，この時期における観察の主要な目的は「①看護婦と看護に対する先入観と期待を明らかにすること，②特定の患者と，問題に対する彼の技能に対する看護婦側の先入観をはっきりさせる」（p.37）ことであるとし，観察の重要性を述べている。

　（3）開拓利用の段階

　看護婦と同一化するようになり，患者は共に問題を探究し，自分に与えられるサービスを十分に利用する段階である。多くの患者は不安をもち，相反する感情を葛藤として経験するが，この場合，「行動上に認められた明らかな矛盾を指摘し，それに注目させるよりも，むしろ生じたニードをそのときどきみたしていくほうが患者のためになる」と看護婦の受容的な態度が何よ

りも重要であることを説いている。
　（4）問題解決の段階
　援助者との同一化から徐々にぬけ出し，多少とも一人立ちできる能力を身につけ，それを強めていく段階である。それまでの3段階においては，看護婦は〈心理的母親役〉(p.42)を果たすことが中心になるが，この段階では基本的には患者が自由になるプロセスであるから，看護婦はこのような見方に立って，患者が早くよくなってより生産的な社会活動や，自ら選んだ人間関係をもちたいという希望をもち得るように援助しなければならないと述べている。
　以上の4つの段階を図式化したのが図1である。

●人間の行動はニードの充足に向けられている
　ペプローは，人間が健康を体験するために必要な条件として，次の2つをあげている (p.14)。
① 個人あるいはグループの幸福のために操作される物質的諸条件を求める有機体としての人間の生理的欲求。
② 個人的かつ社会的であり，パーソナリティーをみたし自由な表現を許

看護婦	未知の人　無条件的な母親の代理人	カウンセラー 情報提供者 リーダーシップ 代理人＝母親，兄弟			おとな
患　者	未知の人	幼児	子ども	青年	おとな
看護関係における諸段階	方向づけ……………………………………………同一化………………………………… 　　　　　　　　　　　　　　　　　　　　開拓利用………… 　　　　　　　　　　　　　　　　　　　　　　　　　　　　　……………問題解決				

図1　看護婦―患者関係における諸段階と役割の変遷 (p.58)

し，生産的で能力を活用できるようにする人間関係の諸条件。

そして，行動に影響をおよぼす支配的な二大目標は「欲求の充足」と「安全あるいは安心感へのニード」であると述べている。

ニードは緊張を生み，緊張はエネルギーを生み，それが何らかの行動になってあらわれるとし，あらゆる行動はニードから生じる緊張の軽減をめざしているという。

したがって，「人間の行動はすべて，満足感あるいは安心感の面からみると，目的意識に基づくものであり，目標指向的である」（p. 92）という。

これがペプローの人間の行動に関する基本的な考え方であるが，これは，H・S・サリバンの「緊張および緊張によって生じるエネルギーの転換が体験を構成する」という考え方に基づいていることをペプロー自身が語っている（p. 136）。

このように人間の行動は，意識するとしないとにかかわらず基本的なニードをみたすことに向けられ，目標達成に際して生じるフラストレーション，葛藤などから生じる緊張や不安がエネルギーを生み出し，行動となってあらわれる。そしてこのエネルギーは問題に接近する行為と問題点を避ける行為の2つに結びつくが，正常な防衛作用が働く場合は，同一化，代償，昇華，合理化が，また病的な防衛作用として，投射，おきかえ，退行などの心理的機構が生じるというわけである。これらは心理学や精神医学で用いられている基本的な概念であることは説明の要はないが，これを図2のようにまとめている。

以上のことから看護婦に求められる役割とは，欲求充足と不安，緊張の解消に対する援助ということになるが，ペプローはこれに関して「患者が，ある体験全体の中にふくまれるいろいろの側面を識別し，自分と看護婦の中でいま何がおこっているかを理解し，さらに緊張や不安を意味のある行為に転換させる方法を身につけるのに役立つような体験を患者といっしょになって展開してゆくのが看護婦のつとめである」（p. 137）と述べている。

なお不安に対する看護婦の援助の段階は，次のようである。

1　患者にこういうものとして不安を明らかにすることを励ます。
2　救いが必要な不安に際して患者が不安減少の行動に結びつくよう励ま

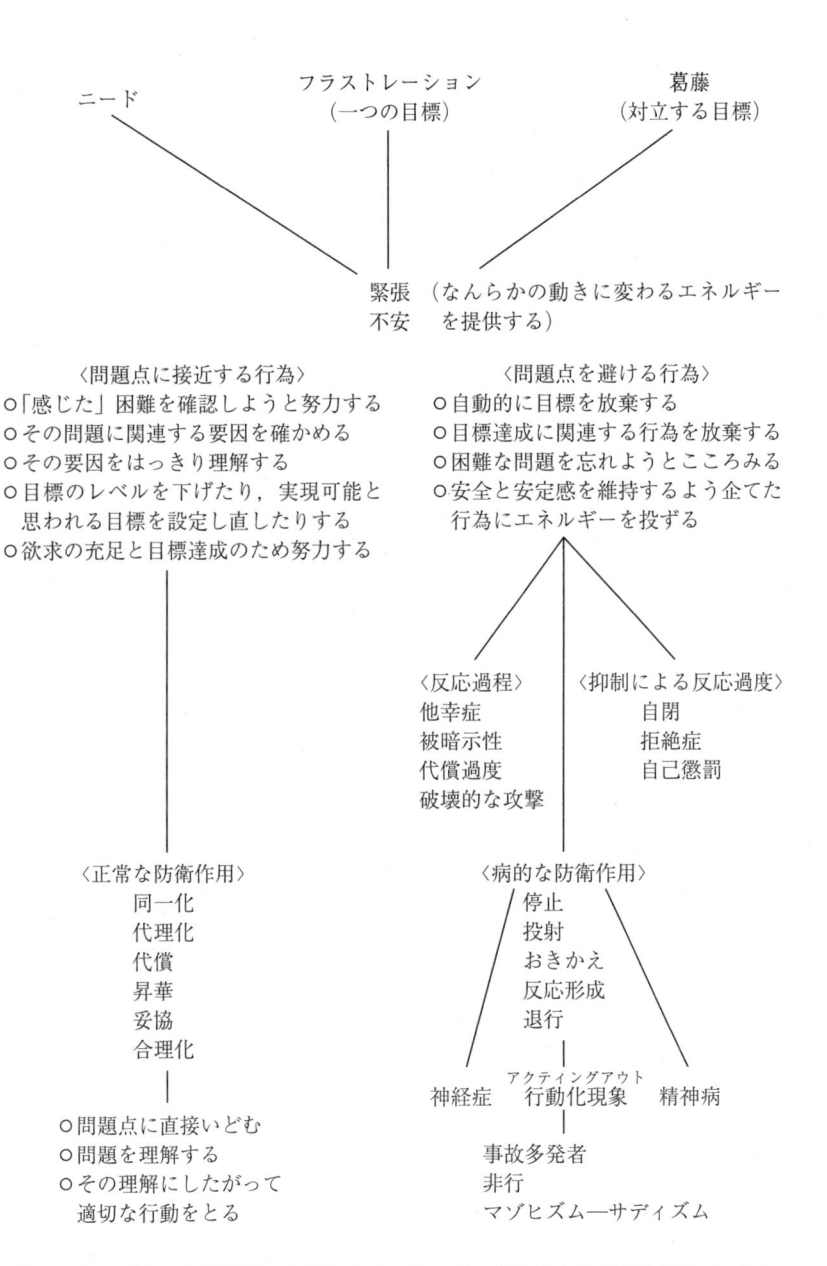

```
      ニード        フラストレーション      葛藤
                    （一つの目標）      （対立する目標）


                      緊張 （なんらかの動きに変わるエネルギー
                      不安   を提供する）
```

〈問題点に接近する行為〉　　　　　　〈問題点を避ける行為〉
○「感じた」困難を確認しようと努力する　○自動的に目標を放棄する
○その問題に関連する要因を確かめる　　○目標達成に関連する行為を放棄する
○その要因をはっきり理解する　　　　　○困難な問題を忘れようとこころみる
○目標のレベルを下げたり，実現可能と　○安全と安定感を維持するよう企てた
　思われる目標を設定し直したりする　　　行為にエネルギーを投ずる
○欲求の充足と目標達成のため努力する

〈反応過程〉　　〈抑制による反応過度〉
他幸症　　　　　自閉
被暗示性　　　　拒絶症
代償過度　　　　自己懲罰
破壊的な攻撃

〈正常な防衛作用〉　　　　　　　　〈病的な防衛作用〉
　同一化　　　　　　　　　　　　　　停止
　代理化　　　　　　　　　　　　　　投射
　代償　　　　　　　　　　　　　　　おきかえ
　昇華　　　　　　　　　　　　　　　反応形成
　妥協　　　　　　　　　　　　　　　退行
　合理化
　　　　　　　　　　　　　　　　　　　　　アクティングアウト
　　　　　　　　　　　　　　神経症　行動化現象　精神病
○問題点に直接いどむ
○問題を理解する　　　　　　　　　　事故多発者
○その理解にしたがって　　　　　　　非行
　適切な行動をとる　　　　　　　　　マゾヒズム―サディズム

図2　さまざまの行動形態に変形されるエネルギーを供給する心理的体験（p.86）

3　患者が不安の昂じることに気づけば，その直前の状況や相互作用の事実を患者自身も追求し，また看護婦にも話すように励ます。
　　4　患者が述べたことから，さらに自分の不安を増した直接のその時の状況のありそうな問題を系統だてて述べるように励ます[15]。

●患者は一人の学習者である
　「パーソナリティーの前進を助長することを目的とした教育的手だてであり，成熟を促す力である」という看護の定義にもあらわれているが，ペプローは，患者と看護婦の関係のプロセスを学習過程とみなした。患者は一人の学習者であり，「その学習における最も重要な焦点は彼自身に現在ふりかかっているものは何かを理解することである」（p. 152）。そして生産的な効果をあげるように患者の学習を方向づけていくために「看護婦は患者が現在体験している苦しみや困難にまつわるいろいろな出来ごとを自ら観察し記述できるように刺激していかなければならない[16]」と述べている。
　ペプローが，自分の理論の後継者の一人にあげているドロシー・E・グレッグが，彼女の論文「精神科看護婦の役割」の中で，「（患者の）行動の変化は一つの成長過程であり，患者は他の人々との経験を通して新しい観点から自分の考えを見つめなおし，新しくつちかった能力をつかって自分の問題と取り組むことを学ぶのである[17]」と書いているが，これもペプローの主張と符合するものであろう。
　このようにペプローは，人間が他人とともに生活することを学習してゆく過程で遭遇する心理的課題を，パーソナリティーの形成および発達の一側面として，また患者とのかかわりあいの中で看護婦に求められる職務の一側面としてはっきりつかむことが重要であると強調している。その課題としてペプローは次の4つをあげている。
　（1）他人を頼りにする学習
　患者は，看護婦に対して種々の異なった程度の「母親のようなやさしさ（マザリング）」を要求する。そしてそれを必要とする患者に対して，母親が無条件に子供を受容するようにめんどうをみることが，その患者の成長を助

け，母親代行者である看護婦からはなれて自立し，その代わりに人間対人間の関係を樹立させるための援助の基盤になるという。そして「患者は，患者と看護婦のあたたかい関係があり，その中でお互いを知り合い，お互いの願望を尊重しあうようにならなければ，新しい知識をとり入れることができない」(p.197)と述べている。このように，看護婦のおこなう，いわゆる身のまわりの世話的なケアを含むマザリングを，単に〈患者に欠けているものを補う〉といった位置づけでなく，患者の〈生活行動自立への援助〉という専門的な援助として位置づけたことは，注目に値する。

　看護場面でみられるのは，信頼的依存と従属的依存であるが，こうした依存的欲求がみたされない場合，援助を求める要求の倍加，あるいは逆に援助の拒否，無関心といった態度となってあらわれ，自立という望ましい方向への成長を妨げることになる。また「緊急のニードがみたされたとき，より成熟したニードがあらわれてくる」(p.193)という原理を考え，患者の要求に対しては充足感を与えることがまず必要であるという。

　以上のことから看護婦の役割は，「(1)必要なときに看護婦の援助に頼れるということを患者が学習するように援助すること。(2)患者が自分の要求を自覚し，それらの要求をもっとじょうずに表現できるようにすること」(p.197)の2つであると述べている。

　(2) 欲求充足を延期することの学習

　看護婦が，患者の信頼的依存の欲求を助長し，従属的依存の度合いを弱めるように援助しえたならば，次に患者は自分のいくつかの願望に妨害や延期がはいり込まざるをえないような段階に至る。

　子供は自分の願望をあきらめて他人の願望にゆずることを学習していくことによって，社会に適応する能力を身につけるが，看護婦の患者への援助の原理も基本的にはそこにあるという。そしてこの段階においては，看護婦は患者の欲求や感情が自分のやり方で十分に表現できるようにすること，また問題に関して患者の目標をも包含した計画を患者といっしょに立て，自己決定（セルフ・ディレクティング）できるように援助すること，目標や結果の確認は必要であるが，承認も非難もしてはならないことなどが大切である，と述べている。

（3）自己を確認すること

　患者の自立は，自己の確立によって得られる。そして人間は「自己概念」をもっており，それが他人との関係の仕方に影響を与えるが，ペプローは「患者と看護婦の自己観が自動的に両立するということはあり得ず，患者の看護婦に対する期待と，看護婦の患者に対する見方は必ずしも一致しない」という。患者は一つの問題に対して看護婦が示す態度や与える援助をとおして看護婦のパーソナリティーを理解してゆくものであるとしている。

　したがって看護婦の果たす役割として，「看護婦は中立で，患者にのみ条件を与え，患者が批判されることなく自分の意見を発表し，感情を十分に表現できる反響板としての役目を果たす」(p.238) ことであると述べている。

（4）参加の技術を育てること

　患者は問題に取り組むためのいろいろな段階を経験し，その解決に立ち向かうために必要な技術を獲得するように援助をうける必要がある。ペプローは「少年期に身につける一連の能力や技術──競争，妥協，協力，同意確認，愛情──が参加という行為を可能にするが，看護婦は現在の場面の中で，そのような学習を促すための援助をおこなう」(p.272) ことが鍵であると述べている。

　以上の学習プロセスは，看護婦─患者関係に述べられている4つの段階と重ね合わせることができるが，看護婦が自分の援助についての判断をする場合，「みたすべきニードが何であるかを看護婦が決定する際の唯一の適切な基盤は，患者の行動が彼自身にとってどういう意味をもつかということである」(p.238) というペプローの言葉を銘記しておくのは意味のあることと思われる。

●観察，記録についての考え方と方法

　ペプローは，専門職看護婦の援助はこれまで述べたような理論に裏づけられたものでなければならないと強調しているが，そのための考え方や具体的な方法を提示している。

　たとえば，観察について次のようなユニークな考え方を述べている。

　すなわち，「看護における観察のねらいは，看護婦と患者の相互作用のド

ラマについての印象や,両者の関係の中でおこるかけひきについての印象をその時点でただちに確認し,明確にし,立証することである。この印象というものはまず直観として心にやどる。それは〈予感〉,あるいは体験のなかでおこりつつあることについての一般論である」(p.276) といい,観察における印象の重要性を強調している。

ペプローは,このように全体の印象から入るやり方は,従来の観察や教育の方法とは対照的なものであると自らも述べているが,看護婦の直観や第一印象よりも,原理原則を尺度として大切にし,現象の要素を一つ一つ分析説明していくいわゆる科学的といわれる方法に対しては,逆方向からのアプローチということができよう。

観察の手順としては,「どんな場面でも観察者は印象からはいり,分析にすすみ,最初の全体的な印象に綿密な仕上げをほどこし,そして関連する細部の差異を明らかにする」(p.278) ことであると述べている。

また記録については,プロセス・レコード (表1) を提案しているが,これは任意の看護場面を切りとってきて分析,検討することにより,看護婦の行動が患者に与える影響を知り,「患者の行動の変化は,患者とともにその場にいる看護婦の行動の変化に大きく左右される」(p.325) という原理を確認し学ぶことを目的とするものである。

なお,看護婦と患者の間の相互作用を知る記録の方法としては,他にE・ウィーデンバックの「再構成[18]」がある。これは自己活用をはかることを目的としているが,任意の場面ではなく看護婦の印象にある場面について検討するものである。2つの方法の違いを知り[19],目的に合わせて用いることが望まれる。

表1 プロセス・レコード

患者の反応	看護婦の反応	看護婦による分析と考察	指導者による評価

3 ………ペプローの看護論に対する若干の疑問

　ペプローの『人間関係の看護論』を中心に看護理論の枠組み，特徴等を述べてきた。時代的な背景その他から考えるとき，彼女の看護婦と患者の対人的プロセスを軸にしたユニークな理論，またその理論を裏づける他領域の理論の導入による理論展開，事例の豊富さや適切さなどに目をみはらされるが，ペプローの理論が，看護学の確立のために貢献した功績は偉大であった。
　ところが一方では，その理論が明快であればあるほど，どこか違和感をおぼえてしまうのは何故であろうか。それは，自分の現実の看護体験はそのようにすっきりしていない，理論の明快さの代償に何かがそこから抜け落ちているといったもどかしさであると思われるのだが，そういった二，三の点について考えてみたいと思う。
　第一点は，ペプローの人間の行動は，すべてニードの充足に向けられており，ニードが生み出す緊張が行動のエネルギーになるという考え方についてである。意識的行動，無意識的行動を問わず，はたして人間の行動はそのように合目的的であること，機械論的に片づけられるものであろうかという疑問が生じる。大部分の行動はこの概念枠の中におさまるかも知れないが，たとえば看護婦が臨床場面でしばしば経験し，感動的に語る〈共感的〉な体験などは，このようなニード論で説明をすることが可能であろうか。
　第二にペプローは，患者が自立していく過程を，乳幼児が口唇期，肛門期を経てパーソナリティーを形成していくというフロイトのパーソナリティー論を導入しているが，はたして成人の場合にもそのままあてはめられるものであろうかという疑問である。
　もう一つの疑問は，専門職としての看護婦は徹底して患者に焦点をおくべきだという主張についてである。ペプローは，「看護婦は彼女自身のニードを知り，自らを患者から切り離して眺め，私欲は患者の状況に持ち込まない」こと，また患者の感情に関する限り，「看護婦は中立で，患者にのみ条件を与え，患者が批判されることなく患者自身の意見を発表し，感情を十分に表現できる反響板としての役目をはたすだけなのである」（p. 238）と述べて

いる。たとえば，患者が「私はずっと話し相手になってくれる人がほしかったのに，看護婦は仕事に忙殺されていた」といったとき，「あなたはだれかと話したいのですね」というふうに応じればよいが，「忙しかったんです」と答えれば二人の間のコミュニケーションの継続性が断たれるという（p. 308）。もちろん継続性という点ではこの指摘は当然であるが，しかしここで看護婦が自分の側の事情も納得してもらえないまま，患者のニードをみたす方向だけで行動した場合，どのようなことが二人の間におこるであろうか。看護婦も人間であり，自らのニードをもっている。したがって話し相手になっていられなかった事情を患者にわかってほしいという看護婦のニードがそこに生じ，患者と看護婦の間に微妙な心理的な対立が生じるであろう。

　もちろん患者の状態によっては，看護婦のニードを抑えて患者に対応するとか，葛藤を何らかの形で昇華するのがプロフェッショナルとしての看護婦の基本であることはいうまでもない。ただ患者側からみた場合，看護婦の立場やニードが明らかになった場合の方が，看護婦の気持ちがよく伝わるし，患者は自分の気持ちを納得させることもできるのではないだろうか。もし患者がそうした看護婦のニードや葛藤に気がつかないまま，自分の一方的な関係を続けたならば，二人の間のコミュニケーションはある点で食い違ったまま進められることになってしまい，二人の関係は相互的な関係というより，一方通行の関係になってしまう。

　看護婦と患者の相互作用を通して，患者が自らのパーソナリティーを前進させていくことが看護の役割であるとするならば，看護婦の感情を無にしてしまう形に固執するのではなく，看護婦と患者の双方が，受け身，能動の役割を流動的にとれる関係を成立させることが基本になるのではないだろうか。

　以上の点から，ペプローのいう相互作用の理論は，受容という名目のもとに看護婦を意志のない受け身の姿勢か，逆に一方的な働きかけを強いるものであるという危惧をぬぐい去ることができない。

　さらにこの懸念は，看護婦―患者関係を学習過程とみなしていることの中にも見出すことができる。ペプローは，この過程は両者の相互作用によって進められると述べてはいるが，学習する者は患者であり，指導者の役割をとるのが看護婦であるといった基本的な考えが随所にあらわれている。患者が

看護婦から受けた反応を分析することが多く，患者に対する看護婦の反応に焦点をあてて，看護婦自身を問うことが少ないのもそのことを示していると思われる。

　看護婦は，看護場面では，一般に知識や技術は患者よりすぐれたものをもっているかも知れない。しかしそれだからといって，患者との関係において常に学生を指導する教師のような立場でいつづけられないことを，私たちは体験的に知っている。

　看護婦は，具体的な技術的援助をおこなう際でも，それをただ機械的に実施するのではない。そして患者を気遣うために患者だけに全身の神経を集中しているといっても，実はそれは自分自身との関係においてのことであり，自分を等閑にして患者に心を奪われてしまうことは少ないのではないだろうか。また一方的に心を奪われてしまうだけでは，そこに別の問題が生じるであろう。このように看護婦は自分自身のニードや迷い，いろいろな考えにとらわれながら患者に対しており，ある場面では，自分の葛藤に圧倒されたり，また患者の言動によってはっと我にかえったり，自分の思い違いに気づくといったこともある。したがって看護婦の援助は，今ここにある看護婦という〈私〉を等閑にしては，成り立ちえないものである。その意味から看護婦も患者も相互に影響され，互いに学びあっているのであり，したがって，能動，受動の立場は常に入れ替わっているといえよう。

　以上，ペプローの看護論に対するいくつかの疑問について述べてきたが，これらの問題は単にペプローの看護論だけに対する批判ではないことを付け加えておかねばならない。臨床場面における生き生きとした看護婦―患者関係が，理論的な学問体系化を企てたとたんにそのリアリティーを失ってしまうといったジレンマ[20]も，ひとり看護だけのものではないからである。実践と理論の接点を求めて，あらゆる領域でいかに多くの人々が苦悩してきたかをみれば，そのことが理解できるであろう。人間をトータルに，人間の現象を丸ごと捉えることと，人間の現象を科学的に分析することとの間には根深い矛盾と限界があり，「人間は個別的な存在であるという普遍性」を立証するには，あまりに多くの障害があるからである。

　ペプローの看護論は，人間の現象一般の共通性を求めるに熱心ではあるが，

そこには人間の個別性や一人一人の人間の関係の固有性や一回性を，科学的立場からむしろ意識的に除いたのではないかという気配さえ感じられる。しかしアメリカの看護の歴史は，F・G・アブデラが興味深い考察をしているように「看護職は発展史上，一巡して元に戻ってきた。サービス→管理→純粋学問，そして最後に臨床である[21]」ということができる。ペプロー以後の看護学は学問として確立することに重点がおかれたが，その後1960年代の後半以後，プラクティショナーといったいわゆる臨床専門家が台頭し，さらにまた現在は，新たにプライマリー・ヘルス・ナーシングの重要性が叫ばれている。こうした動きは実践と理論の断絶をなくし人間を総合的にとらえようとする長い努力の跡を示すものであるということができよう。

冒頭に述べたように，日本の看護も専門職化をめざしていまやアメリカが歩んだと同じ道を進もうとしているかにみえるが，とにかく，私たちがやるべきことは，彼らが歩んだ道をそのまま踏襲するのではなく，その教訓を生かすためにも，看護のプロセスをたんねんにたどり，看護固有のものを見失わないように地道な努力を重ねていくことであろうと思う。

■註
1）H・E・ペプロー『人間関係の看護論』（稲田八重子・小林富美栄・武山満智子・都留伸子・外間邦江訳），医学書院，1973年。
2）このことについては，外口玉子「ペプロウ博士との話し合いを終えて」，看護，27巻10号，1975年に詳しい。
3）H・E・ペプロー「人間関係の技術——精神科看護の最重要点」（外間邦江訳），看護学翻訳論文集1，初版に所収，現代社，1967年。
4）髙﨑絹子『看護援助の現象学』，医学書院，1993年。
5）外口玉子「ペプロウ博士との話し合いを終えて」，「H・E・ペプロウ博士にきく——過渡期における看護職の課題」，看護，27巻10号，1975年。
6）都留伸子・稲田八重子「特別インタビュー・これからの看護の進むべき道」，看護学雑誌，39巻10号，1975年。
7）たとえば，高橋は，ナーシング・プロセス論という観点から，ヘンダーソン，アブデラ，ウィーデンバックの看護論をニード論として，またペプロー，トラベルビーを人間関係論として位置づけ（高橋照子「ナーシング・プロセス論の諸相」，看護展望，4巻8号，1979年），また樋口は，人間の相互関係の過程を重視した人として，特にペプロー，ヘンダーソン，オーランドの3人をあげている（樋口康子「マー

サ・E・ロジャーズ」評論〈現代看護の探究者たち〉第5回，INR—日本語版，3巻1号，1970年）。また，池田は，看護の独自性という観点から，ヘンダーソンの看護婦関係の相互作用に対する考え方に着目している（池田明子「ヘンダーソンからオーランドへ，そしてウィーデンバックへ」，綜合看護，5巻1号，1970年）。しかしながら，看護婦—患者の間の相互作用と一言にいっても，理論そのものや理論に依って立つ方法論，理論の展開の仕方に違いがみられるので，今後そうした観点からの考察が重要であり，それが看護論の発展につながるのではないかと考える。

8) H・E・ペプロー「看護についての考え方の変化」，INR—日本語版，1巻1号，1978年。
9) H. E. Peplau: Interpersonal Relations in Nursing, American Handbook of Psychiatry, 1959, p. 1846-1850.
10) H・E・ペプロー「精神科看護——看護婦と精神科看護婦の役割」，INR—日本語版，1巻4号，1978年。
11) H・E・ペプロー「専門職業人としての〈したしみ〉」，綜合看護，5巻3号，1971年。
12) 前掲，H・E・ペプロー「人間関係の技術——精神科看護の最重要点」，p. 101。
13) ペプロー自身のエピソードであるが，『人間関係の看護論』を最初にもちこんだ出版社が，ペプローが博士号をもっていないという理由で出版を断わった。その後別の出版社から出したところ，ベストセラーになり，件の出版社がおわびの品を送ってきたということである（前掲，都留・稲田「特別インタビュー・これからの看護の進むべき道」より）。
14) 前掲，外口玉子「ペプロウ博士との話し合いを終えて」，p. 72。
15) 前掲，H・E・ペプロー「人間関係の技術—精神科看護の最重要点」，p. 107～109。
16) 前掲，H・E・ペプロー「専門職業人としてのくしたしみ〉」，p. 72。
17) D・E・グレッグ「精神科看護婦の役割」（外口玉子訳），綜合看護，2巻4号，1966年。
18) E・ウィーデンバック『臨床看護の本質−患者援助の技術』（外口玉子・池田明子訳），p. 108～122，現代社，1969年。
19) これについては，外口玉子他著，系統看護学講座20「成人看護学Ⅹ」，医学書院，1974年，p. 71～74に詳しい。
20) たとえばウィーデンバックの規定理論に関するエピソード（池田明子「アーネスティン・ウィーデンバック論」評論〈現代看護の探究者たち〉第1回，INR—日本語版，2巻1号，p. 42，1979年）が印象的であるが，人間の行為を理論化する場合においては，こうしたことが，いつも議論の的になっている。
21) フェイ・G・アブデラ「職業としての看護の発展——マンパワー開発の見地から」，INR—日本語版，2巻4号，p. 13，1979年。

現代看護の探究者たち──3

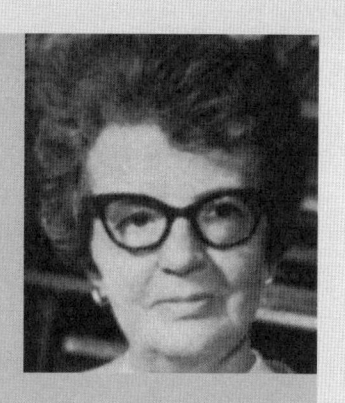

エレノア C. ランバーツェン
Eleanor C. Lambertsen

────チームナーシング────

[評者] 荒井蝶子

エレノア・C・ランバーツェン紹介
略 歴

1916年ニュージャージー州・ウエストフィールドに生まれる。1938年オーバールック病院看護学校卒業，コロンビア大学ティーチャーズ・カレッジで1949年に学士，1950年に修士，1957年に博士。博士論文は「看護のリーダーシップのための教育」。その後ティーチャーズ・カレッジで教壇に立ちながら，1958～1961年アメリカ病院協会（AHA）の専門職に関する会議看護部門理事兼副幹事。その他，さまざまな団体・組織・政府の要職につき，また出版関係の顧問をつとめる。1975年LPCの第1回「医療と教育に関するセミナー」の講師として来日。最後の管理職はコーネル大学ニューヨーク病院副院長。1988年，コロンビア大学ティーチャーズ・カレッジで名誉教授として看護管理コースの相談役をつとめる。

著 作

Nursing Team Organization and Functioning (1953)（邦訳『チームナーシング――その組織と機能』，医学書院，1962年），Education for Nursing Leadership (1958)（邦訳『看護におけるリーダーシップ――そのあり方と教育』，医学書院，1963年），他論文多数。

1 ………看護の実践の場からの出発

●患者中心の看護を効果的にするためのチームナーシングの開発

　1953年（昭和28年）にコロンビア大学ティーチャーズ・カレッジ出版局から出版された"Nursing Team Organization and Functioning"（邦訳名『チームナーシング――その組織と機能[1]』）の序で，チームナーシングの実験がどのような目的でなされたかについて，E・ランバーツェンは「一般病院における最も効果的な患者中心の看護を行なうために，看護要員をいかに組織したらよいか，またそのための最善の方法をみつけること」（p. 1，以下ページ数は『チームナーシング』）が主眼であったと述べている。それは，新しい考え方を看護の実践の場に導入し，よりよい看護サービスを組織的に提供しようとした看護業務管理上の試みであったのである。開始以来6年以上にわたって，実際に病院で適用されながら，その改善策はさらによりよいものに形づくられていった。

　ランバーツェンは，常にこの試みの中で「すでにある多くの病院に適応するものでなければならない」（p. 4）といい，手もちのスタッフや看護力をそのまま再編成することで，看護の質をより高めることに努力している。すなわち，現存していた病院の看護の状況に，看護教育者と「学生達が，患者の臨床看護を直接改善するための実地研究に共同で参加する」（p. 4）形で入り込み，古い制度で運用されていた現場に変革を求めていったのである。つまり，患者中心の看護を実際に実践するために，看護力となる人的な再構成を考え，正看護婦の役割を具体的に研究して，リーダーとしての能力が必要であることを確認しているのである（そのための教育については後に述べる彼女の博士論文が主題としている）。また看護チームに看護助手や患者，その家族をも含めて，その協力が必要であることを主張したのも，ユニークな点の一つであろう（p. 5，およびp. 7の第1図参照）。

　看護力の再編成とは，「……組織図の順序を逆にし，看護目標の設定と看護計画の立案を出発点とすること[2]」であり，その基本的な思考の基となったのは，日本の看護に大きな影響をおよぼしたV・ヘンダーソンの看護に関

する考え方や，長くティーチャーズ・カレッジの学部長をつとめたL・マクマナスのスペクトル職務分析法などであることを述べている。

　この試みは，臨床側と学生と教育担当との三者の作業としてつづけられ，しだいに，「病院全体の看護計画を総体にわたり改善する必要がある」（p. 3）ことが明らかにされた。また看護計画の展開につれて「正看護婦の手で患者の看護上の問題を発見することが困難であったという事実」（p. 74）を認めてきたことなどは見逃してはならないことである。

●問題解決法による看護プロセス

　問題解決法による看護は，すでにチームナーシングの形をとる以上，正看護婦の機能としての前提であり，「問題解決の技術に習熟していることが，チームリーダーとして立つうえに欠くべからざる資格」（p. 29）であるとしている。そして看護婦は手懸りを重要な問題と考えて，家族や患者に問題を認識させ，その解決に向かわせ，それには科学的原理に立脚した一連の知識を財産とし，個々の看護を計画し，実施することであり，そしてそのためには，社会学，医学，生物学，心理学のバックグラウンドが必要となる，といっている（p. 29）。ここで正看護婦は，その職業的知識を確かなものとし，また常に新しいものを吸収するために個人的にさらに進んだ教育過程で勉学することや，現場で働きながら院内での教育プログラムを推進して，その中から学んでゆく必要のあることを強く示唆している（p. 5）。

　これらのことは，その後30年の年月をへた今日でも，米国ばかりでなく，日本のわれわれの中でもいいつづけられ，努力がしつづけられていることである。その後，問題を発見する能力については，「ヘルス・アセスメント」（患者の身体的検診）を看護婦が行うという考えをさらに展開させ，具体的に役割の拡大を伴ったナース・プラクティショナーを教育するところまで彼女は実行してしまっている。また，「継続教育」という形で，看護に携わるものは生涯その専門的知識を更新しつづけていく義務のあることも，今では常識化している。そしてその具体的方策としての学会研究発表が質量ともに著しく進歩してきていることや，各種の研修会，学習セミナー等，それを求めるものにとっては学ぶ機会がますます増大している。米国においては，か

なり組織的にそれらのプログラムが浸透し，単位制をとり入れ，州によっては免許の更新にまで影響を与えている。

いずれにしても，看護職を専門職業として確立させてゆくための具体的な方策の一つ一つであったとみることができ，ランバーツェンは現在も長い看護職業人としての豊かなキャリアを基礎として，そのための闘いをつづけているのである。

数多く提案されたチームナーシングの原則論を整理し直してみるには，専門職業としての看護職のあるべき姿を，普遍的にかつ具体的な役割や機能として描いてみると一層明確に把握できる。

ランバーツェンは，マクマナスを引用して，正看護婦の機能をその特異性から以下のように考える。

1. 看護問題を定義し，分類し，それのもつ多岐にわたる相関部面を認識すること。
2. 疾病の予防，直接看護，回復促進，各人の健康を最大限に促進することなどに関して，看護の長期，短期の目的を考えて，問題解決に必要な看護の方向を決定すること。
3. 看護または保健チームの構成する専門家の援助を得て，治療，予防，回復促進の手段や，医師が看護婦に委せている処置などを含む看護計画を満足のゆくように発展させること。
4. 問題の性質上必要とされる計画の調整を考えながら，最も適切に遂行できるような看護計画を常に指示してゆくこと。また高度の熟練と判断を必要とする側面にも絶えまざる指示を行なってゆくこと。
5. 患者の看護の実際と看護行為の内容を常に改善してゆくために，看護の経過と結果について発展的な評価を行なってゆくこと（p.26，L・マクマナス "Assumptions of the Functions of Nursing" からのもの）。

この機能をさらにその本質的なところにまでつめてゆくと，看護のプロセス論として展開しようとしていることがわかる。言葉をかえれば，一つ一つの看護の行為を計画し，実施し，高めてゆくための必要な条件として，看護者は，自律的な能力にすぐれていること，看護に影響をおよぼす科学の諸原

理を知り，十分に応用してゆくことのできる能力があること，問題を処理する技術を使いこなす能力があること，コミュニケーションを含めて，対人関係の処理技術にたけていることなどを，ランバーツェンはあげているのである。

●一般管理論とのつながり

　これを，さらに，看護のリーダー達の役割についてまとめたレイノーの論に基づいて5項目に分類している（p.27～37）。それを参照すると，基本的には，一般企業でいっている管理者の役割と一致し，計画，組織，方向づけ，協力，統制，評価の機能が網羅されていることがわかる。つまり，実践から出発した看護チームの中でのリーダーの働きを，一般管理学上の原則に具体的に照らし合わせ，それにより，質的に看護の専門職的側面を立証した形に理解できるように結論づけている。それが，私にとってはまことに印象的である。このあたりの意図については，直接本人に質問をすれば，当然，その知識の根底に管理学の知識があったことを認めるであろうけれども，参考文献をみるかぎりでは，1953年に出版されたものにそれらしきものはあげていないので，一層興味をもつところとなってくる。

●カンファレンスの導入

　もう一つの提案で，看護の実践上きわめて重要な機能を担っている「カンファレンス」がある（p.42～45）。それが，看護計画を実施してゆくうえでも，チームやグループで目標の達成を確認したり，問題点を明確化してゆくうえでもきわめて効果的な方法であることは，いうまでもないことである。ここにその研究によって分析された項目を簡単にあげてみる。

　1．患者の看護問題を確認すること。
　2．メンバー各員の能力とその限界を認識すること。
　3．コミュニケーションをよくすること。
　4．看護の過程に影響を与える科学的知識を用いること。
　5．特殊例の一般化。
　6．病院組織の方針を伝え，説明し，理解させ，実行すること。

7．メンバーが各役割を容易に果たすのに必要なものは何かを教えること。
　8．メンバーと協力して看護計画をたてること。
　9．グループの創造的能力を最大限に発揮させること。
　以上の目的が，カンファレンスを実行した結果，確認されることになる。
　現場の仕事は，多くの人たちの力の集結によって成立しているのが常である。看護にかぎらず，共同作業をその特色としてもつものである限り，話し合いの場を通して，相互の理解を促進し，全員のめざす目標を確認することがきわめて重要なことであるのはいうまでもない。臨床看護に限らず，時には看護教育の現場においても，カンファレンスはその教育的効果を高める一手段として不可欠な要素である。その効果は，時として，講義より大きいと認める場合すらあるといわれている。上司からの命令という形で，一方的であった連絡が，看護に携わるものたちのコミュニケーションの手段として民主的に平等に話し合う機会になるなどという発想は，やはりデモクラシーの国アメリカにおいて発展するものであると思わざるを得ない。

●チームメンバーの教育
　このほか，同じチームメンバーに加えた看護助手に対する養成プログラム内容，准看護婦に対するオリエンテーション・プログラムなど，多くの病院での適用の基本となった考えが示されている。チームナーシングの実施にあたって，看護婦の再教育のみでなく，系統的にそのメンバーのすべてに，きめ細かな教育訓練を実施することはきわめて重要なことである。そして，看護が専門職業として確立してゆくためには，他の職種の役割を明確にして看護のそれと分化することが大切であり，責任や権限の所在もその分化によって一層明らかになるものであろう。
　ランバーツェンの生涯かけてのテーマは，やはり，プロフェッショナル・ナーシングへの一徹なまでの，そして，遠大な道のりを，看護の実践の側から，つきつめることにあり，その達成を未来にかけて確実にしてゆくための看護教育への提示が行なわれたと解釈してよいのではないかと思うのである。

2 ……… リーダーシップ教育とプライマリーケア・ナース教育の展開

● 大学における看護リーダーシップの教育の確立

『チームナーシング』を発表して5年目,1958年(昭和33年)に,ランバーツェンは "Education for Nursing Leadership"(邦訳名『看護におけるリーダーシップ——そのあり方と教育[3]』)を刊行した。これは教育学博士の学位論文(1957年)でもある。

彼女はリーダーシップを実践する看護者となるには,まず大学教育による基礎課程のカリキュラムが土台であり,その上に看護に関する専門的な知識と技術の習得があり,価値観,理解力を深め,さらに臨床実務で能率よく効果的にその機能を発揮するための訓練が望ましいとしている(『看護におけるリーダーシップ』,p.70)。すなわち,看護婦が専門職業人としての機能を果たすためには,どうしても,十分なリーダーシップを養うことが必要であると看護の歴史から掘りおこし,さらに一般の専門職業の教育の諸原則にその基本を探究し,その例から看護の専門職業人の育成の形態を引き出す努力をしたのである。

看護は,彼女によれば,患者と家族のニードが,病気という緊張した危機場面にあって,いろいろな問題を呈し,それが看護者の専門的な手だてを必要としているところから出発している。それゆえに看護が専門職として,リーダーシップをとり,明確に役割を果たせるか否かが問われるところなのである。そして看護内容の質の問題がある。すなわち,看護の質は,これに携わる人の知識,判断力,熟練,技術,および価値観によって直接影響されるもので,その能力の向上をはかるには,教育カリキュラムを継続的に評価し,改善することを通してなされる(『看護におけるリーダーシップ』,p.125)。彼女のいう教育の目的,カリキュラムの編成,教科のプログラム目標,学習の理論などはいずれも1950年代の前半を代表している Ralph W. Tyler や Nathaniel Cantor の意見に基づいた論旨の展開であり,それはまた,コロンビア大学ティーチャーズ・カレッジという,教育学の中でも米国の最前衛的な理念をもった学校の看護教育学部に彼女が在籍したという特徴を示すも

のでもあった。

● 影響を与えた人々

　この論文を構成する彼女の看護についての思想や，彼女自身の専門職への指向に大きな影響を与えた人および著作物は，以下のようである。また彼女自身も述べているが，このうちの何人かは彼女の職務の変遷上に影響を与えた人も含まれている。

1. Esther L. Brown: Nursing for the Future, 1948. 邦訳『これからの看護』（小林富美栄訳），日本看護協会出版会，1966年。一般には，「ブラウン報告」といわれ，第二次大戦後の米国の看護に大きな影響力をもった。看護教育の大学課程を主張し，それが大きな潮流となり，ランバーツェンばかりでなく看護職に携わる多くの人々を勇気づけた。
2. Margaret Bridgman: Collegiate Education for Nursing, New York, Russell Sage Foundation, 1953.「ブラウン報告」にひきつづき，看護教育を一つの教育体系の中で行なうことを主張。ランバーツェンはその教育に関する基本的な考えをこの論文から得る。
3. Bernice E. Anderson (with Milton J. Lesnik): Nursing Practice and the Law, Philadeiphia, Lippincott, 1955. ティーチャーズ・カレッジの学生時代から世話になり，後の同僚で，ランバーツェンが教職につく際の推せん者でもある。
4. Louise R. McManus: The Effect of Experience on Nursing Achievement, New York, Teachers College, Columbia University, 1949. 上司として，先輩として，また看護に関する多くの考え方を教えられた。ランバーツェンがティーチャーズ・カレッジの教員になる際の推せん者。
5. Mildred L. Montag: Education of Nursing Technicians, New York, Putnams, 1951. チームナーシング研究の主任教授として，また同僚として長くティーチャーズ・カレッジで共に働く。
6. Amelia Leino: Organizing the Nursing Team, American Journal of Nursing, 51 : 665, November 1951. A study of Team-Organization of Nursing Personnel, Teachers College, Columbia, 1950. および Planning Patient-Centered Care, American Journal of Nursing, 52 : 324, March, 1952. 同僚として，ティーチャーズ・カレッジでチームナーシングの研究を一緒に行なった。
7. Lulu W. Hassenplug: UCLA看護学部長になった人で，公の場においてランバーツェンを援助した。
8. Virginia Henderson, Francis Reiter, Mary Maher: 当時のティーチャー

ズ・カレッジにおける指導的な人たちで，患者中心の看護についての基本的概念をもっていた人たちである。直接間接にランバーツェンの看護についての考え方に影響を及ぼした。
 9. Elliot Richardson：保健教育福祉省の長官であり，「看護の役割の拡大」についての委員会を発足させた。ナース・プラクティショナーへの働きの第一歩に大きな影響を与えた。ランバーツェンと親しい。
10. Marion Sheehan および E. L. Crosby：米国病院協会が看護部門の責任者としてランバーツェンを任命するのに力があり，また協力した人。
11. Elizabeth Hagen (with Robert L. Thorndike)：Measurement and Evaluation in Psychology and Education, New York, Wiley & Sons, 1955. 教育評価の専門家で，看護大学院卒業者に Ph. D（Ed. Dでなく）の学位を与えることに協力した。
12. Edna Danielson：現在ニューヨーク病院でスタッフの継続教育担当，副看護部長としてランバーツェンの片腕として活躍する。ティーチャーズ・カレッジ時代から一緒に仕事をしてきた。

● プライマリーケア・ナースの育成

　ランバーツェンは，20余年前に教職に携わりながら，多くの先輩や同僚からの励ましや影響を得て『看護におけるリーダーシップ――そのあり方と教育』を完成した。先にも述べたように，チームナーシングにおけるリーダーシップは，看護を実施していくうえでの役割において，専門職看護婦達に期待されるものであり，その開発を教育過程の中で体系的に行なう必要が望ましいとしたものである。この論文は，大学レベルが基礎教育の若い看護婦グループで成長をめざす者を一層勇気づけた。そして1965年NLNの看護専門教育，技術教育についての定義にも大きな影響を与えていることは事実である[4]。

　この20年あまりの経過の中で，専門職看護者としての能力をなお深く探究し，看護が確固たる独自の機能をもって社会に貢献するための未来への道程を，現在の形で具現させようとすれば，プライマリーケア・ナースとして，そのニードに応じてゆくこととなり，ランバーツェンはその教育プログラムの展開を，1971年以後コーネル大学ニューヨーク病院看護学校において，学部長の責にあって適用している。細かい教育目標はともかく，その教育を受けた看護者の実践上の範囲を示しているモデルによって述べると，

1．判断——個々の人の健康の状態に必要なケアのレベルを決めたり，分類したりする。
2．アセスメント——身体的，行動的に個々の人の状況を順序だてて査定してゆく。
3．健康相談——個人やグループに，その問題やニードに合わせ必要な指導をしたり話にのる。
4．健康教育——情報と実践との橋わたしをし，コミュニケーションをとって健康に暮らすようにする。
5．予防活動——疾病を予防し，また悪化を防ぐ。また早期発見のための活動も含む。
6．回復活動——疾病からの回復に努める。
7．治療活動——健康に戻る活動であり疾病因子を除去する[5]。

となっている。以上の活動内容を実践するための教育過程であるから，そのレベルについても，また，入学を許可される学生にも要求は必然的に高くなっている。

　1975年，はじめて来日した際に行なわれたセミナーの中で，ランバーツェンは，「とにかくあまり狭い範囲で狭い基礎で人を訓練，教育してはならない……。誤りをもう一度繰り返してはいけない」と述べ，そして「医師や科学者と新しい分野で共に作業をするには何が必要であるか」を分析し，それを教えることの可能性を披露している[6]。そしてプライマリー・ケアにおいて活躍してゆける看護者の特性を，Lee S. Shulman の "Cognitive Learning and the Educational Process" を「ジャーナル・オブ・メディカル・エデュケイション」（1970年11月号）から引用して，以下の特性をもつ学生を選んだ場合に専門職看護教育目標の達成ができやすいといっている[7]。その第1は「多様な知識の理解力をもつ者」。第2は「知識取得のスピードと正確性」。第3には「問題追求の戦略家であるか」。第4は「曖昧さ不安さ予測不能なことに対する処理能力」。そして第5に「リスクの負担能力」の有無について，としている。これは，入学する学生を選ぶ基準の一つとして述べられているが，それ自体が，専門職看護を実践してゆく者に求められる資質そのものであることに気づく。そして，

エレノア　C. ランバーツェン

1．知識母体に十分な理解度を示すこと，また必要な時にその知識を使うことができること。
2．新しい知識を習得していく速度と正確さをもつこと。
3．あらゆる事柄を常に追求し続けていくような態度を身につけていくこと。
4．わからないこと，不明瞭なこと，予測しがたいことなどについて，許容する心をもつこと。
5．危険をはらむ事柄に身を挺することができること。

　以上の5点について，それぞれ素質をもつ者に教育課程の中で知識をふくらませ，技術を習得させ，価値観を具体化したり，物事についての理解力を拡大させてゆく。そして的確な判断力を使ってゆくことができるように教科内容を体系化する。その教育の実践によって，実際に数多くの有能な看護者が育成されるというのであった。

　ニューヨーク病院の看護学校は，伝統ある看護教育の場として，ベレビュー病院看護学校と並んで，ニューヨーク市内にあってその名を高く評価されてきた。コーネル大学医学部のメディカルセンターの中にあって，常に安定した校風で多くの看護婦を育て医療の世界に貴重な人材を送り出してきた。その学校が大学課程に移行し，主として大学を卒業した多くの子女の志願者の中から選んだ学生に，ナース・プラクティショナーとして，プライマリー・ケアを実践する専門家志向の教育を行なっていったのである。

　看護の拡大してゆく役割を効果的に果たしてゆくに際し，自らの知識と判断力で，身体・心理社会的な健康の維持をはかり，異常と正常の識別力を養い，データ・アセスメントを行なって，クライエントの問題点を解決するための看護診断を導き，独立して機能するプライマリー・ナースとして成長を期待された多くの者が巣立っていったのであった。

3………看護管理の展開

●さまざまな管理部門での活躍

　この新しい教育課程の実践の中から，自らの体験も踏まえて，彼女はその

講演で,今後の看護の多様性に対応するためには,「既存の実務を行なうことのできるグループも必要であり,その需要の数も増加しているから,技術看護婦の教育も第一にしなければならない。そして第二に,あまり明確に区分し得ない分野で,専門職的レベルで看護の役割の拡大を確実にしてゆくグループも必要であり,柔軟に対応してゆくことのできるのがその特徴である」と述べている[8]。

このことは,看護の現場のニードを十分に理解し,その問題を把握したうえでの発言であるとみることができ,彼女のあくまでも看護の実践の場に立脚した論旨を支える姿勢である。専門職看護者としての長い経験には,教育者としてのランバーツェンと,看護管理者としての彼女があり,現実に,学部長と看護部長職たる副院長職の二重の職務を果たした数少ない人である。この二つの責任を,自らの役割として1974年にひき受けた背景には,1957年に,その著書の中で表明した信念(『看護におけるリーダーシップ』,p.82),すなわち,教師は自ら教える領域の指導の専門家であると同時に,その分野の実務者として能力ある専門家であることを繰り返し主張したこと,それゆえ,そのことを実際に実践してゆく好機としてとらえたのである。「……メディカルセンターで看護業務と看護教育の仕事に従事できたのはすばらしいことで,このような機会はめったにないと考えています。……看護の業務と教育の経営上の責任とプログラム開発に加えて,病院の計画発展の全段階に関与する,それは巨大な責任です[9]」とインタビューに答えている。日本において講演されたのは,この二つの責任を負って1年をへた頃であり,またこのインタビューは,その後において行なわれ,出版物となっているから,彼女の終始変わらぬ一徹な姿勢が如実に示されるところである。

コーネル大学の評議員会や病院の理事会との合同委員会に看護部門の代表者として出席するのをはじめ,医学部の理事会,病院の理事会,メディカルセンター経営委員会と,定期協議を必要とする数多くの会合において看護グループを代表し,また副院長としての議決に参加している。冷静に自らの主張を行ない,全体のバランスにおいて説得を重ね,「病院の主要な指導者に自分を理解してもらった」ことや,「私のすべての専門職的経験から,人は総合的な相互関係の世界で働かねばならないし,また問題が収拾不可能にな

る前に問題解決のあらゆる手段を用いなければならないということ[10]」を知っての賢明な判断力は，学部長をしていた時からすでに，病院総長，医学部長，それに病院長の認めるところとなり，結果として，学部長としての責任に加え，看護部長職も引き受けることとなったのである。

　病院管理の指導的地位にあってランバーツェンは，「三人組管理」と呼ぶ方法を述べ，病院管理者，医師そして看護婦の三人組において管理する理論をもって組織の発展を試みている。臨床看護部門に責任者を置き，その人と共に看護目標と看護実務従事者の機能の明確化を再検討し，直接の看護を患者に対して行なう時間の4分の1から2分の1が，管理上の業務や制度上の事柄にとらわれている状況などについて調査し，改善を試みようとしている。「自分のそばに熟練した人をおき，責任と権限を委任すること」によって，広大な任務を，それらの人達と一緒に果たしている。「管理者として，私はたてた政策方針が承認されるようにもっていく責任を負わなければなりません。……私としては，その政策が妨げられない限り，どのような方法がとられようとあまり心配はいたしません[11]」。彼女にいわせれば，多くの衝突や不一致は，どのような方法で，いかにことが運営されるかという場面で起こるから，そのあたりには，いく通りかのアプローチがあり，そのいずれをとることも認めているのである。一般的に，身辺の多くで，いかにもこの点が理解されないために管理者が方法論でつまずいているのを目の当たりにしているだけに，彼女の言葉は重みをもっている。「変化には多くの緊張が伴い，リーダーとは変化を絶えず扱うものです。」「人からの敵意を我慢する能力も大切です。」「不明瞭なことは黙認する能力が必要です。予告したり，予想したりすることと，問題を明確にすることは，リーダーシップ役割と変わらない要素です。またコミュニケーションと人間関係の手腕をもっていることです。」そして「リーダーたちは他のリーダーを生み，これを生来の責務としてひき受ける使命があるのです[12]」。

4………おわりに　──その人となり

　ランバーツェン教授がアドバイザーをつとめたティーチャーズ・カレッジ

の1956～60年代，つまりシカゴの病院協会に職を移るまでの間にその世話を受けた外国人学生は一体何人になるであろうか。われわれの一グループが，日本から到着した1956年秋には，すでにトルコからも数人がマクマナスの主催する両国の協力プロジェクトに関連してきていた。ギリシャ，フィンランド，フィリピンなどからも続々と修士コースをめざす看護婦達が参加していた。チームナーシングの実践をする体験の中から，リーダーシップを学ぶ課程は決して安易に理解できるものではなかったし，十分に納得するには時間もかかった。不安を抱く外国人留学生は，彼女の部屋におしかけた。一人ずつ15分ぐらいのアポイントメント表を掲示して，彼女は学生達の不安について話し合う機会を，殺人的に忙しいスケジュールの中で，しかし忘れずにもってくれた。米国の生活について西も東もわからぬ者には，教科内容の深みや，教育全体の理解やイメージが湧くどころではない。また看護の現場に投げ出されて立ちすくんでいる者達でもある。彼女は，素っ気ないまでにそのわれわれの問題を裸のままうけ取り，そして解決はしないまでも，問題のあるところをわれわれが痛感するように，そしてそうすることをむしろわれわれへの励ましとしたのである。「You are doing all right ! Choko !（蝶子，うまくやっているヨ）」ちっともうまくなどやっていないからこそ彼女を訪ねたのに，わが言葉の終わらぬうちにそういうのが常であり，そのたびに私は彼女が冷たい人だと悲しくさえ思ったものだ。そのつき放すような指導は，その後に私自身に自分を考えさせ，地を這うようにしての自分からの再出発をうながし，そして自分の二の足で再び立つまでの間変わらなかった。決して，こうしろああしろとは指示しなかった。2年目後半の冬NLNの試験に合格したことを私に教えてくれた時，彼女は「ほらネ，蝶子，あなたの成績は英語の力を主としない所では抜群なんだヨ。外国語の英語をつかってやっているんだから，自分をいじめないでいいんだヨ。そんなことみんなわかっているんだから。大学院までやってごらん」といってファイルをポンと閉じ，キャビネットにサッとしまった。返事に窮している間に彼女はさっさと机に戻り，「じゃまたね，See you !」であった。ちょうど彼女の博士論文が出版されるという前評判の高い時期であり，私は，彼女がそれに忙しくて，ちっとも学生のことに気が配れないのだとうらめしく思っていたから，

エレノア C. ランバーツェン

その時のアッケラカンとした，事実だけを述べる姿とその笑顔が，明るい紺色のワンピースと共に忘れられないでいる。2年間，アドバイザーとしての彼女に付いて，本当の理解をもてるようになったのは，彼女がシカゴに去り，病院協会の看護部に力を入れている頃であり，私が3年間の勉強をやっと終え，ヨーロッパの看護事情をあれこれ見聞して歩いている間に，留学の3年間の反すうをしてからのずっと後のことである。専門職業者になることは，誰かから与えられるものではない。自らが，血を吐くような辛苦を体験する中から，一つ一つ学びとってゆくそのプロセスの積みあげの中に，自然に体得してゆくものなのである。

　与えられることのみを望み，与えられない時に不満を述べ，他人にその責任を転じていた過去の生き方を根底から変革し，そしてそこからの再出発があって，はじめて自分の中に甘えのない人間が生まれてくる。私にとってその時からがはじまりであった。一人のほんとうの専門職者の成立には，大きな変化を具体的に体験するための場所と時間とそして多くの金銭的裏付けを必要とし，そしてその上にさらに，適切な指導者が必要なのである。

　ある職業に働く同じグループの同僚達が，変化してゆこうとする時に必要とするエネルギーは並大抵なものではない。ランバーツェンの考えや実践してきた人生の過程そのものが，いわば看護を専門職としてつくりあげるための方向づけであり，多くの人の意識革命をそれも能率的に効果的に行なうための適用であった。

　卒業後10年目にニューヨークを訪れた時，彼女はティーチャーズ・カレッジの学部長であった。シカゴの病院協会の職務についていた彼女が，いわば呼び戻された形で，マクマナス女史の後継者となったのである。そしてまた彼女は，アンダーソン未亡人でもあった。多くは語らないが，彼女の人生の中ではほんのわずかな年月のおそい結婚であり，それが突然，未亡人になるという変わりようである。それから6年目に来日したのだった。滞在中のスケジュールに関して，どのようにでも自分が役に立つならと主催者側に全面的にまかせ，かなりハードな日程を完璧に近くこなした。いったん人に委せたら，あとは何も細かくいわないという信念がそこに読めるような気がした。

　そして5年目，1980年の夏の熱波のすぎたニューヨークでの再会であっ

た。彼女の自宅のアパートで，私は心のこもった手料理をごちそうになった。ビーフシチューが軟らかくこってりしておいしかった。亡き母上が絵つけをしたという花模様のコーヒーカップでコーヒーをごちそうになった。若くして失ったこの母親を語る時，彼女には優しさがあふれた。兄弟姉妹のきずなの強さを誇りにし，話をする時は人の眼の底まで見つめるようだった。ブルーに灰色がかった瞳は美しく輝いて深い。初対面から25年近く，もともとグレー・ヘアのランバーツェンは，その体重に増減もほとんどないといい，少しも年をとった雰囲気がない。今だに現役で，最も忙しい仕事に精一杯である自分を大変に誇りに思うと語り，足下にうずくまる白と黒の斑のある2匹の猫の背をなでながら，赤児に語るように「猫ちゃん，猫ちゃん，かわいい子，ソーヨあなたはわたしの生き甲斐なのヨ，いい子いい子」といった意味の「pussy cat, pussy cat……」を繰り返した。日本看護協会からの梅の柄の七宝のお皿を，大好きなものの1つとして手に取ってみせてくれた。たしかに年齢が彼女を軟らかくし，温かさを増すことに貢献していると感じさせる。日曜日の夕食時であったし，一緒に招かれた他の2人の看護婦の人達と4人で交わしたワインのせいかもしれなかった。どんなに忙しい時でも週末には家でこうして手料理をつくり，人も招き，この猫たちと生活するのはとても大事な楽しみと語ってくれた。経済的事情のため，1977年に閉校となった看護学部については，とうとうその夜は話題に上げることができなかった。仕事場で会う時にと思い止まった。背すじの真っ直ぐな彼女は，かなり背の高い人という印象があったが，並んで立つと，そんなに高くはない。アメリカ人としてはむしろ中肉中背であることを実感した。それほど距離の近づいた感じをもったのも今回がはじめてのことであった。年に数回外国に仕事上で旅をし，相変わらず忙しいスケジュールに追われている人の仕事量を片づけるために，秘書が2人つきっきりでいるのを次の日に病院を訪問した時に知った。机に坐るランバーツェンが小さくみえる程の大きなデスクと，背にした壁には白い波立つ海岸の絵がかかっていた。

　継続教育部のみが残り，コーネル大学の基礎看護教育がなくなって3年目，そして今年の秋にはカリフォルニア大学でもデューク大学でも，基礎看護の学部入学の数の減少が著しく，プログラムの停止もしくは転換が伝えられた。

変革の1980年代に入って，米国の看護教育事情はまた1つの転機に立っている。そして，その本質について，ランバーツェンは，まだあまり語りたがらなかった。米国全体の様々な過去の実績や価値も大きく変わろうとしている。新しい理論を反すうしていた彼女だったのかもしれない。あるいは，一つの時代の終わりを知っていたのかもしれない。

　「今度くるときは，少しゆっくり時間をとって，いろいろ話をしましょう。蝶子も，かけ足でない旅にしなさい。」会議にせき立てられながら，ランバーツェンは例の低い声でそういった。大きくうなずきながら。

■註
1）エレノア・C・ランバーツェン『チームナーシング——その組織と機能』(村上登美・吉武香代子訳)，医学書院，1962年。
2）G・シェイファー編「アメリカ看護のリーダーたち・その5，エリーナー・C・ランバートセン」(千野静香訳)，看護展望，5巻2号，p.76，1980年。
3）エレノア・C・ランバーツェン『看護におけるリーダーシップ——そのあり方と教育』，医学書院，1963年。
4）前掲，「アメリカ看護のリーダーたち・その5，エリーナー・C・ランバートセン」，p.82。
5）Cornell University — New York Hospital School of Nursing: Model for Identification of Scope of Practice (definition), Appendix II から，1975年。
6）エレノア・C・ランバーツェン『講演集録・看護教育のかかえる諸問題と将来の展望』，ライフ・プランニングセンター第1回国際セミナーにおける発表原稿集録，1975年8月。
7）吉武香代子「プライマリナーシングに求められる看護能力」，看護展望，4巻9号，p.17～20，1979年。
8）前掲，『講演集録・看護教育のかかえる諸問題と将来の展望』。
9）前掲，「アメリカ看護のリーダーたち・その5，エリーナー・C・ランバートセン」，p.84。
10）同前，p.82。
11）同前，p.85。
12）同前，p.86。

■参考文献
1）H・A・ゴダード『看護管理の原則』(小林富美栄訳)，医学書院，1960年。
2）高宮晋『経営組織論』，ダイヤモンド社，1961年。

現代看護の探究者たち────4

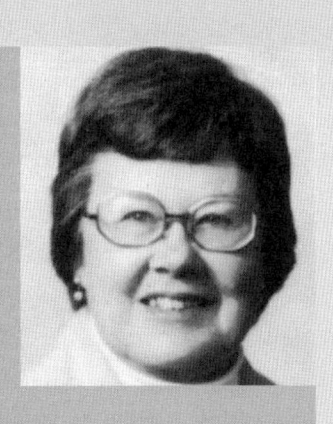

ドロシー E．ジョンソン
Dorothy E. Johnson

────行動システムモデル────

[評者] 兼松百合子

ドロシー・E・ジョンソン紹介

略 歴

　1919年ジョージア州サバナに生まれる。1938年ジョージア州アームストロング短期大学卒業，1942年テネシー州ヴァンデビルト大学看護学部で看護学士号を取得。翌1943年より同大学で看護学講師，1944～1948年小児看護学講師，1948～1949年同助教授。この間，ハーバード大学公衆衛生学部で公衆衛生学の修士号を1948年に取得している。

　1949～1953年までカリフォルニア大学ロスアンゼルス校で小児看護学助教授，1953～1963年准教授，1963～1977年教授，1978年名誉教授，その後はフロリダ州キーラーゴに住み貝類の蒐集・分類を楽しむかたわら，講演，著作等も行っていたが，1999年に他界した。

著 作

The Nursing of Chidren (1949), What Comes First？ (1973), Development of Theory (1978). 論文は多数あるが，日本に紹介されているのは，A Philosophy of Nursing (1959) (邦訳「看護の哲学」，現代社，1967年）と，The Nature of a Science of Nursing (1959) (邦訳「看護の科学」現代社，1967年），それに The Significance of Nursing Care (1959) (邦訳「看護ケアーの意義」，現代社，1967年），State of the Art of Theory Development in Nursing (1978) (邦訳「看護理論の発達状態」INR，1981年），The Behavioral System Model for Nursing (1980) (邦訳「看護のための行動システムモデル」，『看護モデル』，p. 284～297，日本看護協会出版会，1985年），The Origins of the Behavioral System Model (1992) (邦訳「行動システムモデルの源流」，『ノーツ・オン・ナーシング』，1997年）等がある。

はじめに

　なぜ私が彼女を紹介することをお引き受けしたかというと，それはもうずっと以前のことになるが，1959年～1961年に私がUCLA（カリフォルニア大学ロスアンゼルス校）で学んだ時に，彼女は私のアドバイザーであり，それ以来何かとご指導をいただいたため，私がわが国で彼女を最もよく知っていると思ったからである。

　10年余にわたる心疾患と闘いながら，行動システム論を中核とする看護モデルを開発した彼女であったが，1977年12月に定年を待たずに退職され，それ以来フロリダで静養につとめた。わが国では現代社から刊行されている「看護学翻訳論文集1」（1967年）に3つの論文[1]～[3]が翻訳紹介されて以来，あまりとり上げられていないが，現在，看護モデルの主流をなす，システムモデルの創始者としての業績は目覚ましい。ここに再び紹介の機会が得られたことは大変喜ばしいことである。

1 ……… UCLAにおける新しい教育プログラムの試み

　略歴にあるように，彼女はジョージア州の出身でヴァンデビルト大学で看護学を学び，母校で教員として働き，やがて臨床経験と，ハーバード大学の公衆衛生学の修士課程を経て，再び母校の小児看護学の助教授に就任したが，その後，同大学の先輩であるルル・W・ハッセンプラグに招かれてUCLAの看護学部に赴いた。UCLAには1944年より看護師のための公衆衛生看護学の学士課程が設置されていたが，1949年，看護学部として独立し，真に大学教育としてふさわしいユニークな教育プログラムを求めていた。ハッセンプラグは初代の学部長に就任して新しい試みに着手し，協力者としてジョンソンを招いた。その成果は1950年代にアメリカ全国に先がけてキャップを廃止し，クリーム色のユニホームを採用し，また医学の体系とは全く別の

ドロシー　E．ジョンソン　｜　57

体系によるカリキュラムを構築したとして注目された。詳細は筆者が1962年度の雑誌「看護」に紹介した[4]。

　ジョンソンは，まず各教員が教えている内容を集め，重複を排除して看護の特徴が出るような項目を立てて分類するという作業に取り組み，全教員の協力を求めて最初に内科系と外科系の統合と，小児と母性の統合を達成した。次に，基礎看護や精神看護，地域看護に関する内容も含め，看護の専門科目の内容の大部分をカバーする規模のものとなった。すなわち，人間の基本的ニーズ6項目（呼吸，食事，排泄，運動，性，保護）を柱として，コースAは，健康の保持増進および疾病の予防を中心とし，Bは急性の症状に対する看護を中心とし，Cは慢性疾患をもつ人間の複雑な諸因子の把握を中心とし，Dは社会の種々な場面における看護という構成が試みられた。大学のカリキュラムをこのようにユニークなものに編成することは並大ていのことではない。1960年，はじめて総合的なコースが開講された時に，私はちょうど大学院の学生として参加させていただくことが出来，考えを異にする多くの教員がぶつかり合いながらも1つのものを作り出していく熱意と協力体制に，深く感激したものであった。

　このようなUCLAでの画期的な試みを推進したのは，ハッセンプラグとジョンソンであった。ハッセンプラグは卓越した指導力と鋭い洞察力により，そしてジョンソンは，理論枠を構築し，教育プログラムのよって立つ基盤としての看護学を体系づけるという点において貢献している。ちょうどその頃，ジョンソンは，「看護の哲学[1]」「看護の科学[2]」という2つの論文と，2年後に「看護ケアーの意義[3]」という論文を発表しているが，それらがUCLAの教育プログラムを確立するうえに強い支えとなったことは間違いない。また，これらの論文は，看護の本質を論ずる場合に多く引用されてきた。

2 ……… 看護の哲学と看護の科学

　ジョンソンは前記の3論文において，看護とは何か，その本質についての考え方を明らかにし，その基盤となる科学の体系について示唆を投げかけている。彼女はまず，看護は他の保健医療職と同様に，個人および集団に対す

る直接的なサービスであることを強調し，そのサービスの内容の特徴は，健康や疾病の状態に応じたストレスをもっている個体の内的な平衡や対人的な平衡を回復し維持することをめざして，緊張や不快感を取り除くことである，と言っている。そしてそのサービスは，食事や入浴に手をかしたり，慰めや元気づけをするという人間の基本的ニーズを満たす方法によりおこなわれる。欲求が最大に満たされ，損失が最小であるような点において，人間の諸機能は安定し，平衡を保つことができるということである。

　たとえば，ある中年の中産階級の男が恵まれた家庭生活を営み，社会的にも満足な職責を果たし，適当な報酬を得て安定した生活をしているとする。この時彼は，食事，睡眠などの日常生活と，家族，友人，職場の人々との対人関係において，彼独自の安定した型を有し，内的にも対外的にも平衡を維持していると考えられる。しかし，ひとたび発病して入院治療を余儀なくされると，病気の症状や治療，環境の変化，対人関係の変化などのために，彼の日常生活の型は大きく変化せざるを得なくなる。職場における社会的な活動も従来どおり継続することはできない。そこで彼は意識的あるいは無意識的に，しばらくの間，おちつく新しい型を見出し，やがて最も望ましい新しい型を見出して安定するようになる。場合によっては，新しい型を見出すことを拒否して従来のものを追い求めたり，いずれもできずに気まぐれな行動をとっている場合もある。このような場合に，患者ができるだけ不安や不快を味わわずに，しかも自らの力で新しい型を見出せるように援助するのが看護の本質であるという考え方である。

　このような看護をおこなう手がかりとして，ジョンソンは，人間の行動に着目している。ある刺激が個体に作用すると防御反応が起こり，刺激と防御との相互作用の結果，平衡が破綻し緊張を生じると行動に変化が起こる。この変化は一般に機能が原始化し未分化になったものと考えられる。たとえば，強いショックを受けた人が部屋に閉じ込もったまま食事も摂ろうとしないという状態に陥ったり，また身体的な反応が強く，嘔吐したり，下痢したりという変化も起こりうる。看護師は対象者の行動を観察して微細な変化をとらえ，緊張の原因を明らかにしてそれを軽減し，平衡を取り戻すように働きかけることが必要である。

このような看護に必要な知識には，人間が刺激に対してどう反応し，緊張をどう表現するかという人間側の知識と，どんな方法で緊張を軽減できるかという看護ケアの方法や手段に関する知識とがある。前者は，すべての保健医療従事者に共通の知識であり，後者をとくに「看護の科学」とジョンソンは呼んでいる。そして，看護ケアは，現在，経験や直感によるものが多く，組織立った体系はできていないが，ストレスの原因となる環境因子を減少させるという環境調整的な方法と，個体の防衛力と適応力を高めるという方法の2つがあげられる。しかし，いずれにしても，看護ケアの主眼は，人間の普遍的な欲求の充足ということに向けられていると述べている。

　以上がジョンソンの看護の哲学の骨子であるが，その特徴として大きく評価されていることは，個体の内部環境の平衡維持についてのキャノンの理論[5]と，社会的相互関係の平衡についてのパーソンズの理論[6]を用いて，人間の総合的な平衡維持のメカニズムによって看護の対象を説明し，看護の方法を樹立する基盤としての科学の体系づけを試みている点である。これは近年の看護論の主流を占めるシステム論に基づく考え方の発端であったことは事実である。このような卓越したひらめきをもった彼女であったが，彼女自身の健康上の障害のために，実証的な裏付けや十分な著述ができずに終わっている。後述するように偉大な教育者としての彼女の教えを受けた多くの人々により解説され，看護理論集の中にとり入れられている。また，看護理論家を集めたビデオシリーズ[7]にも収録され，人々に親しまれている。

3 ………看護モデルの分析

　ジョンソンは，1970年頃，UCLAの看護学修士課程で，"Conceptual Framework for Nursing Practice" というコースを担当し，種々な看護モデルの分析や分類を試みていた。

　看護モデルは，看護についての考え方を模式的に表現したものであり，看護者，対象，活動場面，目標，方法，効果などについての記述を含まなければならない。そのような観点から既存の看護論を検討し，彼女は，①人間の成長発達過程を促進する働きかけを基本理念と考える看護モデル，Developmental Model, ②対人関係のダイナミックスの効果的な活用を基盤とする看護モデル, Interaction Model, ③システム論を基盤とする看護モデル, System Model の 3 つの主要なモデルをあげ, 比較検討している. さらに, 3 種類のモデルについて, 教育, 実践, 研究への適用を示している[8)~9)]. 大要は次のとおりである.

①発達モデル (Developmental Model)
　人間の成長発達過程の促進を活動の目的として, 看護師・患者関係に働きかけ, 看護者は, 教育者としての役割をはたす. 対策の焦点は, 基本的ニーズであり, 方針は, 対人関係の過程を通して問題解決技術を開発すること, すなわち経験的な教育である. 対策をすすめる上に, 発達課題が適切に学習されていない場合に困難が生じる. 効果としては, 創造的, 生産的で構成の整った生活体, すなわち, 身体, 情緒, 社会性のすべての面において健康で, 安心感, 満足感に満ち, 対人的な技術の向上が期待される. ペプローの考え方がこれである.

　教育・実践・研究への適用　成長発達過程を中心にした人間理解の方法を教え, 種々な健康上の問題を発達過程との関連において学習させる. また, そのような見方で患者をとらえ, 看護を実践したり研究したりする.

②相互作用モデル (Interaction Model)
　苦痛を緩和して心身の安楽をはかり, 受容力の増大をはかることを活動目的とし, 援助を必要とするニーズをもった人を対象とする. 患者の受容力, 包容力が活動の焦点であり, 確認を伴う慎重な過程が対策の方針である. そして効果としては, 状態の改善と対処能力の増大を期待している. オーランドやウィーデンバックの考え方である.

　教育・実践・研究への適用　役割理論, 受容・コミュニケーションに関する理論などを中心とする行動科学を学習させる. 健康の障害についても行動科学的な観点から学習させる. 患者へのサービスや研究も, これらを中心に展開される.

③システム・モデル（System Model）

環境の刺激に対応して平衡維持的に機能する開放システム（系）である個人，集団，地域社会を対象として，システムの安定を目的として活動する。ストレスを除去して環境を調整したり，対象に対して保護，養育，刺激などの方法で平衡維持の能力をたかめ，健康レベルの維持，向上を期待している。ジョンソンの考え方はこれである。

教育・実践・研究への適用　システムの概念，構造，機能，変動についての基礎的な学習と，システムに生ずる問題（障害）の原因，状態，治療，予防などについて学習させる。

看護の実践は，サブシステムの機能や変数の観察により，対象を把握し，システムの平衡の回復・維持をめざした働きかけがなされる。また，これらをより効果的におこなうための知識の開発をめざして，研究が展開される。

これらの3つのモデルのうち，現在の複雑な環境刺激の中で生活し，複雑な反応を示している対象に対する看護をとらえていく方法として，システムモデルがもっとも広範囲に看護を記述し，支持する基盤となりうると考えられている。

4 ……… ジョンソンの行動システムモデルの構造とその活用方法

ジョンソンは，前述のように，ストレスによる平衡の破綻を取り戻す援助が看護であるとしているが，そのためにストレスに対する反応としての行動の変化を重視した。そして，前述の3論文以後考えを発展させ，人間を行動のサブシステムの集積であるとする見方に立った看護モデルを構築した。1968年，母校（ヴァンデビルト大学）の同窓会で，"One Conceptual Model for Nursing"を発表したが，出版されないまま，未出版論文としてUCLAの医学生物学図書館に長く納められていた。そして1980年，RiehlとRoyのConceptual Models for Nursing Practice第2版[9]の中に，さらに検討を加えた内容のものが納められている。一方，1976年彼女の教えを受けたJeanine Roose Augerが，彼女の行動システム論とその適用をまとめ，"Behavioral Systems and Nursing" という本を出版している[10]。

● 看護についての信条と前提

1980年にジョンソンが明らかにした考え方は次のとおりである。

看護は，他の保健医療活動とは明らかに異なったサービスを社会に提供するものであり，その焦点は，病気や病気の脅威にさらされた「人間」にある。これは医学の焦点が病理学的な変化に向けられているのと異なる点である。そして看護師は，病気によるストレスに患者が対処するのを助けるのであり，患者が病気をどう受け取っているのか，病気によって彼/彼女の通常の行動や生活のスタイルや自己のイメージがどう変わっているのかに着目しなければならない。医学が各人の最高度の生物学的機能の達成をめざしているのに対して，看護は最高の行動機能をめざしているということができる。このように，医学と看護とは相互に補いながら働く2つの活動である。

次に，人間をどう見るかについて，心理的，社会・文化的，生理的要素を備えた行動サブシステムの集積であるということが，前提となっている。行動とは，外的・内的刺激に対して人間が示す反応のうち，観察可能な特徴や行為であり，行動システムとは，その人が環境とどのように作用するかを規定する行動の型をもったサブシステムの複雑な集合体であると定義されている。

人間は常に環境の変化に反応しながらダイナミックな動きをしている。それは過去の経験を通して身につけた適応の型を活用しているが，行動の型を変える能力が新しい適応反応を育てている。ストレスが自らの適応能力を越える場合，他からの援助を必要とし，そのストレスが健康に関するものである場合に看護の援助が有効に働いて，安定したレベルに達することができると考えられている。

● 行動システムの構造と機能

ジョンソンの行動システムは，7つのサブシステムから成り（次ページ図1），各々のサブシステムは各々の構造と機能をもっている（次ページ図2）。

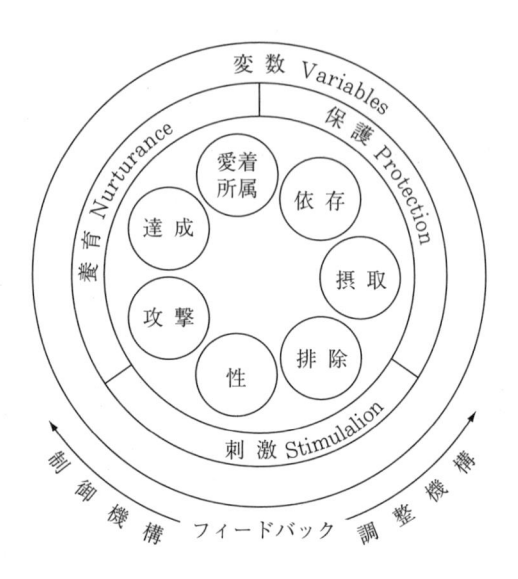

図1　人間の行動システム

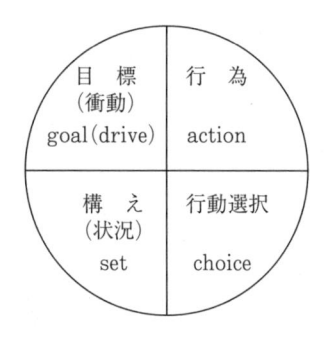

図2　サブシステムの構造

7つのサブシステム

①愛着・所属サブシステム　attachment/affiliative subsystem：生存のための安全を確保する行動をはじめとして，社会へのかかわり，親密さ，社会的結合の形成・維持のための行動

②依存サブシステム　dependency subsystem：養育を求める行動をはじ

めとして，理解，是認，配慮，身体的援助等を呼びおこす行動。
③摂取サブシステム　ingestine subsystem：食欲を満たす行動であり，いつ，何を，どれだけ，どのようにして摂取するかという点に着目する。これらは，食物と水分への生物学的要求と同時に，社会的・心理的要素により規定される。
④排除サブシステム　eliminative subsystem：老廃物を体外に排出する行動であり，いつ，どんな状況のもとに，どのようにして，という点を重視する。
⑤性サブシステム　sexual subsystem：性役割の同一化の発達をはじめとして，結婚，妊娠，出産等，生殖と満足の二重の機能を有する。
⑥攻撃サブシステム　aggressive subsystem：自己の防衛と保存のための行動。
⑦達成サブシステム　achievement subsystem：自己と環境を支配し，コントロールする行動。知的技術，身体的・創造的・社会的活動に関する知識と技術の習得，さらに家族の世話の技術の習得も含まれる。

　看護における対象のとらえ方としては，基本的ニーズを中心とする見方が多く，生理的側面から心理・社会的側面へと展開される場合が多い。そのようにすると，とかく心理・社会面がつけ足しのようになって一貫性を欠きやすい。しかし，この7つのサブシステムのあげ方は，人間の重要な行動をあげることによって，生理的な面も心理・社会的な面も自然にカバーしている。
　次に，これらのサブシステムの構成要素は図2のように，目標，構え，行動選択，行為の4つから成ると考えられている。ある欲求によって達成すべき目標が定まり，従来の習慣やその時の状況，すなわち構えによって行動が選択され実際に行為として表現される。そしてこれらの要素の機能を高め，サブシステムの発展と安定を得るために，保護，養育，刺激を必要とする。「保護」とは，有害な刺激や，不必要な脅威から人を守ることであり，「養育」とは，適応や発達を促す条件を整えたり，望ましい行動の強化，望ましくない行動の消去をはかることなどである。また「刺激」とは，新しい適切な行動やその動機づけを促進するような刺激を用意することである。そしてこれらが看護の働きかけの基本であることはいうまでもない。

7つのサブシステムは，相互に関連しながら平衡を維持しており，刺激に対して生理的調節機構，心理的調節機構，社会・文化的調節機構をもって対処している。生理的機構は自律神経系の働きによって自動的に調節されるものが多く，心理的機構としては一般に用いられる心理的防衛機構による。社会・文化的機構は社会適応，文化適応の過程に学びとられるものである。

 さらに，その人の，その時の行動を規定する因子として，各個人に特有の変数（variables）をあげなければならない。ジョンソンは，次の9つの変数をあげている。①生物学的因子，②発達に関する因子，③文化的因子，④生態学的（環境）因子，⑤家族的因子，⑥病理学的因子，⑦心理的因子，⑧社会的因子，⑨健康のレベル。

 これらの変数は，各サブシステムの行動と密接な関係があるので，システムの全体像を把握しようとする場合には，行動と変数の両者を詳細に調べなければならない。その方法は次のとおりである。

● **行動システムモデルによる看護過程の展開**

 行動システムモデルに基づいて看護過程をどう展開するかについて，ジョンソンは，アセスメント，診断，対策，評価の4段階に分けて説明している（p. 68，表1参照）。

 アセスメント　2つのレベルをあげ，第1レベルは最初の段階の一般的な，全体的な把握であり，問題の有無を知り，問題がある場合に，第2レベルのアセスメントにすすむ。第1レベルでは，変数とサブシステムの大要をみるのであり，第2レベルでは，問題のある行動について，行動の生ずる状況やきっかけ，平常時の行動との比較，他の行動に変えうる可能性など，対策に活用できるようなデータを把握する。たとえば，「肺炎ではじめて一人での入院を経験している3歳の子どもが，泣き続けている」という観察は第1レベルであり，「いつも泣きやすいか。聞きわけがよいか。好きな遊びは何か」などは，第2レベルのアセスメントである。

 診　断　各々のサブシステムの非機能的な行動を集め，相互関係を分析することにより問題点が確認される。そして不適切な行動特徴として，①不足，②矛盾，③不調和，④優位，の4つの型を識別することができる。さらに，

ストレスが，個体の内部から発しているものか，外部環境にあるものかを明らかにしなければならない。従って診断の記述には，問題となる行動，行動特徴の型，ストレスの所在が含まれる。例えば前例では「母子分離による混乱，"愛着・所属サブシステム"における"不足"な行動，環境因子によるストレス」と表現される。

　対　策　診断に基づき，目標が設定され，働きかけの方法，結果として，期待される行動が明らかにされる。対策には，何に働きかけるかという焦点（focus）と，どんな方針で働きかけるかという方式（mode）の2要素がある。焦点は，個体の行動の目標，構え，行動選択，行為に，または，環境の刺激，保護，養育などに向けられ，方式は，目標を変える，選択を拡げる，有害な刺激を除去する，などとなる。

　たとえば，「注射にたいする恐怖」への対策は，焦点──→攻撃サブシステムにおける，行動選択と行為，方式──→他の行動を選ぶことを促進する。具体的な技術（technique）は，なぜ注射を恐れるかについて話し合い，理解を深めるようにする，など，年齢，理解力，過去の経験などの変数に基づき，保護や養育などの方法がとられる。

　評　価　働きかけによって，期待した結果が得られたかどうかをみるのが評価であり，正確な評価に基づいて次の目標が立てられる。有効な評価をするために，まず，広範囲にわたる長期的な目標（long-term goal）を設定し，次に，手近な小さな目標（short-term goal）をあげ，具体的な働きかけによって得られると考えられる行動目標（behavioral objectives）を評価基準としてあげておく。いつまでにその行動が得られるようにするかという期限を明らかにしておくことも必要である。これらは，各看護師の経験や知識，文献などにより，的確にすすめられる。

　以上がジョンソンの看護モデルの大要だが，サブシステムの分類や構造，機能などの用語が耳新しいために，一般に理解しにくいように感じられる。しかし全体の構成はむしろ簡潔であり，看護活動のすべての要素について，目的や方法をよく説明することができる。したがって，このモデルを活用することにより，現在の看護に欠けている要素についても構成していくことが

表1　看護過程の展開（例）

アセスメント

(サブシステム) 問題となる行動	変数
（愛着・所属）	年齢　3歳1か月
母親が離れると泣く	兄弟　2か月の弟
（依存）	4時間ごとの注射
母親にしがみついている	初めての一人入院
（摂取）	
食事を拒否する	

診断

看護上の問題点	分類
母子分離による混乱 ………	愛着・所属サブシステムにおける不足な行動
	（母子の親密な行動が十分できない）
注射に対する恐怖 ………	攻撃サブシステムにおける優位な行動
	（注射の恐怖に対する防衛・対処）

対策

焦　点（focus）	方　式（mode）	方　法
母子分離の状況（構え）	保護・養育的な関わり	母親との接触を多くする
		同じ看護師の接触を多くする
注射の痛み・恐れの状況	有害刺激の除去	優しい，温かい雰囲気
（構え）	養育的関わり	関心を他に向ける
		終了後のスキンシップ・賞賛
		母親の参加による安心感

評価

長期　入院経験を有意義なものにする

短期	めやす	期限
母子分離による混乱の軽減	母親との自然な関係に近づく	4日
	（あまり泣かない）	
	看護師と友好的な関係をもつ	2日
	注射時泣くが動かない	2日
	普通に食事を摂取する	3日

できるのではないかと考えられる。

5 ……… 教育者としての活躍

　ジョンソンの社会的活躍は，経歴が示すように大部分が教育者としてである。30年近いUCLAでの教育活動の中で，看護の哲学・科学を求め，行動システムモデルを展開したことは前述のとおりであるが，担当領域は小児看護学であった。そして，小児看護学の分野での活躍は，1965年に発表された「新生児の泣き」についての論文[11]にもうかがわれる。

　私が留学した頃は，主として大学院の授業を担当され，小児看護学のセミナーや看護の理論枠の講義をしておられた。彼女の授業は非常に厳格で，たくさんの文献を紹介され，それらを前もって読み十分な準備をしてディスカッションに参加することを要求された。また彼女自身が非常に緻密な理論構成を得意とされたように，学生にも緻密な分析や理論展開を要求され，大変苦しめられたことも記憶に残っている。前述の "Conceptual Framework for Nursing Practice" のコースでは，学生が「先生は私達に何を要求していらっしゃるのかわからない」といったため，早朝7時～8時に小グループのカンファレンスを開いて下さり，全員が納得するまで話し合って下さった。当時，そのようなコースはまだ他の大学にはなく，先進的なものとされていた。

　このように彼女の授業は厳格で難しかったが，謙虚で学生の意思を尊重し自由を与える彼女の姿勢はみんなから尊敬され，「包容力のある人」として信頼されていた。

　このような姿勢が，UCLAのユニークなカリキュラムの試みを進めていくうえでの支柱となったことは言をまたない。

　また，彼女はUCLA在職中に1年間インドに出張して，インドの看護の向上のために働かれた。そのため，異なった文化の中に住むことの大変さをよく理解して下さり，留学生には大きな心の支えとなって下さった。インド，東南アジアなどからの留学生が毎年，何人かずつ在学していた。感謝祭やクリスマスには必ず留学生を招待して下さり，各国の料理を披露したりしたこ

とは，今なお心に深く残っている。

　残念なことに，彼女は1965年頃から心疾患を患い，度重なる発作と，2度にわたる手術を経験された。そのため，過重な仕事はできなくなったということであるが，心臓との闘いを通して彼女が得たものは何であっただろうか。それはおそらく彼女の看護モデルの中に生きていると思われる。

　1977年までUCLAで教育に従事され，それまでに2度にわたって，優秀な教育者として大学から表彰されており，偉大な教育者としての業績が大きい。私も，彼女からたくさんのものを学んだ。そのうち，最も大きいものは，私の留学の目的であった「看護とは何か」の問いに対して，その考え方の基盤を得たことであった。そして次に，はじめての留学で右も左もわからなかった私をよく受け入れて下さり，可能性を見出してのばして下さったこと，この体験を通して教育者としての姿勢を学ぶことができたことである。これらは，常に私の仕事の中に生かされているものであり，彼女から得たもののいくばくかを私の教育活動の中で学生に伝えることができることは，誠にうれしいことである。

おわりに

　UCLAにおける活動を中心に，ジョンソンの足跡を辿ってみた。彼女の業績は第1に，人間の諸機能の平衡についてのキャノンやパーソンズの理論を用いて，看護を理論づけることを試みたことである。これが多くの人々を刺激して，後に，多くのシステム論に立脚した看護モデルが生み出されるきっかけになったことは事実である。第2に，人間の行動システムを記述して，看護の機能との結びつきを試みたこと，これが「看護の行動システムモデル」といわれるものであり，看護を支える理論を体系づける試みの第一歩と考えられる。今後，多くの人々が彼女の体系にそって知識を集積することができれば，真の看護学の体系づけが果たされると思われる。

　今回，彼女の考えるところを十分に紹介できたとは思えないが，看護学を追究する多くの方々に，ジョンソンの考え方に接していただきたいと思う。その時，本稿が少しでも参考になれば幸いである。

追 記

　ジョンソンは，昭和51（1976）年初版の『看護の定義と概念』（林滋子編集）により，ナイチンゲール，ペプロー，ヘンダーソン，アブデラ，ウィーデンバックらとともに紹介された。当時わが国では看護理論そのものが画期的なものに思われ，理論の学習や活用の試みが進んだが，ジョンソン行動システムモデルは行動サブシステムの名称や説明が難解であった。病人において基本的ニーズを中心とするヘンダーソンの看護論が一般に理解されており，ジョンソンの依存サブシステム，攻撃サブシステムなどを重視したアセスメントを受け入れることは容易ではなかったと思われる。しかし，「看護とは，現にある，あるいはこれから起こるであろう健康問題に対する人間の反応を診断し，かつそれに対処することである。」（アメリカ看護師協会，1980）という定義が，国際看護師協会（ICN）の看護の定義（1987）にも反映され，世界的な合意を得ている現在は，健康問題に対する人間の反応を把握する指標として7つの行動サブシステムに着目することは有用であると考えられている。

　また，当初は難解な英文の日本語訳が乏しく，サブシステムの4つの構成要素（目標，構え，行動選択，行為）と，それらの要素の機能を高める要素（保護，養育，刺激）が，介入の焦点となりモードとなることを十分理解することができなかった。しかし現在は，対象者の目標，おかれた状況や気づきから，自ら行動を選択し，行為に移すという対象者の主体性を高める援助を，保護（身体的・心理的脅威から護る），養育（良い点を強化しながらその人の適応や発達を促進する），刺激（知識・技術の教育，情報提供など）という介入方法（モード）により行うということが明確になっている（兼松2008）。

　アメリカでも当初は難解と受け取られていたが，グラブズの詳細な解釈やアセスメント用具の作成（Grubbs, J. 1974）と，ホラディが発達理論と組み合わせての活用例（Holaday, B. 1974）を示したことにより，理解しやすいものになった。UCLAの神経精神研究所病院では，1970年代からジョンソン行動システムモデルを看護実践の基盤に位置づけ，患者の行動を分類し，非効果的行動と調節機構との関係から看護診断を形成し，介入の評価が

行われた（Poster, et al. 1997）。一般に、ジョンソンモデルは病人の看護を中心とするものであり、予防や健康増進、集団については弱いと言われているが、近年は、病棟スタッフのシステムバランスの分析や地域看護領域における目標達成についての報告など、多様な活用が紹介されている（Brown, V. 2004）。

ジョンソン行動システムモデルは、広範囲な記述から成るものであり、筆者を含め、多くの人々の活用は、ジョンソン自身の考えの一部か、あるいは少し違った部分を含んでいるかもしれない。ジョンソンは睡眠は生物学のシステムであるとし、7つの行動サブシステムに含めていないが、グラブズやダーディリン（Derdiarian, A. K. 1990）は、回復サブシステム（restorative subsystem）として加えている。これらに対してジョンソンは、各研究者・実践者の解釈として、看護学の発展のために活用することを容認している。

ジョンソン行動システムモデルの特徴は、医師とともに保健医療に貢献する専門職の基盤として、医学が生物学のシステムに視点を置くのに対して、看護学は人間の行動システムを視点とするとして、医学との違いを明らかにし、行動のアセスメント方法、介入の焦点とモードを示していることである。実践現場で遭遇する看護の独自性についての疑問の多くが、このモデルを基盤として考えることにより解消されると思われる。

2009年6月

■註
1）Dorothy E. Johnson : A Philosophy of Nursing, Nursing Outlook, Apr., 1959. 邦訳「看護の哲学」（稲田八重子訳）、看護学翻訳論文集1『看護の本質』所収、現代社、1967年。
2）Drothy E. Johnson : The Nature of a Science of Nursing, Nursing Outlook, May, 1959. 邦訳「看護の科学」（外口玉子訳）、前掲書所収。
3）Dorothy E. Johnson : The Significance of Nursing Care, American Journal of Nursing, Nov., 1961. 邦訳「看護ケアーの意義」（兼松百合子訳）、前掲書所収。
4）兼松（今泉）百合子「進歩的なカリキュラムの編成——カリフォルニア大学に学んで」、看護、14巻1号、1962年。

5）Walter Cannon : The Wisdom of the Body, W. W. Norton & Co., Inc., 1939.
6）Talcott Parsons : The Social System, the Free Press, 1951.
7）Nurse Theorists. Portraits of Excellence, Dorothy E. Johnson, A Studio Three Production, 370 Hawthorne Ave. Oakland, CA 94609.
8）Dorothy E. Johnson : U.C.L.A. School of Nursing, 講義資料, 1971 年。
9）Joan, P. Riehl and Callista Roy : Conceptual Models for Nursing Practice, Appleton-Century-Crofts, 1/E, 1974, 2/E, 1980. 第 2 版は日本看護協会出版会より 1985 年翻訳刊行（兼松・小島監『看護モデル』）
10）Jeanine R. Auger : Behavioral Systems and Nursing, Prentice-Hall, inc., 1976.
11）Dorothy E. Johnson and M. McCaffery : Crying in the Newborn Infant, Nursing Science, Vol. 3, No. 5, Oct., 1965.

■参考文献

1）Brown, V. (2002). Dorothy Johnson: Behavioral System Model. In Tomey, A. M. & Alligood, M. R. (Eds). Nursing Theorists and Their Work, fifth ed. Mosby Inc., 250-268. 都留伸子監訳（2004）．看護理論家とその業績，医学書院，257-275.
2）Derdiarian, A. K. (1990). Effects of using systematic assessment instruments on patient and nurse satisfaction with nursing care. Oncology Nursing Forum, 17 (1). 95-100.
3）Grubbs, J. (1974). An interpretation of the Johnson behavioral system model for nursing practice. In Riehl & Roy (Eds) : Conceptual Models for Nursing Practice, Appleton-Century-Crofts, 160-197. 兼松百合子・小島操子監訳（1985）．看護モデル―その解説と応用，日本看護協会出版会，298-348.（絶版）
4）Holaday, B. (1974). Implementing the Johnson model for nursing practice. In Riehl & Roy (Eds) : Conceptual Models for Nursing Practice, Appleton-Century-Crofts, 197-206. 兼松百合子・小島操子監訳（1985）．看護モデル―その解説と応用，日本看護協会出版会，349-360.（絶版）
5）兼松百合子（2008）．ドロシー E. ジョンソン，筒井真優美編：看護理論――看護理論 20 の理解と実践への応用，南江堂，88-99.
6）Poster, E. C., Dee, V. & Randell, B. P. (1997). The Johnson Behavioral System Model as a framework for patient outcome evaluation. Journal of American Psychiatric Nurses Association, 3 (3), 73-80.

現代看護の探究者たち────5

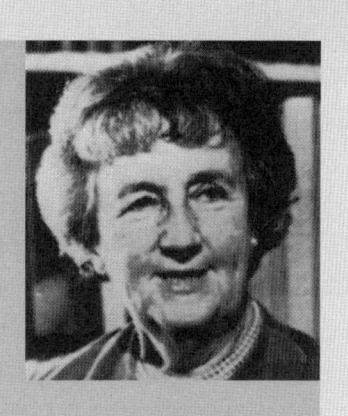

ヴァージニア ヘンダーソン
Virginia Henderson

──時を超える看護論──

[評者] 小玉香津子

ヴァージニア・ヘンダーソン紹介

略 歴

1897年ミズリー州カンザスシティーに生まれる。1921年ワシントンの陸軍看護学校卒業，同年ニューヨーク・ワシントン訪問看護婦協会の訪問看護婦，1924～1929年ノーフォーク・プロテスタント病院看護学校教師，1934年コロンビア大学ティーチャーズ・カレッジ修士，1934～1948年コロンビア大学ティーチャーズ・カレッジ看護教育担当准教授，1953～1958年エール大学看護学部研究担当准教授，1959～1971年エール大学看護学部の看護研究インデックス作成の主任，1971年から終生，エール大学看護学部名誉研究担当准教授。1996年3月19日没。

著 作

Basic Principles of Nursing Care (1960), 改訂版1969年（邦訳『看護の基本となるもの』，日本看護協会出版会，1961年），The Nature of Nursing (1966)（邦訳『看護論』，日本看護協会出版会，1968年），その他多数の著作・論文があるが，本文「4……著作」ならびに「追記」を参照のこと。

はじめに

　V・ヘンダーソンの名が世界の看護婦にひろく知られるところとなったのは，1961年4月，オーストラリアのメルボルンで開かれたICNの第12回4年毎大会で，小冊子 "Basic Principles of Nursing Care"（邦訳『看護の基本となるもの』）が紹介されてからであった。当時の英貨で3シリング，米貨で50セント，42ページのこの小型本は，それからわずか3年の間に12カ国語に翻訳され，その後1969年に若干の増補を得て，現在では20カ国語以上で読まれている。ヘンダーソンはあるインタビューで，書物は小さいものほど多くの人に読まれ，したがってその内容もよりひろく伝わる，といっているが[1]，たしかに『基本となるもの』は彼女のそうした期待に応えたのであった。

　ヘンダーソンがこれを著したのは，ICN専門職看護業務委員会の要請を受けてのことであった。看護とは何ぞやをめぐって論議ふっとうした1960年代も早々に，ICNは彼女の看護の定義をいわば選び出して，世界の看護婦に提示したことになる。そしてその選択は看護界のニードにかなっていたといえよう。なぜならば，ヘンダーソンは看護の機能を明確に記述してみせたのであったから。

1 ………機能としての看護の定義が求められた背景

●多種職種のなかの看護の独自の守備範囲を問う

　1940年代以降の科学的理論的医療の発展がどれほど画期的なものであったかは，多数のまだ現役の保健医療従事者にとって記憶に新しいことであろう。現在われわれのまわりにひしめくおびただしい薬物や技術や医療器械，また社会科学や人文科学の知識と方法のほとんどは，ここ30年来の所産である。そしてこれらの隆盛は，保健医療のシステム，とくに病院におけるそ

れを複雑にした。それまでの病院では，医師は自分1人で患者を診断し，処方し，治療をおこない，一方で看護婦は療養する患者ができるだけ安楽であるように身体面の世話をし，いたわり，また医師の仕事の補助もしていた。病院の保健医療システムの複雑化がそこにもたらした変化の1つは，保健医療従事者の種類の増加である。科学的理論的に高められた医療をおこなうには，医師1人で診断，処方，治療行為を抱えるわけにはいかなくなった。診断のための検査の類はそれ専門の医師ないし技術者の手にわたり，治療行為はまず医師間に専門分化が生じて細かく分担されるようになった。加えて各種のセラピストが生まれて治療の一部をになうようになった。国によっては医師助手という文字通りもっぱら医師の仕事を手伝う職種も出現した。

　看護婦もまた1人では仕事をにないきれなくなった。科学的理論的医療の隆盛はすなわち病院の繁栄であり，増える一方の患者の世話をするには看護婦だけではまにあわず，准看護婦，看護助手などの看護婦の仕事を分担する者が院内に増えてきた。加えてカウンセラー，ソーシャルワーカーといった，看護婦と同様に患者に直接はたらきかける新たな職種が臨床の場に出現した。病棟事務職員や病院家政部門担当者も看護婦の身近にあって看護の仕事と接点をもって機能する新しい職種であった。

　これら多種職種が必要に応じてチームを組み，患者を中心に置いて，それぞれの独自の機能をもって彼にはたらきかけるかたちの保健医療が，総合保健医療の名のもとに台頭したのが60年代である。看護婦にとって問題となったのは，このそれぞれの独自の機能ということであった。

　新しい職種はそれぞれ得意の分担をもって登場したものである。科学的理論的保健医療のなかに必然的に生じた専門の守備範囲である。また医師はその全過程を1人でになわなくなったとはいえ，依然として診断と治療を他の何ものにも侵されない独自の機能として保持している。彼らが構成するチームのなかで，看護婦はそれまでと同じ意識で患者の世話にあたっていたが，その仕事は自分たちの数を上まわるほどの補助看護職者によっても同じようにおこなわれはじめて，場合によると看護婦はほとんどの仕事が管理と監督だけになり，患者の側から遠のいた存在になっていた。実は看護婦が患者の側にあって世話をしようにもやりにくくなった別の事情も生じていたのであ

るが，それは次項で述べる。

　大勢の補助看護職者をまじえての世話行為の一方で，看護婦は多様な職務を課せられた。医師の診療を補助する仕事はそれまで以上に増えてきた。また専門の検査技師やセラピストが生まれていたが，看護婦は彼らの仕事に似たこともした。必要に応じてカウンセラーやソーシャルワーカーのようなはたらきもした。事務職や家政部門の仕事を看護婦が負っている病院も間々見受けられた。そこで看護婦たちは疑問に思ったのである。患者のために寄与する保健医療チームにおいて自分たちは何をもって彼に寄与するのか。他のチーム員はそれぞれの職種がもっとも得意とする守備範囲をもっている。看護婦は何でもこなすがそれらは看護婦にしかできない仕事ではないし，それらをするように訓練されているわけでもない。もっぱら訓練を受けたのは患者の身のまわりの世話についてであるが，それは補助職者にまかせる傾向にある。チーム員としての看護婦の独自の機能はいったい何なのだろうか。

●患者の身のまわりの世話は過去の看護なのか

　総合保健医療の出発点が高度に進んだ科学的理論的医療であることは，療養する患者の世話をし，いたわるという看護本来の仕事の影をうすくした。科学的理論的医療は検査や薬や処置，また器械の使用で患者を多忙にし，それらに追われる患者には看護を受ける隙がなくなったのである。患者の多忙な時間の合間をぬって，しかも主に補助看護職者の手によって身体の世話はそそくさと済まされ，いたわりの入りこむ余地もない。眠れなければ睡眠薬が処方され，褥瘡には予防ベッドが開発され，患者と看護婦の会話はインターホンを通してなされる。患者たちは，科学的理論的医療に安易に依存し，もっぱら薬や器械に期待するように慣らされていった。

　このようにして患者の側から遠のいた看護婦もまた，患者以上に，科学的理論的医療のために忙しくなっていたのである。医師が専門分化し，パラメディカルな職種が生まれたとはいえ，看護婦は医師の長年の共働者であり員数も多い。検査，薬，処置，器械使用の医師の指示が際限なく増えた。一部の看護婦はその種の指示に応えて複雑な処置や器械使用をすることにむしろ誇りを抱き，看護教育の場にはこのような事態に呼応する気配もあった。

看護婦は准医師になるのか，伝統的な看護はもう要らないのか。身のまわりの世話は過去の看護として専門職看護婦の手から去っていくのだろうか。だとすると看護婦の新たな機能とは何なのか，それをはっきりさせたい，という動向が出てきたのである。

2………ヘンダーソンの看護の定義

　看護とは何ぞや，の背景は上記のようであった。それは看護の独自の機能を求める問いだったのである。したがって看護婦たちは哲学的な答えや観念的な看護論では満足できなかった。またさながらなんでも屋のごとく現に仕事に追われている看護婦には，患者の身体への世話はむしろ過去のもので精神面への世話にこそ看護の存在価値があり，それには看護婦と患者の間の人間関係を看護の中核であるとする，といったある一面をのみとらえた答も実際的ではなかった。看護婦は自分たちの仕事は何か，自分たちは何をするのか，を知りたかったのである。

●ヘンダーソンの思考の過程のポイント
　ヘンダーソンの看護とはを探究する道は長かった。その過程は彼女の"The Nature of Nursing"（邦訳『看護論』）に詳しい。結局彼女は看護婦は何をするのか，という看護婦たちのもっとも知りたいことに直截に答えるのだが，その答を知ったうえで，時間をさかのぼって彼女の思考の過程をたどると，そこに3つの重要な発見のあることがわかる。
　第1は人間の基本的欲求にかかわる発見である。これより先に彼女は，「看護の定義は生理学的平衡理論をふまえたものでなければならない[2]」と確信しているが，これと同方向の心理面の決定要因は，基本的欲求が満たされていなければならないことである，と認識したのであった。この認識はコロンビア大学の心理学者ソーンダイク（Edward Lee Thorndike, 1874～1949）に触発されて生まれたと彼女はいっている。しかし触発されるにはそれだけの準備が彼女の内にできていた。彼女は入院という現象を次のようにとらえ，看護もそれに加担していることを問題にしていたのである。「大部

分の病院では患者は自分の欲求通りに食べることはできない。行動の自由もはばまれているし，プライバシーは侵害されている。奇妙な病衣を着せられてベッドに閉じこめられた患者は，叱られた子供のように自らを情なく思わざるを得ない。また患者は愛する者たちと引き離され，健康であった日々の娯楽のすべてがうばわれ，仕事もうばわれ，そしてしばしば自分よりも年下の，時によっては自分よりも知性や礼節の劣る人々に頼らざるを得ないはめにおかれるのである[3]。」

　入院に対するこのような観察と，基本的欲求が満たされていなければならないという認識が結びついた時に，ヘンダーソンは第2の発見をした。患者が基本的欲求の満たされた毎日を過ごすには，その生活に焦点を合わせてはたらきかける援助が必要である。人間は病気になっても日常生活はその人固有のあり方で続けられることが望ましい。しかしそれは治療に反さない範囲内で，というよりそれを助長する方向で運ばれねばならず，そのためには生活者としての彼を見つめる目と，生活者としての彼を助ける手とが必要である。伝統的に患者のもっとも身近な存在で，他のどの職種よりも長時間彼の生活の場に居合わす看護婦がその目と手になるのはきわめて自然である。そして，看護が生活者としての患者にはたらきかける時，身のまわりの世話と呼ばれてきた看護の仕事は決して単純なものではなくなり，奥深く極めがたい創造的な仕事となるはずである。

　ヘンダーソンの第3の発見の起点は，「人間，この独立すべきもの」という認識であった。患者は病気ゆえに，また保健医療のあり方ゆえにはばまれている独立性をとりもどしてこそ満たされる。生活者としての彼への援助は彼の独立性再獲得をめざしてなされなければならない。そのためには，段階的な目標を定めてのプログラム遂行型のはたらきかけをする必要がある，というのが発見であった。ヘンダーソンはこのやりかたを患者の機能回復訓練に成果をあげている理学療法士たちの仕事に見つけた。彼女の看護とは？が熟した時，独立性再獲得という方向づけに，できるかぎりの独立性の保持と増進という視点が加わっているのはいうまでもない。

ヴァージニア　ヘンダーソン

● 看護の定義

　ヘンダーソンは長い間の思考と，そして後述するが実践とを経て，総合保健医療における看護の機能を抽出した。この定義は『看護の基本となるもの』より先にベルタ・ハーマーとの共著 "Textbook of the Principles and Practice of Nursing" の第5版（1955年）に発表されていたのであるが，上述の背景との関係であろう，広く共感を呼んだのは60年代に入ってからであった。1978年に出た同テキストの第6版にも，テキストを作成するうえでのオペレーショナルな定義として言葉遣いに若干の変化があるが，同じ定義を採用しているので，ここにそれを引用する。

　「看護とは第一義的に，人々が（病気であれ，健康であれ）自分の健康あるいは健康の回復（あるいは平和な死）のための各種の行動，それらはもしもその人々が必要なだけの体力，意思力あるいは知識をもっていれば援助なしにすることができるであろうような行動なのであるが，それらを遂行するのを助けることである。加えて，人々ができるだけ早い時期にそのような援助に依存しないですむようになるのを助けるのも看護独自の寄与である[4]。」

　この領域では看護婦は常にサービスのリーダーであり，独自の判断を下すことのできる実践家であり，この領域に関してもっとも有能にはたらけるのは看護婦のほかにない，ということから，この看護とはに続けて，「看護独自の機能とは第一義的に……（以下同文）」と明記している。

　必要なだけの体力，意思力，知識をもっていれば自分でできる行動，それはその人の日常の生活のパターンを支え，それを構成している行動である。ヘンダーソンは『基本となるもの』に14の日常生活行動をあげて，それらの一つひとつにつき，どのような側面が看護婦の援助を必要とするかを分析した。14の行動は基本的欲求に基づいた誰にも共通のものであり，一見したところこれらの遂行を助ける仕事は昔ながらの身のまわりの世話と同じように思える。しかし，患者各人の欲求を一時的にまた長期的に見積もって，各人の体力，意思力，知力の不足を査定して援助する仕事，そしてさらにセルフケアへと促す仕事は，はかり知れないほどの生物科学的，心理学的，社会科学的な知識と技術とを要する。

　この援助は医師の治療（cure）と並ぶべきケア（care）であり，科学的理

論的医療の時代といえども，cure だけで care がなければ患者は基本的欲求を満たすことができず，その生活の流れは断たれ，独立性がはばまれる。さらにいうならば，care は cure にとっても欠くことのできないものである。医療行為において看護婦が医師の指示に従うということは，医師の指示を患者が実行するにあたり，彼の体力，意思力，知識が足らないところを看護婦が補うことである。すなわち看護婦が患者を援助する人間関係のもとに，患者が医師の指示をおこなうのである。

このようにしてヘンダーソンは，他のどの職種よりも看護婦がよく果たすことのできる看護独自の機能を定義した。総合保健医療のシステムのなかで患者が幸せに健康の回復，保持，増進をはかるには，看護婦はなくてはならぬ存在であった。高度に分担の進んだ科学的理論的医療の時代であるからこそ，看護婦は患者のベッドの側を離れてはならないのであった。然り，ヘンダーソンは看護婦は何をするのか，その機能を定義することによって看護婦たちを臨床に回帰させたのである。

この稿の最初のところに引いたのと同じインタビューで，あなたは今でもこの看護の定義をよしとしていますか，と尋ねられたヘンダーソンはイエスと即答し，これ以上満足できる定義に出会っていないからとなみなみならぬ自信のほどを示している。しかし看護婦の機能は他の保健医療チーム員，なかでも医師のそれがどうであるかに必然的に左右され，将来，あるいは現在でも，利用の可能性を含めての医師のはたらき方しだいでは，看護婦は治療のかなりの部分，さらに個人や家族の健康管理の責任もになうのではないか，との推測が加えてあった。

インタビュアーのこの質問に関連させて，ヘンダーソンはかのフローレンス・ナイチンゲールの看護の定義を知っていながらなぜ自分の定義をもつに至ったかを自発的に語っている。彼女は，「看護がなすべきこと，それは自然が患者に最もはたらきかけやすい状態に患者をおくことである[5)]」というナイチンゲールの看護観と，その背後にある「癒すのは自然のみである[6)]」という指摘に同意するし，自分の定義は，彼女のそれに対立するものではない，という。ナイチンゲールの時代は医師も看護婦も共にいかにすぐれた「自然の助手」になるかが最も重要なポイントであった。しかし，現在の治

療医学は百年前とは比べものにならないくらい信頼できるものとなり，医師の機能は変わった。患者に直接的なサービスをおこなう新しい職種も増えた。そうしたなかで，自然が患者に最もはたらきかけやすいように，つまり患者の自然治癒力を促すように，と同時に医師の治療を助長するように看護婦がはたらくには看護婦は何をするのか，をヘンダーソンは明らかにしたかったのである。そこには総合保健医療チームにおける看護婦の独自の機能を医師をはじめとする他の職種のそれと区別して記述したいという意図があり，それが看護界のニードに合致していたことは先に述べた通りである。

なおナイチンゲールから現代までの個人および団体による看護の定義についてのヘンダーソンの論評は前出第6版『テキスト』の第1部第1章に詳しい。

●欠けたるところのにない手

その人に体力，意思力あるいは知識が不足しているために，日常の生活者として，また医師による治療を受けていくうえで援助を要する，その援助が看護である，というところをヘンダーソンは看護婦は欠けたるところのにない手であるとも表現する。健康の回復，保持，増進の過程をたどる途上，欠けたるところのない完全な人間がいかに稀な存在であるか，そしてその欠けかたの多様性，を考えると，になう仕事の重さが想像できる。しかし「欠けたるところのにない手」という表現が彼女の看護論のなかでとくに注目されるのには別の意味もある。

『基本となるもの』のよく知られた一節，「あるときは意識を失っている人の意識となり，自ら生命を断とうとした者に代わっては生命の熱愛者として立ち，足を切断された人の足として，また光を失ったばかりの盲人の目として……云々[7)]」は，初期キリスト教時代以来の看護の根底にある哲学，「よきサマリヤ人として人々に接し，決して向こう側を通らない[8)]」が現代の看護にも健在でなければならないという彼女の信念を示している。彼女の尊敬してやまない師，グッドリッチ（Annie W. Goodrich, 1876〜1955）は一つの創造としての力ある看護のできる看護婦は，そもそもの出発点に苦しんでいる人を助けずにはいられない情緒をもち，それをもち続けながら技

術の熟達をそのうえに重ね，情緒と技術の二重になったうえに創造的な看護を育てるといったが，欠けたるところのにない手になるとはまさにこの情緒が生きていてこそ具現される看護である。

　看護が欠けたるところのにない手になるのは個人に対してだけではない。役割分担のすすんだ科学的理論的保健医療の場で，いつも各分担者が自分の役割を完全に果たせるとは限らない。不在のこともあろうし，分担のはっきりしない仕事も出てくるであろう。看護婦はその独自の機能を果たすがゆえに常時患者のもっとも身近にいるから，このような時のギャップを埋めるはたらきをしなければならない。身近にいる者として患者の代弁者となり他のチーム員と彼とのつながりを補強すること，各チーム員が分担した役割を果たしやすいようにチーム員相互間の協調をはかることは，看護婦のチームのなかでの欠けたるところの実際のにない方である。また時と場合によっては治療をもおこない，一方で患者の必要とあらば鉛管工にもなる，とヘンダーソンは例をあげるが，要は，看護婦には確かになんでも屋になりうる融通性が必要である。独自の機能が明確であれば，なんでも屋になりうるということはむしろ誇ってよいことであろう。現代の科学的理論的保健医療の場がそれを必要としているのであればなおさらである。なんでも屋という言葉は不穏当かもしれないし，もちろんヘンダーソンはそのような言葉を使っていないが，最新の表現でいうところのヘルスケアなるものがほんとうにすべての人々の健康に寄与できるかどうかのかなめは，そのなかでの看護婦のはたらき方であるという意味の発言があり，彼女がこのスペシャリストの時代に万能（オールラウンド）の働き手を評価していることがうかがえるのである。

3 ……… 実践家（プラクティショナー）ヘンダーソン

　ヘンダーソンは看護学生であった頃，すぐれた看護を誰かが「してみせてほしい」と切望していた。師のグッドリッチは看護のめざすものを哲学的に示してくれたがそれを具体的な行動に移すのはこれからの人の務めだといったからである。「してみせてほしい」と願ったのは彼女にしてみれば看護は実践以外の何ものでもなかったからである。

「してみせてほしい」という彼女の願いは以来 30 年あるいは 40 年の間に，部分的にはかなえられた。彼女が今のような理論，概念，方法をもつに至った過程で，どれほど多くの人々の「してみせて」くれたことから学ぶことができたかは彼らへの賛辞と共に『看護論』をはじめ彼女の著作の随所に述べられている。

　してみせてもらうからには彼女もしていなければならない。実際彼女は看護学校卒業以来，事情の許すかぎり臨床にいるよう努めた。事情というのは彼女がその卓越性のゆえに若い頃から教育の場で重く用いられたことをさす。臨床のポストを離れている時にはヘンダーソンは週末を利用しては，しばしばボランティア看護婦として病院へ出ていった。

　彼女はしてみせてもらったことを，看護を探究する自分の思考の過程に組み込み，考えた。その結果を今度はしてみせるためにも臨床を離れるわけにはいかなかった。彼女は実際に確かめないうちには教えもしなければ書きもしなかったのである。したがって彼女の教えを受けた学生は「してみせてほしい」という切望を知らなかったであろう。

　心ならずも引き込まれた教育の場のなかでも，彼女が 14 年間を過ごしたコロンビア大学准教授時代は，臨床と絶えず接していて臨床能力の保持に努めたので，大学院の看護学生たちに，管理や教育ではなく看護実践に焦点をあてた勉強と研究の指導ができた，とひかえめに自負している。

　ヘンダーソンは実践家である。彼女は実践を通して学んだ。しかしその実践は先人や同時代の人々の看護への貢献を積極的に評価し追試することも含めての広義のものである。彼女には「手」を伴わない看護は問題ではない。

　というわけで，教職を退いたあとは臨床にもどりたかったのであるが，たまたまいきがかり上，研究と著作にたずさわることになったと苦笑のていが見てとれる。自分に肩書をつけるなら，研究者でも教育者でも管理者でもなく，ぜひ実践家(プラクテイショナー)にしてほしいというのであった。

---

4 ………著　作

　「書くことよりも生きることのほうがずっと大切である，書くことは生き

ることの代用品でしかない[9]」といったのはフローレンス・ナイチンゲールであったが，実践家を自称するヘンダーソンも同じ思いではなかろうか。ヘンダーソンはあなたのそれを書いてほしいというように具体的に頼まれた場合にしか筆をとらない。決して書くために書いたことはなく，当今の大学看護学部の教職員間にみられる「書かざる者は去れ」の感ある風潮に疑問を抱いている。

　彼女の最初の著作活動はベルタ・ハーマー（Bertha Harmer）のテキスト（1923年初版）の改訂であった。バージニア州の若い看護教師ヘンダーソンは how ではなく why を書いたアメリカ看護史上最初の教科書の著者ハーマー（カナダの看護婦）を尊敬し，共感を寄せていた。互いに1度も出会うこともないままにハーマーが亡くなったあと，出版社マクミランがそのテキストを引きつぐことをヘンダーソンに依頼したのは，彼女にそれだけの実績があったからに違いない。ハーマー路線を引きついで，すなわち何かのやり方をこれですと示すのではなく，その行為を支える科学的原理をまず示して，そのうえで著者のよいと思われる一つのやり方を例として出す，というかたちで，1939年，1955年の2度にわたりこのテキストを改訂した。

　最初の著作活動で彼女は書く作業がいかに困難かを体験したようである。しかし間もなくして，自分が書く内容を確かにもっているならば，それを平易に，実証的に記述すればよいのであり，書く作業に苦しむのはつまるところ書く内容が把握できていないのだ，と悟るに至った。『基本となるもの』や『看護論』でわかるように，ヘンダーソンの著作は著者自身の考えや意見がはっきり出され，内容は十分に実証され，かつわかりやすい。なべて書物は著者から友人への手紙である[10]という彼女の言葉が具現されているのである。

　以下はヘンダーソンの著作リストである。

■A　書籍および小冊子
　1．Principles and Practice of Nursing, 6th ed. Macmillan Publishing Co., Inc., 1978. これは第5版までは *Textbook of the Principles and Practice of Nursing*, と題されていたハーマーのテキストで，第4版と第5版をヘンダーソ

ンが改訂した。2000ページ余の大部である。邦訳は1979～80年にメヂカルフレンド社から出ている。
2. *A Survey and Assessment of Research in Nursing*, New York, G. P. Putnam's Sons, 1957. エール大学，のちにコロンビア大学の教育学教授であったレオ・W・シモンズとの共著。執筆は1957年であるが出版は1964年。シモンズとの出会いが契機となって以後ヘンダーソンは看護研究のインデックス作成に従事するようになる。
3. *ICN Basic Principles of Nursing Care.*, ICN, Geneva Switzerland, 1960, 1969年改訂. 邦訳『看護の基本となるもの』（湯槇ます・小玉香津子訳），日本看護協会出版会，1961年。
4. *Nursing Studies Index*, Philadelphia, J. B. Lippincott Co., Vol. Ⅳ (1957-1959), 1963, Vol. Ⅲ (1950-1956), 1966, Vol. Ⅱ (1930-1949), 1970, Vol. Ⅰ (1900-1929), 1972. 1900年から1960年までに，雑誌，書籍，小冊子に英語で発表された看護文献の案内。ヘンダーソンの指揮のもとにエール大学看護学部のインデックス・スタッフが作成した。
5. *The Nature of Nursing*, New York, Macmillan Publishing Co., Inc., 1966. 邦訳『看護論』（湯槇ます・小玉香津子訳），日本看護協会出版会，1968年。
6. *Awareness of Library Resources : A Characteristic of Professional Workers,* ANA, Kansas City, Mo., 1977. 1976年のANAの大会で発表された論文。「研究と継続教育のための参考資源」と題する小冊子に収録されている。
7. *Annie Warburton Goodrich*, Charles Scribner's Sons, New York, 1977. アメリカ伝記事典の第五補遺に収録されているもの。

■B　雑　誌
＊アメリカン・ジャーナル・オブ・ナーシング
1. *Paper and Other Substitutes for Woven Fabrics*, Jan. 1937.
2. *Oxygen Therapy : A Study of Some Aspects of the Operation of an Oxygen Tent*, Nov. 1938. 共著。
3. *Annie Warburton Goodrich*, Dec. 1955.
4. *The Nature of Nursing*, Aug. 1964. INRの1965年1月／2月号に発表したものの要約。邦訳「看護の本質」（稲田八重子訳），看護学翻訳論文集1，現代社，収録。
5. *Excellence in Nursing*, Oct. 1969. 邦訳「看護の卓越性」（鳥海美恵子訳），同上論文集に収録。
6. 書評——*Equity in Health Services : Empirical Analysis in Social Policy*, Anderson, Ronald, 他共著, Aug. 1976.
＊コロンビア大学長老教会病院看護学校同窓会誌

Some Comments for Nursing Today, Spring, 1968.
＊医学図書館協会ブレテン
　　Library Activities in Regional Medical Programs, Jan. 1971. 1970年5月のANA大会での講演。
＊カナディアン・ナース
　　Health is Everybody's Business, Mar. 1971. 1970年5月29日，カナダのロンドンにある西オンタリオ大学の卒業式における講演。
＊インターナショナル・ナーシング・レビュー（INR）
　　Library Resources in Nursing——Their Development and Use, Nos. 2, 3, 4, 1968. 邦訳「看護における図書館資源——その開発と利用」（小玉香津子訳），INR—日本語版，4巻1〜2号，1981年。
＊医学および関連科学の歴史研究誌
　1．書評——*Edith Cavell, Pioneer and Patriot*, A. E. Clark-Kennedy, Apr. 1969.
　2．書評——*Mary Adelaide Nutting, Pioneer of Modern Nursing*, Helen E. Marshall. 1970.
＊コロンビア大学ティーチャーズ・カレッジ看護教育学科発行の看護教育ブレテン
　　内科的外科的無菌法——無菌法の発達史および病院におけるいくつかの無菌看護技術に関連しての最新方法の研究，June 1935. ヘンダーソンの修士論文。
＊ナーシング・ミラー・アンド・ミドワイブス・ジャーナル（ロンドン）
　1．*Fundamental Principles of Nursing Care*, 1957年に連載。ICN『看護の基本となるもの』の試作論文。
　2．*Professional Writing*, May 11, 1978. 邦訳「職業人として"書く"ことについて」（小玉香津子訳），看護，1979年2月。
　3．*Who's Afraid of Virginia Henderson?* インタビュー，Nov. 17, 1977.
＊ジャーナル・オブ・アドバンスト・ナーシング（ロンドン）
　　The Concept of Nursing, 3：113-130, 1978.
＊ナーシング・タイムズ（ロンドン）
　　Preserving the Essence of Nursing in Technological Age. Vol. 75, No. 47〜48, 1980. 邦訳「技術革新の時代にあって看護の本質を守り通すために」（武山満智子訳），看護教育，21巻5号，1980年。
＊ナーシング・アウトルック
　　On Nursing Care Plans and Their History, June 1973. これはAJN社の現代看護叢書の第12巻，*The Nursing Process in Practice* にも収められている。
＊ナーシング・リサーチ
　1．*Research in Nursing——When?*（社説），Feb. 1956. 邦訳「看護の実践にお

ける研究——いつ行なうか？」(小島礼子訳), 看護学翻訳論文集3, 現代社, 収録.
2. *An Overview of Nursing Research*, Oct. 1957.
3. 書評——*A Bibliography of Nursing Literature* 1859-1960. Alice M. C. Thompson 編集 Mar. —Apr. 1969.
4. *We've Come a Long Way——But What of the Direction?* (客員社説), Jan. —Feb. 1977.

＊バージニア看護婦協会誌, バージニア・ナース
　　The Essence of Nursing, 1977.
＊西バージニア州看護婦協会誌, ウェザーペイン
　　Is the Role of the Nurse Changing? Oct. 1968.

■ C　ヘンダーソン関連書籍
1. ヴァージニア・ヘンダーソン論文集〔増補版〕(小玉香津子編訳), 日本看護協会出版会, 1982.
2. Janes P. Smith. Virginia Henderson : the first ninety years, Scutari Press, 1989. 邦訳『ヴァージニア・ヘンダーソン——90年のあゆみ——』(小玉香津子・尾田葉子訳)。日本看護協会出版会, 1992.
3. A Virginia Henderson Reader, Edited by Edward Halloran, Springer Publishing Company, Inc., 1995. 邦訳『ヘンダーソン選集——看護に優れるとは——』(小玉多津子訳), 医学書院, 2007.

おわりに

あとさきになったが, 評者はヘンダーソンの一読者にすぎない。このシリーズで彼女を紹介するなにほどの資格もないのであるが, 彼女の著作に表わされている看護についての彼女の考えおよびその考えの進め方に, ほかのどの看護学者のそれらに対してよりも共感する一人であるというだけでペンをとった僭越を許していただきたい。

　評者はヘンダーソンの著作ににじみ出ているその人柄も好きである。彼女は自分の意見をはっきりのべながら, 他者のそれにいつも耳をかたむけている。他者の研究業績や日々の看護活動に称賛を惜しまず, 読者を含めて看護婦すべてを信頼し, 共に励もうと呼びかける。まことにヘンダーソンの著作は友への手紙なのである。

著作リストは，日本看護協会出版会が入手した1978年7月現在[11]のものである。読者のヘンダーソン研究に役立てばと思い，若干の註をつけて載せさせていただいた。

■註
1) Gwendolyn Safier: Contemporary American Leaders in Nursing, Oral History, p. 121, McGraw-Hill Book Company, 1977. 邦訳「アメリカ看護のリーダーたち・その1，バージニア・ヘンダーソン」(大端富美子訳)，看護展望，4巻10号，1979年．
2) V・ヘンダーソン『看護論』(湯槇ます・小玉香津子訳)，p. 16 (2009年現在の版では p. 31)，日本看護協会出版会，1968年．
3) 同前，p. 17 (2009年現在の版では p. 32)．
4) Virginia Henderson, Gladys Nite: Principles and Practice of Nursing, 6th ed, p. 34, Macmillan, 1978. 邦訳『看護の原理と実際』(荒井蝶子他訳)，メヂカルフレンド社，1979〜80年．
5) F・ナイチンゲール『看護覚え書』(湯槇ます・薄井坦子・小玉香津子他訳)，p. 209 (2009年現在の版では p. 222)，現代社，1975年．『看護覚え書き』，日本看護協会出版会，2004年，では p. 170．
6) 同前，同頁．
7) V・ヘンダーソン『看護の基本となるもの』(湯槇ます・小玉香津子訳)，p. 12 (2009年現在の版では p. 13)，日本看護協会出版会，1973年．
8) 新約聖書，ルカによる福音書，10章30節〜37節．
9) L・セーマー『看護の歴史』(小玉香津子訳)，p. 144，医学書院，1978年．
10) 前掲，『看護論』の裏表紙参照．2009年現在の版にはこの裏表紙はない．
11) その後1995年現在までに目にしえた限りでの著作およびその邦訳も加えておいた．

■参考文献
1) 上記各引用文献．
2) 著作リスト中の邦訳文献．
3) 小玉香津子「看護の基本となるもの，15年」，看護，27巻10号，1975年．

　追　記
　1979年10月のINR日本語版にこの「ヴァージニア・ヘンダーソン」を書いてから30年もが経とうとしている。想えば，"ヘンダーソンは古い"と

その頃もうそこここで言われていた。しかし，どうだろう，『看護の基本となるもの』も『看護論』も今日のナースたちにしっかりと読み継がれている。看護学諸テキストへの引用も少なくない。

　ヘンダーソンの看護は，つまりヘンダーソンの考える看護あるいはヘンダーソンが行ないかつナース誰もに実行しようではないかと提言している看護は，時を超えて変わることのない看護の本質を核心とする。時代の移りが看護に変革の要を生じさせ，改革なるものが再々為されても，看護の正道はこの本質のいっそうの具現を目指してぶれることはない。ヘンダーソンの看護は，看護はその正道を進むことができるという確信に貫かれている。われわれナースは看護の本質を確かめるためにヘンダーソンを訪ねる。ヘンダーソンの看護を再考する。"看護理論"の1つとして勉強するためにではなく，である。

　1982年秋，85歳の誕生日間近かのヘンダーソン女史，日本看護協会の招聘に応じて来日。東京と京都でなされた講演「看護研究――その発展の経過と現状」「看護の定義について，また看護理論，看護学，看護過程のそれぞれが何を意味するかについて」は，"看護理論"および"看護過程"に熱を上げていた日本のナースたちを知的に刺激し，看護を学問的に問わせることにつながった，と思う（いずれも『ヴァージニア・ヘンダーソン論文集，増補版』所収，日本看護協会出版会，1989）。

　"看護過程"を取り上げていたら『看護の原理と実際』第6版はもっと売れただろうに，と出版社に言われたヘンダーソンは「ザ・ナーシング・プロセス――この呼び名はこれでよいだろうか？」(1982)と「再び看護過程について」(1987)にそれを取り上げなかった理由を述べた（いずれも上記『論文集』所収）。看護に独特であるかのようにみせかける，また，看護だけが患者のためによいことをするかのような印象を与える"看護過程"に物申したのである。『看護論――25年後の追記を添えて』(1991)ではナースたちに，"看護理論"と"看護過程"について書かれたものことごとくをよく読み自分自身の考えを明らかにせよ，と呼びかけた（日本看護協会出版会，1994）。英国看護協会が参画した聞き書きの伝記『ヴァージニア・ヘンダーソン90年のあゆみ』(1989)には，「看護過程を使うことが看護サービスを

向上させたという証拠はない。看護過程は看護という職業の自尊心を高め，ナースに自信をもたらしたかもしれないが，看護過程が行なわれたから患者がより速く回復したという証拠はない」とある（日本看護協会出版会，1992）。

「ハイテクノロジーの時代にあって，看護とは」（1985）や「ヘルスケア"産業"についての見解少々」（1986）では，看護があればこそ侵襲的でしばしば脅威的，時には苦痛なテクノロジーに患者は耐えることができるとの確信のもと，われわれナースに，人類のためを考えて，自らの能力ばかりでなく動機をも吟味せよ，と示唆，ことの根元を突く（いずれも『ヴァージニア・ヘンダーソン選集——看護に優れるとは』所収，医学書院，2007）。

1996年3月，98歳のヘンダーソンは"平和な死"を迎えた。「看護」1996年6月の特集"ヘンダーソンの遺産"に，ヘンダーソンの看護と直接間接に交わった日本の14人が彼女の人と思想を追悼に重ねてこもごも語る。

ICNは21世紀もヘンダーソンの看護を掲げて進むと宣言し，テキスト『看護の原理と実際』の版権を取った。また，『看護の基本となるもの』に半世紀の時の経過を考慮して若干の手を入れ，ICN版として世界に送り出している。"手入れ"の詳細については2006年以降の『看護の基本となるもの』新装版に解説がある。いま翻訳は36か国語に及ぶ。

2009年7月

現代看護の探究者たち——6

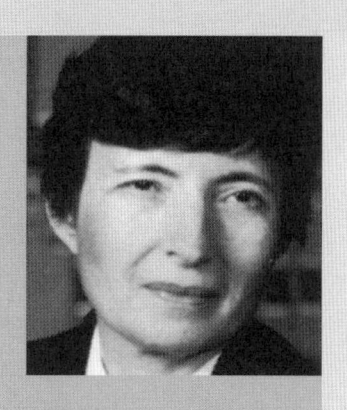

フェイ G. アブデラ
Faye G. Abdellah

——患者中心の看護——

[評者] 千野静香

フェイ・G・アブデラ紹介

略 歴

1942年ニュージャージー州フィトキン・メモリアル病院看護学校卒業後，1945年コロンビア大学ティーチャーズ・カレッジで学士，1947年修士，1955年教育学博士。この間，1943～1945年コロンビア・プレズビテリアン・メディカルセンターで看護婦，婦長，1945～1949年エール大学看護学部講師，1948～1949年コロンビア大学ティーチャーズ・カレッジ特別研究員，コロラド大学，ワシントン大学およびミネソタ大学で客員教授等の仕事に従事。1949年より，保健教育福祉省公衆衛生局（PHS）で要職を歴任し，その後同省PHS次官・主席看護官を務めた。

著 作

For Better Nursing in Michigan A Survey (1954), Appraising the Clinical Resourses in Small Hospitals (1954), Effect of Nurse Staffing on Satisfactions with Care (1958), Patient-Centered Approaches to Nursing (1960)（邦訳『患者中心の看護』，医学書院，1963年），Patients and Personnel Speak (1964), Better Patient Care through Nursing Research (1965), Intensive Care-Concepts and Practices for Nurse Specialists (1969), New Directions in Patient-Centered Nursing: Guidelines for Systems of Service, Education, and Research (1973), 他論文多数。

はじめに　——アブデラの『患者中心の看護』との出会い

　第二次世界大戦後アメリカの影響を大きく受けた日本の看護は，それにより概念が拡大され，この概念にもとづいた新しい看護教育の体系化が考えられ，看護の根本的な問題が論ぜられるようになった。「看護とは何か」と看護婦は自問自答し，医療従事者はもちろん，社会学者，心理学者，哲学者までその概念，理論に興味をよせるようになった。そんな時，米国で看護の専門職業化が叫ばれるなかで教育を受けてきた筆者は，医療も看護も変わりつつある母国の土壌でもう一度「看護とは」を問いなおされていた。

　チームナーシングの創始者，E・ランバーツェン（E. Lambertsen）から，「患者看護とは個々の患者の問題点を把握し，その問題を分析し，看護の計画を立て，これを展開し，評価する一連の系統的な過程である。この計画は科学的な原則や概念にもとづいておこなわれなければならず，この基本原則は生理学，心理学，社会学，物理学などから導き出されるものである。これらの広範囲の諸科学に根拠をおく看護こそ大学教育において訓練されなければならない。一方，臨床実務においては，チームのなかにあってリーダーシップをとって能率的，合理的に機能を発揮する。これが要約すれば専門職看護婦の働きである」というチームナーシングの看護方式を通してその実践法を教えられた。また，恩師R・マクマナス（R. McManus）からは，「専門職看護婦の機能は，医師の職業的機能と若干平行するものと考えられる。法律で規制されている医師の独自の責任は，医療問題を規定し，診断し，治療を計画し，処方することなどである。同様に，看護の独自の職業的機能は次のように考えられる。（1）看護問題を明確に診断し，確認し，問題の相互関連性を認識すること。（2）短期の，また長期の看護目標に照らして，疾病の予防，患者の直接の世話，リハビリテーション，最良の健康状態の保持などに関する，問題の解決のためにとられるべき一連の看護コースを決定すること[1]」であると教えられた。

当時，1950～60年代の米国は，「看護とは」の基礎概念のはなやかな探究時代であった。多くの看護論が，看護問題を中心として展開されてきたのである。

　ランバーツェンは問題の把握と解決法を実践の場にあわせて具体的にカンファレンス法によって説くのである。健康上の問題をもつ人間一人一人は千差万別まことに複雑である。これを理解することはそう簡単なことではない。一人では発見できない問題が他者との話しあいを通して思いがけないところから導き出されることがある。チームカンファレンスは教育背景に差がある看護要員のチームでも，一人の患者にスポットをあてた時，多角的視野から問題が把握でき，解明の方法がより効果的におこなえるというのである。

　しかしランパーツェン式の問題把握法にしろ，マクマナスの看護問題把握（診断）にしろ，せっかく科学的にと説かれるのであるからもう少し根拠の明確なそしてより具体的なものがほしいと考えていた。そんな時目に入ったのがアブデラ（Faye G. Abdellah）の最新刊『患者中心の看護』（Patient Centered Approaches to Nursing, 1960）であった。これが彼女との出会いで，今から20年前のことである。

1 ………「患者中心の看護」の登場

　その頃は，3時間待って3分診察が日本の病院外来の偽らざる実情であり，よぎなく入院する時は相当な覚悟が必要であった。「ベルを押してもなしのつぶて」「看護婦とは忙しい人」が巷の声であった時，いくつかの病院は，チームナーシングを取り入れ，患者の問題に身体面，精神面から検討を加えはじめていたとはいえ，大方の病院の看護業務は人員不足に拡大業務が重積して，むやみに忙しく，患者の直接の世話などに手がまわらない。たまたま訴えの多い患者には，面倒な患者のレッテルさえ貼られてあわただしく1日が過ぎていくというのが現実だった。そんななかで『患者中心の看護』が登場したのであるから，これが日本の病院で使われたらと筆者は一条の光をみたような気がしたのである。

　手にして開いた表紙の裏には，「看護援助に必要な項目」として21の問

題点が具体的に書かれている。そこに求めていた看護問題の体系化ができているではないか。それはまさに、ほしいものを探しあてた時の感動であった。読むほどに、今、われわれが必要とする機能中心の看護から、患者中心の看護への脱皮のヒントが書かれている。看護プロセスへの働きかけの解明が目の前に展開されていたのである。

そうか、そういうことだったのか、科学的原理（生理学、生物学、社会科学等の）を看護業務の原理のなかに導入するということは。そしてそれは個々の患者のニードにもとづいた看護業務であって、患者中心の看護そのものであるのだということを教えられたのであった。

2 ……… アブデラ理論の背景

洋の東西を問わず、社会は、心をもった生活体としての人間に働きかける看護を求めていた。特に当時のアメリカの看護は世界の先端をいくといわれてはいたものの、現実には一部の進歩的な病院を除いては、その理想にはほど遠い状態であった。看護の大学教育が発展し、看護婦の博士が生まれていたとはいえ、大多数の看護婦は病院付属の養成所で訓練を受け、診断、治療中心の病院の機能にそった看護を教えられ、人間としての患者のニードにこたえることより、むしろ病院の必要を満たすために働かされていた。

こんな状況のなかで、すでに Goldmark Report（1923年）, Brown Report（1948年[2]）によって患者の身体面のみならず、健康の保持増進、疾病の予防、治療、回復、社会復帰という包括的な看護が提唱され、看護教育はこの目標に向かって、理論にもとづいた体系的知識の開発をめざして、生物学、社会学を導入し、科学的な基礎づけへと努力を重ねていったのである。

相次いで「看護とは」の理論が発表された。これらの看護理論について論議を進めるためには、「看護」の定義の統一見解が必要となってきた。そして理論と実践の結びつきが強調された。

若き学徒アブデラはこの本質論に応ずるべく、看護の科学的知識の母体が確立されんことを願って、「患者中心の看護」を理論づけたのである。そしてこれを実践に適用し、さらに教育の場（2年制短期大学、3年制看護学校、

4年制大学などの課程）に適用し，患者本位の業務と看護教科課程の発展のサンプルとして提示したのである。

　一足さきに，V・ヘンダーソン（V. Henderson）の『看護の基本となるもの[3]』が発表されていたが，これは日本の看護婦ばかりでなく，世界の看護婦に実に明解なよりどころを与えてくれた。特に日本での，よどみつづけ，くすぶりつづけていた「看護とは」という本質的問題に対して，まことにさわやかな解答を与えてくれたことは周知の通りである。

　著者ヘンダーソンはICNの業務委員会の要請を受けて，いずれの国の看護にも適用できる看護の基本となるものをまとめたと聞いているが，これはICNが抱いていた，看護には世界普遍の基礎理論があるという信念を実に見事に表現したものである。

　この『看護の基本となるもの』に著者ヘンダーソンは14項目をあげ，また『患者中心の看護』の看護の問題点，すなわち看護援助項目に著者アブデラは21項目をあげている。いずれも人間の基本的ニードとして類似することから両者は看護の基礎理論を説いた姉妹篇だといわれてきたのである。

3 ………アブデラ理論の根拠

　いずれの畑の研究者も他人の研究を手がかりに独自のものを発展させていくことを試みるように，アブデラの理論がヘンダーソンのそれに類似するのはそんな関係があるのかと思いながら，彼女の発想をたぐってみた。若い時から研究にひたむきな情熱をそそぎ，人をして優れたNurse-Scientistといわしめたアブデラは，すでに，M・J・レスニク（M. J. Lesnik）やマクマナスによって看護問題の診断，確認がいわれているが[4]，その具体的な細分化がなく，さらに看護問題に顕在，潜在があるのにこれは無視されている，患者を中心とした看護実践には理論の具体性がほしいと，彼女はここで看護問題を分類し，分化してみること，さらに，この看護問題解決のための看護処置（Nursing Treatment）を分類することに挑戦したのである。すなわちこれらを分類，分化することは，ほかならぬ看護業務の核となるものを具体的に体系づけるものであり，看護独自の科学的知識母体を構成すること

になるという考えをもったからである。

　専門職業的能力にとって絶対に必要なもののなかに問題解決の技術がある。これは関連科学の知識にもとづいて養成されるといわれているが，アブデラは看護に欠けているものは高度に組織化され，専門化された知識の分野であるといい，「その科学的体系は，現象に関する特異な学説を学ぶ必要もないし，また，その抽象的概念を具体的・機構的に説明する必要もないし，たくさんの学説も必要としない。…中略…ただ看護分野における既存の現象を，できるだけ簡潔に，理論的に組織化することにその基礎をおく[5]」といいきっている。

　アブデラの考えの基盤には，看護のように広範囲で変化の多い業務領域では，概念の公式化や創造的な理論の確立が，具体的な経験に根ざすようにしなければならないということがあるのである。そのようにして，概念を明確にすれば，看護の曖昧さを少しでも減らすことができえようというのである。

　このことは，先のヘンダーソンの概念が人間の基本的ニードの具体性をもって理論化され，少なくとも日本における看護の本質論的見解の曖昧さが正されたことをみても，具体的な経験に根ざした概念の明確さの効果はすでに証明されていたといっても過言ではなかろう。

　看護に学問がないのは研究がないからだといっているアブデラは，数多くの仕事をつねに科学的に，研究的努力を土台にして進めているのであるが，たまたまNLN（アメリカ看護連盟）の委員として看護教育，特に学生の臨床実習について効果的な教育方法をまとめる仕事をしていた。

　つねづね現行の病気中心で，人間としての患者には考慮の払われていない看護教育に不満をもち，看護問題を解決できるように教育されるための教科内容が必要だと考えていたアブデラは，看護問題の細分化とその解決に必要な看護技術のリストを作成して，これを教育に使うことだと考えた。これは彼女の最初の研究発想とドッキングすることができ，広範囲のフィールドにおいて研究活動を展開したのである。

4 ········ アブデラの理論

　看護問題と看護処置の分類は1953年から1958年にかけて，3つの段階に分けておこなわれた。第1段階は，30の総合病院をサンプルとして患者から出された一般看護問題の分類の整理であった。これは大きく4つのグループに分かれた。（1）身体的看護問題，（2）心理的看護問題，（3）リハビリテーション的看護問題，（4）診断時にみられる看護問題。

　患者によって提出された看護問題は患者や家族が当面する特定の条件や状況に限定された。そして，その問題は看護婦の専門職的機能を通して解決できると思われるものであった。

　この段階での細分化を通してアブデラに明らかになったことは，看護問題が正確につかめなければ，問題や処置の細分化も意味をなさないということであった。

　第2段階は看護問題の顕在，潜在の規定方法を発展させることであったが，主たる研究は看護問題を把握する方法の各段階をまとめることになった（詳細は『患者中心の看護』，p. 13，参照）。

　第3段階は看護問題を精選，集約して21にまとめ，さらに看護処置の分類作成に利用される看護技術リストが作成された。すでにこの時点で5年余りの年月を費したアブデラは，その研究対象資料を実に組織的に詮議を重ねたのである。

　そして最終的に集約されたものは次のようになった。

Ⅰグループ
予防的面の看護ニード群ですべての患者が必要とするもの。顕在，潜在の両面を有する。
　1．個人のよい衛生状態と身体的安楽を保持する。
　2．適切な運動，休息，睡眠がとれるようにする。
　3．事故，傷害の予防，疾病の感染予防を通して，安全策の促進をはかる。
　4．良好な身体機能を保持し，機能障害の防止，矯正をはかる。

Ⅱグループ
生命を保持するのに不可欠の生理的過程の正常または障害に関連する群で,普通は顕在的である。
5．身体の各細胞へ酸素の供給ができるように促す。
6．身体の各細胞へ栄養の補給ができるように促す。
7．排泄の円滑をはかる。
8．水分と電解質のバランスの保持を促す。
9．身体の病気に対する反応——病理的,生理的,代償的——の理解をはかる。
10．身体の円滑なメカニズムと機能の保持を促す。
11．身体の感覚的機能の保持を促す。

Ⅲグループ
情緒的または対人関係的問題が含まれ,リハビリテーション的ニード群である。普通は潜在的である。
12．有形,無形の意志の表現,感情,反応を認識し理解する。
13．臓器疾患と情緒の相互関連性を確認し理解する。
14．有効な言語的または非言語的コミュニケーションをもつ努力を促す。
15．建設的人間関係の発展への努力を促す。
16．個人の精神的な目標達成への努力を促す。
17．よき医療環境を創造し,維持する。
18．肉体的,情緒的,発達的ニードをもった個人としての自己を認めさせる。

Ⅳグループ
社会学的,地域社会的問題が含まれ,顕在と潜在との両面がある。
19．肉体的,情緒的制約内での最大可能な目標を理解させる。
20．疾病からくる諸問題の解決の助けとして,社会資源の活用をおこなう。
21．疾病の原因を起こす要素として,社会問題を理解する。

このように意図的，組織的に構成された看護の問題点—看護援助項目は幾多の実際的業務面および教育面で検証されて，患者のニードに応える看護の適切な内容を選択するための指針となるものだといわれたのである。
　当時，看護の質を高めるためには，看護実践の効果を測定することが看護研究のなかでも最優先すべきことであることがわかったのである。測定のものさしには妥当性，信頼性がなければならない。この21の問題点こそ測定可能な基準尺度としてアブデラは世に紹介することができたのである。
　看護婦が21の基本的な看護の問題点を，患者の特殊な問題と関連させたり，または，特殊な問題を逆に基本的な看護問題点に関連しかえしたりすることを経験していれば，臨床の実際において学説を利用する能力や諸問題の間の関連性を深く理解する能力の増進をはかり，看護を科学的に専門職的理念をもって実行するのに役立つものであるということがいえるであろう。
　昨今は，われわれに身近な現場でも多くのケース・スタディーがおこなわれ，科学的に患者ケアが考えられ，その研究成果が発表されている。最近ある婦長が「私たちの病院のスタッフは，体液および電解質のバランスの保持と促進の看護については他に優るとも劣らない能力と腕をもっている」と誇らしげにいっていた。つまり，スタッフ一同はあのC・バーナード（C. Bernard）の原理——生体は外部環境のなかで空気や水の供給を受けるが，同時に生体は，体液という内部環境のなかで，体液を通して細胞の生命が保たれるという事実，すなわち，細胞内や細胞外の体液の量や電解質，その浸透圧，水素イオン濃度などが，ある狭い範囲に限定されて，生体の内部環境を一定に保つことによって生命が保たれる[6]ことをよく知っていたのである。この知識が，つまり生理学から引き出された原理が看護業務の実際に生かされているのである。理論があるから看護が強い。望まれる看護とはこれではなかろうか。

5 ………看護業務への適用

　1950年代のアメリカの病院では，その機能を最大限に効果的にするために多くの試みがなされ，その研究面でも幾多の成果を収めていた。病院の効

率をはかることは一つの目的ではあるが、患者のニードが満たされなければ意味をなさない。効率をはかるために患者はむしろ機能的に扱われ、看護婦は病院の効率化のために必要な時間を患者と過ごすことから遠ざかってしまっていた。患者のベッド・バス、環境の整備、その他患者の身の周りの世話は補助要員におしつけられ、専門職看護婦はこれらをより程度の低い仕事だと誤って解釈していたのである。

アブデラはこの機能中心のジレンマからの脱出の一つの試みとして患者中心の看護をPPC方式に適用したのである。

Progress Patient Care＝段階的看護ケア方式というのは、個々の患者の医療および看護上のニードを中心に考えて、それを組織された病院の諸サービスによって、よりよく満たし、よりよい治療とケアを与えようとすることである。すなわち、病棟を組織的、計画的に編成替えして、患者を疾病の程度とその必要とするケアの程度とに従って、それぞれの病棟に割りあてるという考えかたである[7]。

この方法は、1956年頃アブデラの所属する保健教育福祉省の研究班、特にアブデラを中心とした公衆衛生局職員により、充実した病院の設備、サービス、スタッフの組織の開発をめざしておこなった研究によるものである。特に今までの伝統的な医療および看護にはじめて公衆衛生サービスが導入され、一貫した看護サービスが生み出された最初のものだといわれている。まさにアブデラの包括的看護の概念を実施に移した成果だといえよう。これは多くの病院で適用され、検証され、その効果を認められたものである。

6 ……… 看護教育への適用

患者とそのニードに基礎をおく、患者中心の看護の教育への適用は、学生をして、患者の看護問題を把握する能力、看護問題を解決するために適切な看護処置を合理性の基礎において選択する能力、看護の原理を実務に適用できる能力などの開発、育成に役立つように期待され、利用が勧められてきたが、幾多の実践活用を通してその効果が認められたのである（検証例は『患者中心の看護』の中のカリキュラムへの適用の項を参照されたい）。

学習者に問題解決的能力の育成を達成するためには，患者とそのニードの解決が学習の目標となるようにカリキュラムが全面的に編成されなければならない。そうすることによって一方では看護理論と実践がかけ離れたものになることを防ぐことになるとアブデラは主張するのである。

　看護実践の知識の母体となっているものは，必ずしも職業に独特のものばかりである必要はなく，生物学，行動の科学，生理学，医学，自然科学などの関連諸科学から得ることができるであろう。しかしこれらのものは専門職的実践に役立つように選択され，組織されなければならないことは当然のことであろう。

　看護問題解決の接近法は，学生をして患者中心に看護をするモチベーションとなり，さらに学問的に思考する能力を結びつける手綱となり，科学的に解決を導き得る方法には違いないだろう。アブデラの著書，"New Direction in Patient-Centered Nursing——Guidelines for Systems of Service, Education, and Research"（Macmillan, 1973）にその検証の幾多の例が載っているので参照されたい。

7 ……… アブデラの業績と栄誉

　さて，アブデラの人となりを紹介するために，彼女の努力による業績を称えて贈られた栄誉を追跡してみたい。

　1955年，アブデラはコロンビア大学ティーチャーズ・カレッジより教育学博士を得た後は，患者中心の看護，PPCの研究をはじめ，数種の研究をてがけたその業績により，1967年に看護研究のパイオニアとして，またNurse-Scientist Scholarとして名誉法学博士号をオハイオ州のケイス・ウエスタン・リザーブ大学から贈られた。1973年には際立ったナース専門職のリーダー，生産的な著述者，国際的な健康問題のエキスパート，国民のwell-beingに貴重な貢献をした人として，第2回目の名誉法学博士号をニュージャージー州のラトガース大学から贈られた。

　アブデラの国際的活動は多方面に渡り，政府代表として，ソ連，ユーゴスラビアをはじめ，サウジアラビア，フランスの健康サービスの相談役として

関係をもち，そして WHO の研究顧問として，また政府代表としてジュネーブの WHO 会議に出席している。

またポルトガル政府の要請で，老人および身障者問題の顧問として貢献していることは有名である。

1978 年には Health Science の発展と，全国的におこなった看護研究に貢献した人として第 3 回目の名誉博士号を理学博士としてオハイオ州のアクロン大学から贈られている。

彼女の業績の一つ一つを追い，贈られた栄誉をあげたら驚く数になるであろう。われわれはその業績の内容に興味をよせるべきであろうが，とにかく，アブデラは Nurse-Scientist として歴史に大きな足跡を残そうとしている人である。

8………今日の看護の場面

アメリカの看護理論を取り入れてから，はや 20 余年を経た日本の看護界は，はたしてどこまで独自の理論的発展を伸ばすことができたであろうか。ある臨床看護婦は，次のような偽らざる告白をした。「日本の看護の実情は，医師のために患者をみてやっている physician dependent である。正直のところ，看護理論など生まれよう余地はない。このような臨床の業務のなかにあって，アメリカの看護理論はわれわれにとっては非常に遠い存在である。」はたして，看護理論は日本の看護に根づかないものであろうか？

波多野梗子は，理論は看護業務の実践を通して体験的，個別的に得られた知識から法則を導き，いくつもの法則が体系化されれば構築される。「看護実践のためには，ばらばらのより低次のレベルの知識（事実といってもよい）を得るのではなく，いくつかの事実の根底にあるより一般的な体系性をもった法則や理論を知っているほうが有効であることは明白である[8)]」といっている。看護実践を通して一人一人が法則を導くことの努力の必要性を説いたものと思われる。

看護理論は実践の鍵であるといわれているが，わが国の看護研究には理論構成を目的としたものはまったくないともいわれている。研究のほとんどが

自分たちの直面している問題に対する直接解答を得ようとする，すなわち個々の事実，事象を明らかにしようとするものなのである。

　現場で実践と結びついた看護研究が，ばらばらのものとして終わるのではなく，これらを系統だて，つなぎの研究を計画し，実施し，現場での方法論的調整を専門的に看護研究者がおこなっていった時，はじめて望むものが生まれてくるといえるのではなかろうか。

　理論研究はそもそも看護を経験主義にたよっている反省として，看護業務者が看護活動を科学的に基礎づける理論の必要性を感じたところからはじまったのである。アブデラのいうアメリカの看護の発展過程の第3段階，すなわち，看護の専門職業的実践のために広い科学的基礎づけの必要に迫られたというのはまさにこのことである。

　アメリカにおける理論開発の試みはいろいろな人によっておこなわれ，努力が積み重ねられてきている。一般的には次の3つのレベル，または時期が含まれていると矢野正子は指摘する[9]。(1) その分野における現象を記述するのに用いられる概念を分類し，定義し，さらに類別する段階，(2) 2つ，またはそれ以上の概念がどのように関連しているかを述べ（命題）たり，または提案したりすることによる理論の展開，(3) すべての命題 (statements or proposition) がどのように互いに体系的に関連しあっているかの分類。

　過去15年間にアメリカの看護はたしかに大きな進歩をとげたし，また変化もした。現在ある280の大学のうち，いくつかの大学には，研究だけを専門に従事している Nurse-Scientist がいる。また，哲学者，社会学者などが看護における実践理論の構築に焦点をあてた仕事をしてきている。理論構築の枠組みが研究されている。これら理論開発に関する論文は最近の"Nursing Research"誌，"Nursing Outlook"誌には必ず紹介されている。

9 ········ 明日への発展の道

　先年ICN東京大会の折，来日されたペプロー博士（H. E. Peplau）は，日本の看護の発展への示唆として，もし日本の看護が専門職化への道を歩ん

でいるならば，他の専門分野の人がしていると同じようなことを看護婦もやらなければならない。理論を用いるということは大切なことである。専門家は，理論を駆使し，研究をおこない，他の専門分野の人々と討論もし，理論を実践にあてはめて常に改善を試みるものであるといった。ペプローに忠告されるまでもなく，心ある多くの看護に興味をよせる社会の人々は，より多くの，より高い質の看護を求めている。日本の現状を考える時，要求される看護に対応できるだけの訓練がおこなわれているといえるであろうか。改善のための研究能力が付与されているといえるであろうか。教育関係者に訓練に対処できる能力があるといえるであろうか。

そんななかで，いくら努力して学生に訓練をおこなったとしても，はたして卒後の現場でそれが生かされ，やがてそれが伸びるように環境が整備されているといえるであろうか。

現場は旧態依然として10年前と変わらず，看護婦は静脈注射に振りまわされ，医者の介助に，病棟の管理にあわただしく動き回ることがルティーン化し，患者の生活の援助は家族にまかされ，補助者にまかされてはいないであろうか。

ある看護雑誌に次のような主旨の言葉がのっていた。「看護の改革を何からはじめてよいのか。『看護とは何か』『体験からの学び』『プライマリー・ケア』が疾風の如く，教育から臨床をかけめぐりながらも，いまひとつ確かな手応えをもって伝わってこないと感じるのはなぜだろうか。第一線に点在する数多くの情熱に出会いながらも，もどかしさを禁じえない」，と。

ある人は，研究が足りないから，臨床の現場が悪いから，教育が不十分だから，などというであろう。他人ごとのように責任を転化してよいものであろうか。われわれ自らがその道を切り開いていかねばならない岐路に立たされているのではなかろうか。

臨床に，教育に，研究に有機的なつながりをもちながら，謙虚に目標に向かって励まなければならないと考えるのである。

■註
1) フェイ・G・アブデラ他『患者中心の看護』（千野静香訳），p. 10, 医学書院，

1963年．
2）エスター・L・ブラウン『これからの看護』（小林富美栄訳），日本看護協会出版会，1966年．
3）ヴァージニア・ヘンダーソン『看護の基本となるもの』（湯槇ます・小玉香津子訳），日本看護協会出版会，初版1961年，改訂版1973年．
4）前掲，アブデラ『患者中心の看護』，p.9～10，参照．
5）同上，p.21．
6）日野原重明他『看護のための水と電解質の知識』，2，p.10，医学書院，1974年．
7）U. S. Department of Health Ed. Welfare：『PPC の理念と実際』（岩佐潔・松本八重子訳），p.5，医学書院，1965年．
8）波多野梗子『看護理論と実践の接点』，p.10，医学書院，1970年．
9）矢野正子「アメリカの看護理論の潮流」，看護展望，3巻1号，1978年．

■参考文献
1）E・C・ランバーツェン『看護におけるリーダーシップ』（千野静香・荒井蝶子訳），医学書院，1963年．
2）F. G. Abdellah, et al：New Directions in Patient-Centered Nursing, Macmillan, 1973.
3）マデリン・T・ノードマーク他『看護と科学のつながり1』（湯槇ます他訳），日本看護協会出版会，1969年．
4）E・ウィーデンバック『臨床看護の本質──患者援助の技術』（外口玉子・池田明子訳），現代社，1969年．
5）V・ヘンダーソン『看護論』（湯槇ます・小玉香津子訳），日本看護協会出版会，1968年．
6）H・Eペプロー「過渡期における看護職の課題」，看護，27巻10号，1975年．
7）F・G・アブデラ「長期ケアの看護上の問題と看護教育」，看護，29巻7号，1977年．
8）前田アヤ「看護論の功罪」，看護展望，3巻1号，1978年．
9）島内節「看護の役割──業務の拡大をどうとらえるか」，看護学雑誌，42巻1号，1978年．
10）V・オルソン「合衆国における大学課程看護教育」，INR─日本語版，1巻3号，1978年．
11）北野博一「私の看護論」，看護教育，19巻13号，1978年．
12）J. Watson：Concectual Systems, Nursing Research, Vol. 27, No. 3, 1978.
13）A. Jacox：Address to the Next Generation, Nursing Outlook, Vol. 26, No. 1, 1978.

現代看護の探究者たち――7

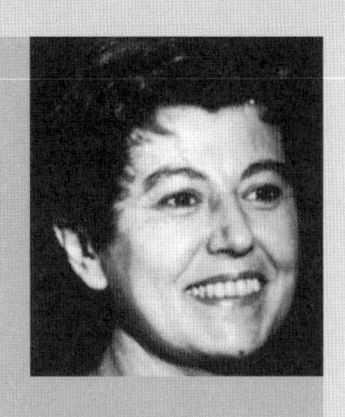

アイダ J. オーランド
Ida J. Orlando

――看護過程理論――

[評者] 稲田八重子

アイダ・J・オーランド紹介

略 歴

1947年ニューヨーク医大五番街病院看護学校卒業，1951年セント・ジョーンズ大学で公衆衛生看護を専攻し学士，1954年コロンビア大学ティーチャーズ・カレッジで精神衛生相談を専攻し博士。その後エール大学看護学部精神衛生・精神科看護の准教授，かたわら「精神衛生概念を基礎看護カリキュラムに統合する」研究にたずさわる（1954～1961年）。その後も病院の臨床看護コンサルタント，精神衛生分野の研究者，大学や病院，看護学校，講習会の講師をつとめ，1978年以降はボストン大学看護学部の講師をつとめるかたわら，ハーバード・コミュニティ保健計画会社理事，マサチューセッツ看護婦協会の「倫理的・法的・専門職的業務についての協議会」のメンバーとして活躍。

著 作

Function, Process and Principles of Professional Nursing Practice——Integration of Mental Health Concepts in the Human Relations Professions (1962), The Dynamic Nurse-Patient Relationship——Function, Process and Principles (1961)（邦訳『看護の探究——ダイナミックな人間関係をもとにした方法』, メヂカルフレンド社, 1964年, 絶版), The Patient's Predicament and Nursing Function, Psychiatric Opinions, IV, No. 1 (Feb., 1967), 25-30, The Discipline and Teaching of Nursing Process——An Evaluative Study (1972)（邦訳『看護過程の教育訓練』, 現代社, 1977年)。

はじめに

　私が最初米国に留学したのは今から23年前，1957年であった。当時日本の看護界はGHQの看護指導者の絶大な影響もあって，アメリカの看護システムを取り入れることに懸命で，まさにアメリカ一辺倒であった。当時まだ20代後半であった私は，アメリカではどんなすばらしい看護がなされているのかと胸をふくらませ，大きな期待を抱いて渡米した。コロンビア大学ティーチャーズ・カレッジ看護学科で学びつつ，メモリアル病院（癌専門病院）において実務研修にあたるという1ヵ年プラン——Learn-earn Plan——に参加したわけである。

　言葉も不自由で，やっと講義と実務についている状態の中でさえ，私は米国でも一流に入るこの病院の看護のありかたに大きな疑問を感じざるを得なかったのである。もちろん病院の規模，設備，病棟の清潔さ，さらに業務の分担，分業が明確にきめられ，看護婦が雑用におわれるということはほとんどないことなど，うらやましいと思う点は多々あった。しかし病棟における看護の実情には失望してしまった。

　まず大勢の看護助手（ほとんど黒人）とプラクティカル・ナースを使って，ほとんどの患者の身の回りの世話を受けもたせ，RN（Registered Nurse）は重症患者（あるいは要注意患者）を受けもち，チャージ・ナース（責任者）として全患者の与薬と管理，看護補助者たちの指導監督にあたるという目のまわるような忙しさであった。RNと補助者との割合は，1対3くらいだったのではないだろうか。

　とにかくRNは病棟の管理的業務や補助者の監督におわれ，それぞれの患者からは遠のいてしまっている実情であった。メモリアル病院では，チーム・カンファレンスをもってはいたが，それはチーム・リーダー（RN）が補助者から，患者についての情報を収集し，アドバイスを与える場になっていた。他の保健医療職の人々の参加はほとんどなかったように思う。看護の

独自の機能がどこにあるのかわからない実情，むしろ管理的・監督的業務が看護独自の分野なのかしらと錯覚を起こしかねない状況の中で，Professional Nurse（RNに対する別称）という用語が当時すでに頻繁に使われていた。プロフェッショナルと自ら称するからには，高度な知識と技術に裏づけられた看護独自の守備範囲があるはずである。しかし大学の講義においても，病棟実務においてもこれが看護独自の機能だといったものを把握しえないまま帰国してしまった。

　帰国後1960年代に入って「アメリカン・ジャーナル・オブ・ナーシング」誌（以下「AJN」誌と略す）に続々と看護の本質にふれる論文が発表され，自分の語学力の貧弱さもかえりみず，これはと思うものは次々と翻訳していった。1961年には，ヘンダーソンの『看護の基本となるもの』の日本語訳が出版され，今までもやもやとしていた看護の本質，基本的な姿をはっきりと示してくれた。やはり従来から看護婦の基本的守備範囲とされてきた「身のまわりの世話」が看護独自の機能だということを再確認するとともに，医療の高度化，細分化により，看護婦をますます医師の補助技術者に仕立てあげている現状を残念に思ったものである。しかし同書でヘンダーソンは平易な表現で，わかりやすく看護の独自の機能を明確化してくれたものの，どのような方法でこの機能をすすめてゆけばよいのか，その系統的な実施方法や計画は示されていなかった。

　その頃「AJN」誌（1963年8月号）で興味をそそる2つの論文，Rhetaugh Graves Dumas: Psychological Preparation for Surgery（「術前患者の精神的準備」）とMary C. Dye: Clarifying Patients' Communication（「患者とのコミュニケーションの明確化」）に出会い，両者ともオーランドが"The Dynamic Nurse-Patients Relationship——Function, Process and Principle"（1961年，邦訳名『看護の探究[1]』）の中で示している効果的な看護法とその原理を実際の看護に適用したものであることを知った。

　まだ日本では紹介されていないこの原書を入手し，読んでみたいと思っていたところ，都留伸子氏も同じ意向をもっておられたことを知り，早坂泰次郎教授をはじめ有志の方々と読書会をもち，当時一番時間的余裕のあった私が翻訳にあたったわけである。したがって，本書の訳出はこの読書会の副産

物であり，読書会の会員の方々に負うところが大きいということを強調しておきたい。

以上，私がオーランドのこの本と出会うまでの経緯をざっと述べさせていただいた。

1………効果的看護理論の確立

オーランドは，その経歴からみると看護学校卒業後はまず公衆衛生でBS（理学士号）をとり，修士課程で精神衛生相談（Mental Health Consultations）を専攻し，その後も主に精神衛生分野の研究者・教師として活躍している。彼女の4つの著作のうち，わが国に紹介されているのは，前掲の『看護の探究』と，"The Discipline and Teaching of Nursing Process――an Evaluative Study"（1972年，邦訳名『看護過程の教育訓練[2]』）の2つであるが，他の2論文のタイトルをみるかぎり内容的には同じものであろうと推察される。

前著『看護の探究』の出版は1961年であるが，オーランドがこの研究に着手したのは1954年で，その目的は看護学生に効果的な看護法の理論を提供するためであった。当時彼女が奉職していたエール大学看護学部は，この研究のため公衆衛生局国立精神衛生院から5ヵ年間にわたる研究資金を得ることができた。研究班は直接臨床の場に入り，看護に従事しながら患者，学生，看護婦，その他の保健医療職の人々と接しながら，その間に得た体験と観察にもとづいてこの研究をすすめ，約3ヵ年かかってほとんどの必要資料をまとめあげた。本書の特徴である事例の豊富さはここに由来する。オーランドは本書の中で看護婦の不適切な患者ケアのため，どれほど患者が苦しめられているかを事例をもって示した。そしてその一つ一つの事例の中で〈その時・その場〉の患者の言動とそれを受けとめる看護婦の反応，それに続く両者の相互作用に焦点をあてて分析し，時間を浪費したうえ，患者に苦しみを与える無益な看護活動の原因を探り出し，その解決法を提示している。

●専門職業人としての看護婦の課題

　まず，第1章「専門職業人としての看護婦の課題」では，基礎看護教育で学ぶ基礎科学，応用科学，医学の全専門分野，精神衛生，公衆衛生学などから得た知識や原理は看護婦が患者を観察したり，その観察にしたがって看護活動をしたりするうえで役立つものではあるが，実際の看護の場ではそれらの一般的諸原理をそのまま当てはめてはならないと述べ，看護婦は〈その時・その場〉で観察したことを理解し，その観察にもとづいてその患者の特殊性を考慮し，臨機応変に看護活動を展開しなければならない。すなわち患者の特殊な個人的状況に対する援助でなければならないと，2つ事例をかかげて述べている。そしてこのような看護活動の過程に適用できる原理をつくり出すためには，1つは看護の体系的研究——患者を効果的に援助できる指針となるもの——が必要であり，もう一方では患者と看護婦間に起こっている状況を理解する方法を知ることであると述べている。オーランドは後者の課題に取り組み，その原理・方法を明確化したのである。

　さらにこの章では，やはり避けては通れぬ永遠の課題，「看護とは何か」について次のように述べている。「全体的にしろ，部分的にしろ，自力ではまだ負いきれない，あるいは自力ではもう負いきれなくなってきた心身両面の問題を代わって背負ってあげる，あるいは援助してあげる行為が看護である」と定義し，続いて看護婦の責務とは，「患者のニードを満たすために，あらゆる援助を提供すること，換言すれば，患者が医師の指示のもとでなんらかの治療を受けている間，患者に肉体的・精神的安楽をできるだけ与えることである[3]」。この考え方は，ヘンダーソンの看護の定義——看護とは，患者の足らないところを補っていくことである。患者が自分の日常生活を支障なく送ったり，医師の処方した治療処置を自分自身で施行したりする強さと意志と知識に欠けている場合，その欠けた部分を補っていくことである[4]——とおおむね一致している。60年代にアメリカの看護専門誌を風靡（ふうび）したニード論をかえりみる時，このような定義が出るのもやむをえないと思うが，看護婦が患者のニードを，欠けた部分を補う，充足しうるという考え方には，どこか無理があると思われる。たとえばヘンダーソンが基本的看護の要素としてかかげた14項目ですら，ナースだけの力で負いきれるものではない。

医師をはじめ他の保健医療職の人々（とくに外国では，牧師・司祭も含めて）の協力ではじめて患者のニードをある程度まで満たしうるのではないだろうか。1964年7月号の「AJN」誌にドロシイ・M・スミスが「看護における虚説と科学的方法」を発表しているが，その中でニードについて次のように述べている。「最近患者のニードをすべて充足しようとする動きについて盛んに論じられているが，このような動向は看護婦として出過ぎた行為であり，非現実的なものである[5)]。」看護を専門職とするためには，明確な看護の定義づけが必要であろうが，ニード論にもとづいた看護の定義づけにはどうも納得しがたい，いやしっくりこないといったほうがいいかもしれない。

　さらにオーランドはこの章でも医学と看護の相違を，風邪をひいた時を例にあげて説明している（第2の書『看護過程の教育訓練』においては」"Nursing"の語源"to nurse"について辞典から引用して詳しく説明している）。

　「たとえば『風邪を看護する』（I'm going to nurse my cold）といった場合，自分の身の回りを整え，ゆっくりと養生できるようにあらゆる手をつくす。一方『風邪を治療する』といった場合には，ただ自分の体力に依存するだけでなく，医学の産物である薬や吸入器などにも頼ることを意味する。……このように看護婦の仕事と医師の仕事との間には明白な境界がある……[6)]」と主張している。この例が，医学と看護（専門職としての看護を意味しているのではなく，語源的な意味）を区別する適切な例であるかどうかはさておき，彼女がここで述べたかったのは，風邪にかかった場合，その人の自然治癒力を助長するあらゆる手だてをするのが看護で，医師の診察を受け，その診断にもとづいた医師の処方による薬や治療器具に頼るのが治療ということであろう。しかし語源的にはともかく，現実では看護と治療との間にはっきりと境界線を引くことができるものであろうか。医学と看護の分野に限らず，他の保健医療の分野とも，他の学問分野とも境界は常に重なり合っているはずである。学際的研究の盛んなアメリカのこと，以上のことは十分承知のうえでなお彼女が両者の区別を主張するには，それなりの理由があるはずである。それについては，『看護過程の教育訓練』の中で，看護職が専門職となりえなかったのは，看護固有の機能を定義づけることができなかっ

たため，長い間医学の機能から分化できなかったからだとし，看護を専門職としてふさわしいものにするためには，まず看護を医学の実践から区別することが先決だとしている。そして，次のように述べている。「もしこれらの区別がもっと早くなされていたならば，看護職としても，その固有の機能の成果を遂行するための実践のシステムをもっと早く立案することができたであろう。そして，もしそれができていたならば，看護職は，絶え間なく増大していく医学的診断と治療ならびに医療施設の複雑性に直面させられた時，適切な患者ケアができにくくなるような代償を払ってまで，医学上および管理上の指示に応ずる必要はなかったかもしれない。最近の制度化された実践──これは専門職にとっては無法状態を暗示している──においては，看護の歴史的根源さえも完全に捨て去られているようにみえる。専門職としての固有の機能を定式化するという問題がいまだに解決されていないことによって，看護婦は医学的機能を遂行するためにますます医師の介助者として機能することを余儀なくさせられてきている[7]。」この文からも1日も早く看護の専門職としての固有の機能を明確化し，医学の実践から独立したいという悲願のようなものが感じられる。そしてさらに，不適切な患者ケアの問題が発生するのは，専門職としての固有の機能──その機能にもとづいて看護独自の理論わくを築くことができる──を，教育と実践のなかで明確化し，実施することに看護全体が失敗したからだとしている。そして看護の専門職としての固有の機能が明確化していれば，他の保健医療職の職務上の機能と対立が起こった場合，まず実践者は指示された仕事の内容についての決定が自分の専門職としての機能に不利に作用することを証明するデータを集めることができる。そしてそのデータをラインの最高責任者（総婦長）に提示すれば，看護固有の機能の遂行に不利な影響を及ぼす指令を出し続けることはなくなるだろうと述べている。このようにオーランドは看護固有の機能，すなわち守備範囲の明確化を急げと強調しているが，その守備範囲をヘンダーソンの14項目のように明確に打ち出してはいない。彼女が両著書で一貫して何度も主張している看護固有の機能は，「個々人が〈その時・その場〉の状況において自分ではどうしようもない状態に直面し，あるいは直面することが予想される時はいつでも，そしてその理由が何であれ，それらの人々を

手助けすることである」というもので，どこからどこまでと守備範囲を明確化できない内容のものである。それぞれの看護婦によってこの受けとり方は異なるかもしれないが，私は次のように理解している。看護婦は看護固有の機能を固持しつつ，保健医療の場で起こるすべての事柄にただちに対応しえるジェネラリストたれと。病院を例にとってみても近年ますます保健医療職の細分化が進む傾向にあり，そのしわ寄せが看護職にのしかかってきている。常時患者の側にいる看護婦がどうしても，他の保健医療職が果たしきれなかったすきま，気づかずにし残した部分をうめる働きをせざるをえない立場にたたされている。医療の分野の細分化に伴い，人間をこま切れにして観る傾向の中で，患者個々人を人間としてトータルなとらえ方ができるのは看護婦をおいてほかにないと思う。看護婦が，看護婦としての基礎的な知識を身につけ，患者の身のまわりの世話――看護の根源的なもの――を固守しながら，保健医療の場の「なんでも屋」の役割を自認し，さらりと受容してもよいのではないだろうか。「なんでも屋」というと一般に低い評価しか与えないが，細分化した保健医療の場で患者に最適ケアと安楽を与えるためには「なんでも屋」は不可欠であり，知識・技術・人間的面でも成熟した人間が要求されると思う。「看護とは何か」「看護固有の機能とは」といった課題は，看護の歴史的根源的なものをふまえつつ，今後も継続的に大いに論じ，探究していくべきテーマであろう。

● 看護に関連する患者の不安・苦しみ

　第2章「看護に関連する患者の不安・苦しみ」では，患者が不安・苦痛にかられるのは，自分自身のニードを自力で処理できない時で，次の3つの原因，すなわち，（1）身体上の制約，（2）保健医療の場におけるマイナス反応，（3）ニードの伝達ができないこと，があると述べ，それぞれについて例をあげて説明を加えている。

　（1）身体上の制約が原因で自分自身のニードを自力で処理できない場合に起こる患者の不安・苦悩――いろいろ例をあげているが，要約すればまだ十分成長していない子供，入院中の大人の患者の場合でも，入院という拘束状態のため，あるいは医師による活動制限を受けている場合とか，また医

師に絶対安静を命じられている場合など，一時的に不能力状態が続くと思われる者がある。また患者自身が自分は制限状態におかれている，自由に行動できないと思い違いをしている場合もある。このような身体的制約が原因で起こる不安や苦悩は，その原因さえはっきりつきとめれば，看護婦や他の保健医療職の人々の協力で軽減することができると述べ，この際，患者のニードが満たされたかどうかを最終的にチェックするのは看護婦の責務であると強調している。

　（2）保健医療の場におけるマイナス反応——保健医療の場においては患者はいろいろな事柄について誤解や勘違いを起こしがちである。たとえば病気の診断・検査・治療・予防の面・入院環境の面・保健医療従事者やその他の人々の活動や責任・職権といった面についても誤解が生じやすい。ここでオーランドが指摘しているポイントは，われわれ保健医療従事者が患者を援助する目的で，あるいは治療する目的で企画・実施するあらゆる保健医療行為に対して，患者は不安や苦しみを起こすという点である。ここでもいくつかの例をあげて説明し，患者がちょっとでも気にかかる反応を示した時には，看護婦の助けを求めているのではないかと判断し，適切な援助の手を差しのべることである。患者は身近にいて世話をしてくれる人の助けをまず求めているのであると述べている。

　（3）ニードの伝達ができないこと——患者は看護婦に自分のニードを的確に伝えることができないということ。ここでも例を3つばかりあげて説明しているので参照してほしいのだが，人間は誰でも依存的ニードに対して相反する感情をもっているので，患者の外見上の行動のみを観察しただけでは，〈その時・その場〉の患者のニードを把握することはできない。看護婦と患者が最初に出会った時，お互いに未知の間柄である。この初期の段階における看護婦の患者への積極的な働きかけが，その後の両者の相互関係を左右するといっても過言ではない。看護婦に実際に助けられたという体験をもったことのない患者は，自分のニードや苦痛を看護婦に的確に伝えることはできないものである。しかし1度でも看護婦によって助けられた体験をもてば，患者は自分の不安や苦しみを容易に看護婦に伝えることができるようになると述べている。さらにこの章でオーランドは，なぜ看護婦が患者の不安や苦

しみに最大の関心を払いつつ看護を進めていかねばならないか，その理由を次のように説明している。「疾病の予防や治療が最も効果的に進められるのは，患者が疾病自体に対する不安や苦しみをもたず，さらに疾病の治療や予防の進め方が患者に新たな不安や苦しみを与える原因にならない場合である。疾病自体はもちろんのこと，その治療・処置も，患者の潜在的な力（体力および精神力）を消耗するものであり，患者はこれらのものに対処していくのに精一杯である。したがって看護婦はこの過程において患者の心身の安楽を妨げているものに注目しなければならない[8]」と。この考え方は，ナイチンゲールの考え方を踏襲しているとみていいだろう。この章はオーランドが彼女の理論——看護過程の3要素——に入る前の導入部分とみていいのだが，この章の要約として重要な看護機能の二面を次のように強調している。

「1，患者のニードが直接看護婦によって満たされた場合でも，他の人々によって間接的に満たされた場合でも，患者がほんとうに助けられたかどうかを見極めるのは看護婦の責務である。

2，（イ）患者の不安や苦しみを確かめるために，患者の〈その時・その場〉の言動が意味しているものをはっきりと表現できるよう，積極的に働きかけていくこと，（ロ）患者の不安や苦しみを軽減するには，どのような援助を与えたらよいかを確かめるためには，看護婦は患者が自分の不安や苦しみの原因を探り出すことができるよう援助しなければならない。[9]」すなわち，オーランドは，この重要な看護機能を看護婦が実践していけば，多くの事例が示すような不適切な看護行為を防止することができると述べている。

● 看護における実践の原理

第3章「看護における実践の原理」。この章においては，まず看護資料とは何かについて述べ，病院の場合を例にとってみても，1日24時間中断することなく患者を見守っている看護婦は保健医療職の中では患者について最も豊富な資料（直接的・間接的データ）をもっている。しかしその資料の使い方に問題がある。たとえば夜勤看護婦から得たある患者についての問題点（間接的資料）は，そのままうのみにせず，その間接的に得た資料をもとにしてもう1度患者と話し合うことが肝要と事例をあげて述べている。すなわ

ち患者のある言動に対する看護婦のとらえ方は同一ではない場合が多く，患者自身がその言動についてどう考えているかの確かめを行なっていない場合が多い点を指摘している。しかしいかなる看護資料でも，たとえそれが不適切な最初の看護資料でも，利用できるものはすべて患者のニードを確かめたり，不安や苦痛の原因を確かめたりするのに役に立つと看護資料の効果的使用法を提示している。

2………看護過程の3要素

　これまでの説明でおわかりのように，看護は患者と看護婦の力動関係——患者の行為が看護婦に影響し，看護婦の行為が患者に影響を与える相互関係——のうえに成り立っている。オーランドはこの看護の過程を〈患者の言動〉〈看護婦の反応〉〈看護婦の活動〉の3要素に分け，これらの要素がお互いにからみ合っている関係が看護の過程であるととらえ，それぞれについて詳しく説明を加えている。

●患者の言動

　〈患者の言動〉とは，〈その時・その場〉の看護婦と患者の接触において看護婦が観察した患者の言動，すなわちそこで看護婦が知覚した患者の非言語的行為と言語的行為を意味するとし，さまざまな実例をあげている。そして看護婦は患者のある行動を知覚した時，「……のようにみえる」とか「………らしい」といった表現をする。たとえば患者がお腹のあたりをさすりながら，口唇をかみしめていれば，腹痛があるらしいと表現する。このような「……のようにみえる」といった程度のあいまいな行動や要求は，患者から発せられた最初のコミュニケーションであり，患者がもっているニードや不安感を知らせる前ぶれとみるべきである。そしてその前ぶれ的言動について患者と話し合い，患者のその言動の意味を把握することが，与えられた短い時間に患者のニードを正確につかむ唯一の方法だと述べている。オーランドがここで提示している原則は，患者が表現している行為は，それらの形がどんなものであれ，援助要求の表現として解釈してよいということである。

●看護婦の反応

　第2の要素である〈看護婦の反応〉について，オーランドはまったく同じ患者の言動を知覚しても，看護婦の感じ方・受けとり方・考え方はそれぞれ違う場合が多いと指摘し，さまざまな実例をあげて説明している。

　たとえば2人の看護婦が，ある患者が治療処置を拒否するのを聞いた場合，一方の看護婦は，患者は狼狽(ろうばい)していると思い，いろいろと心配し，他方の看護婦は非協力的な患者だと思うかもしれない。このように同じ患者の言動を目撃しても，反射的に看護婦の中に起こってくる思考には，すでに知覚した事に関する解釈や意味づけが反映している。各々の看護婦のその患者との関わり方・経験や感受性などで反応のしかたが異なり，それが活動の違いとなってあらわれる。

　そこでオーランドはこの〈看護婦の反応〉をさらに3つの要素に分けている。

　（1）患者の言動の知覚
　（2）知覚によって生じる思考
　（3）知覚や思考によって生じる感情

　上述したようにこれらの3要素はほとんど同時に起こるもので，知覚したものを思考と感情から引き離すことは非常にむずかしい。しかし看護婦の反応の1つの面が他の面にどのような影響を与えるのかという問題に焦点を合わせると，この3つの面を切り離して考える重要性がわかってくる。〈その時・その場〉の患者の言動に対して，自分はどうしてあのように反応したのかと自分の〈その時・その場〉の知覚・思考・感情を絶えず再考・反省してみることが大切で，オーランドは，これを感応訓練と称している。そして〈その時・その場〉の患者のニードを確かめる場合，知覚したものだけを材料として患者と話し合ってもいいし，第2段階の思考したこと，第3段階の感じたことを患者に伝えて患者のニードを確かめてもよい。だから〈その時・その場〉の患者の言動に対する看護婦の受けとめ方（知覚・思考・感情）が間違っているとか，見当ちがいとかいうことはここではあまり重要ではない。看護婦が受けとめたものをどう扱うか，その扱い方がニード確認のポイント

だと述べている。オーランドがとくにこの看護婦の反応に重点をおき多くのページ数をさいているのは，目的にかなった看護活動の重要な基点となるこの部分が今までほとんど問題にされていなかったからで，現在看護教育の場で盛んに行なわれている看護場面の再構成でこの部分が重要な要素を占めている点をみても，彼女が先駆的役割を果たしたとみることができる。

● **看護婦の活動**

第3の要素〈看護婦の活動〉は，看護婦によって実施に移されるあらゆる看護活動を意味する。そしてこの看護活動は次の2つのタイプに分けられる。
- （1）熟考したうえでなされる活動──この活動は，患者の〈その時・その場〉のニードを確かめ，満たすものである。
- （2）反射的または機械的活動──患者の〈その時・その場〉のニードに関係なく行なわれる活動。

看護活動の中には，医師の指示によって行なう業務，看護の日常業務，患者の保健の原則などが含まれる。熟考された看護活動も機械的活動も患者を援助するために企画されたものだが，われわれはややもすると日常業務を機械的に進めがちである。具体例をあげて説明すると，看護婦によるシーツ交換・全身清拭・与薬行為の場合，その業務の遂行のみをめざして機械的に進めた場合と，患者への援助を目的として熟考しながら，患者の反応をみながら仕事を進める場合とでは，そこに大きな差が出てくるのは当然であろう。術後疼痛を訴える患者を例にとってみても，看護婦が〈その時・その場〉の患者の痛みを知覚した時，反射的に生じる思考は，患者のニードを確かめることより，「医師の指示は何か」が先行し，医師の指示する注射をすることになる。このような反射的・機械的活動で患者のニードが満たされる場合もあろうが，満たされない場合の方が多いのではないだろうか。オーランドがここで取り上げている事例も，疼痛を訴え，悲鳴をあげる患者の例で，何度医師の指示する注射をしても効かず，最後に対応した看護婦によりやっと患者のニード──体位交換──が確認され，看護婦の「痛んだら，いつでもブザーを押して下さいね」という言葉で安心して眠りにつく事例が示されている。看護活動に移る前に患者と話し合い，患者のニードを確かめる，この

ニード追究のプロセスを踏むことは，かえって時間や無駄な労力の節約にもなり，最もその利益を受けるのは，不適切な看護行為による不安や苦痛を受けなくてもすむ患者自身であろう。そしてここでオーランドが指摘している重要な点は，効果的な活動をなすためには，患者の〈その時・その場〉のニードを確認したり，満たしたりする過程においては，その患者に無関係な他の刺激から解放された状態に看護婦自身をおき，患者のニード追究に注意を集中すべきだということである。これはニード追究の場合のみでなく，あらゆる看護行為に適用される原則であろう。

　この看護過程の3要素は，患者と看護婦間だけでなく，看護婦と看護婦，看護婦と主任・婦長・医師・その他の保健医療職の人々との相互関係においても適用しうる大切な原則であることはいうまでもない。
　第4章「看護における問題点」では，主に〈無意味な看護活動〉に焦点をあてて述べられているので，前章の機械的看護活動と重複することも考え，ここでは割愛する。
　もう1つのオーランドの著作『看護過程の教育訓練』においては，一貫して『看護の探求』に提示された同じ定式を踏襲しているが，表現が少し異なる。前著の〈熟慮して行なう看護過程〉を〈看護過程規律〉と称し，看護状況における「有効性」を導くものとしてとらえているが，本書では，看護システム全体を包括する専門職としての仕事の場における「有効性」を導くものとしてとらえている。第3章においては，この〈看護過程規律〉を用いて〈その時・その場〉で発揮される応答能力を身につけ，高めるための訓練の内容・方法──「看護過程記録」の分析を用いている──が詳しく具体的に述べられている。
　さてこの本の大半を占める第4章「調査研究報告」は，第3章で提示した看護の〈過程規律〉とその訓練が，専門職として看護実践のシステムに対して有効かどうか，その妥当性をテストするために企画された調査研究で，ある私立精神病院で実施されたものである。訳者の池田・野田氏も「あとがき」で述べておられるが，正直なところ筆者にとっても難解で，どうとらえてよいのかわからないので論評は差し控えざるを得ない。

3 ………オーランド理論の位置づけ

　オーランドが前著『看護の探究』の中で提示している効果的な看護法の理論を確立するための研究に着手したのは1954年であり、『看護の探究』の第1版が出たのが1961年であるから、ヘンダーソンの『看護の基本となるもの』の出版とほぼ同時期であったと思う。1964年3月号の「AJN」誌にヘンダーソンは"The Nature of Nursing"（邦訳「看護の本質」）を発表し、女史の看護論の形成過程を自伝的にまとめているが、その中でオーランドにふれ、彼女の業績を高く評価して次のように述べている。「その頃から——1950年代後半——精神病看護で活躍している看護婦たちの著書が出版されだしたが、その中でもとくにチュダー（Gwen Tudor）女史の著書とオーランド女史の著書に関心をもった。それらの著書の中で私は次のようなことを認めた。それは、看護婦たちが患者のニードを誤って解釈し、とんでもない看護行為をしていることが非常に多いということである。このような誤りは患者と直接話し、患者のニードをはっきり確かめてから看護活動に移るようにすれば防止できるという考え方である。その後エール大学の看護学科の教授や学生たちによって、この研究は続けられ、オーランド女史の考え方の裏づけを取り、この理論の正しさを立証している。この考え方に加えて私が確信していることは、患者のニードについての看護婦の解釈が妥当なものかどうかを継続的に確認したり、分析したりすることによって最も効果的な看護が実現できるということである[10]。」

　オーランドの理論が当時のアメリカ看護界に与えた影響は大きく、続々と女史の理論を使った研究報告が看護専門誌に発表されるようになった。1960年代前半だけでも約30の研究報告が出されていることをみても、女史の理論によりアメリカ看護界がいかに活気づけられたかを理解することができる。彼女の理論は、同じエール大学看護学部の同僚であったアーネスティン・ウィーデンバックにも大きな影響を与えた。ウィーデンバックの著書『臨床看護の本質——患者援助の技術[11]』の中でも、彼女の看護論の基礎となっている部分は、オーランドの理論の展開である。

日本における邦訳出版は第1版が1964年9月に出され，その後ベストセラー的売れゆきと聞いている。たぶんテキストとして看護学校で使用されているためであろう。オーランドも本書のはじめに"To my students"と書いておられるので，女史の目的にそった使い方をしているわけだが，日本では女史の理論を使った研究報告はそう多くは出ていないのではあるまいか（はっきりと調べていないので明言はできないが）。どうしたわけか日本では女史の理論より38の事例の方に関心が多く寄せられ，当初いろいろな批判があったようである。女史も本書の最後に書いているように，すべての患者が，これらの事例のように相互関係の中でニードが確認され，最終的には助けられるというわけではないことはいうまでもない。患者の状態の改善とか回復には，いろいろな要素——患者の疾病の状況，社会背景，患者の潜在的な力（体力や精神力），看護婦と患者の相互関係の出発点，接触期間，両者の協力の度合など——がからみ合っているものであり，女史の理論の適用によりすべての患者が助けられることはないであろう。しかし女史が一貫して主張しているように看護婦も患者もそれぞれ個性をもった人間であるという基盤にたてば，両者の相互作用の中で患者のニードを確認していく原則や患者がもっている個人的特殊性に焦点をあて，単に一般的な諸原理をあてはめて援助するのではなく，その患者にみあった個別的援助方法を適用するといった原則は当然の理として受け入れることができるのではあるまいか。

　今まで見過ごされがちであった患者と看護婦のコミュニケーション，相互関係の面にメスを入れ，重要な原則を導き出した女史の業績は今後も高く評価されるであろう。

おわりに

　前述したように，筆者がオーランドの著書『看護の探究』を翻訳した関係上，日本看護協会出版会からオーランド論をと依頼され，適任ではないからと再三辞退したが，とうとう引き受けることになってしまった。筆者自身オーランドと個人的接触がないこと，現在看護の現場から離れていることや，精神科看護や精神力学の知識に乏しいことなどが辞退した理由である。

今回の執筆にあたり出版会が女史の経歴や著作リストなど取り寄せて下さったが，残念ながら女史の人柄をしのぶことができるものを発見することはできなかった。女史の学歴や職歴からは，精神衛生のコンサルタント・研究者・教育者の姿が浮かび上がってくる。著作は全部で4つあり，その中の主なものの2つはすでに日本で紹介されている。

　私には荷の勝ち過ぎる仕事だったので，どこまでオーランドの理論を読者に的確に伝えることができたのかまったく自信がない。読者の率直な御意見と御批評をあおぎたい。

■註
1）邦訳『看護の探究――ダイナミックな人間関係をもとにした方法』（稲田八重子訳），メヂカルフレンド社，1964年。
2）邦訳『看護過程の教育訓練――評価的研究の試み』（池田明子・野田道子訳），現代社，1977年。
3）前掲，『看護の探究』，p.14。
4）ヴァージニア・ヘンダーソン「看護の本質」（稲田八重子訳），看護技術，11巻3号，p.73，1965年。
5）ドロシイ・M・スミス「看護における虚説と科学的方法」（稲田八重子訳），看護技術，10巻7号，p.88，1964年。
6）前掲，『看護の探究』，p.15。
7）前掲，『看護過程の教育訓練』，p.12～13。
8）前掲，『看護の探究』，p.41。
9）同前，p.52～53。
10）前掲，V・ヘンダーソン「看護の本質」，p.70～71。
11）アーネスティン・ウィーデンバック『臨床看護の本質――患者援助の技術』（外口玉子・池田明子訳），現代社，1969年。

■参考文献
1）上記各引用文献。
2）ヴァージニア・ヘンダーソン『看護の基本となるもの』（湯槇ます・小玉香津子訳），日本看護協会出版会，1964年。
3）早坂泰次郎『看護における人間学』，医学書院，1970年。
4）池田明子「ヘンダーソンからオーランドへ，そしてウィーデンバックへ」，綜合看護，5巻1号，1970年。
5）リチャード・A・カーツ，カール・H・フレミング「看護婦の専門職業意識」

(稲田八重子訳),看護技術,10巻3号,1964年。

現代看護の探究者たち────8

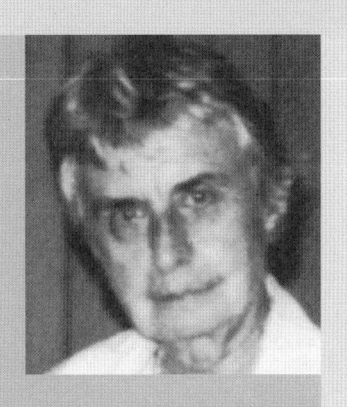

アーネスティン ウィーデンバック
Ernestine Wiedenbach

────看護場面の再構成────

[評者] 池田明子

アーネスティン・ウィーデンバック紹介

略 歴

1922年ウェルズレイ・カレッジ学士，1925年ジョンズ・ホプキンス病院看護学校卒業，1934年コロンビア大学ティーチャーズ・カレッジ修士，公衆衛生看護免許取得，1946年ニューヨーク市マタニティー・センター看護婦‐助産婦免許取得，1946～1951年ニューヨーク市マタニティー・センター付属看護婦‐助産婦学校教師，1948年エール大学特別研究員，1948～1949年コロンビア大学ティーチャーズ・カレッジ上級助産看護学講師，1952～1966年エール大学看護学部妊産婦と新生児の看護学准教授，1966年同大学名誉准教授，同年ロスアンゼルス・ステイト大学妊産婦と新生児の看護学客員教授，1968年フロリダ大学看護学部客員教授，1975～1976年フロリダ国際大学看護学部客員教授。1998年逝去。

著 作

Family Centered Maternity Nursing (1958), Clinical Nursing, A Helping Art (1964)(邦訳『臨床看護の本質——患者援助の技術』，現代社，1969年)，Meeting the Realities in Clinical Teaching (1969)(邦訳『臨床実習指導の本質——看護学生援助の技術』，現代社，1972年)，Maternity Nursing Today (1972), Communication: Key to Ettective Nursing (1978)(邦訳『コミュニケーション——効果的な看護を展開する鍵』，日本看護協会出版会，1979年)．

はじめに ——ヘンダーソンからオーランド,そしてウィーデンバックへ

　昭和43年の夏といえば,もうひと昔もまえのことになるが,「もしよかったら,いっしょに訳してみない?」と先輩の外口玉子姉からひょいと手渡されたのが,アーネスティン・ウィーデンバック (Ernestine Wiedenbach) の "Clinical Nursing——a helping art"[1] であった。

　白い薄手の表紙にくっきりと刷りこまれた紺色の文字がとても印象的で,その飾り気のないデザインも私の好みにぴったりの感じだった。そして,副題の "a helping art" という文字が躍るように目の中に飛びこんできた。「これこそ,長い間私が求めていたものだった!」と,むさぼるように読みはじめたものの,数ページも進まないうちに,ハタといきづまってしまった。というのは,一見何でもないような文章にも,一つ一つの言葉が実によく吟味して用いられているので,うっかり読み流してしまうと後が続かなくなってしまうのである。そこで,仕方なくふり出しにもどって,一言一句ノートに訳しながら読み進まざるをえなくなった。ひと夏かかって,やっと読み終えた時には,分厚い大学ノートにビッシリの下訳ができあがってしまっていた。片っ端から辞書を引きながらの,私にとってはじめての翻訳であったにもかかわらず,何か原著に吸いこまれるような,自分でも信じられないほどのエネルギーが無限に湧き出てくる感じであった。

　ではウィーデンバックの "a helping art" のどこに,それほど私をひきつけるものがあったのだろうか。なぜそれが,長い間,私の探し求めていたものだったのか。この点に関しては,この翻訳を終えた直後に発表した感想文[2]の中で詳しくふれているが,要するに,ウィーデンバックの看護論との出会いは,私の看護婦としての成長発達段階および看護観の形成過程と切り離しては考えられないものであり,ヘンダーソンの「ニード論」からオーランドの「看護婦・患者関係論」を経て,はじめてウィーデンバックの「臨床看護論=援助技術論」にたどりつくことができたのである。

「看護とはいったい何だろう」「看護婦とはそもそも何をする人なんだろう」などと，ただひたすら看護の概念（的理解）を求め考えあぐねていた学生時代。この素朴ではあるが本質的な疑問に最初に応えてくれたのが，ヘンダーソンの『看護の基本となるもの[3]』であった。そして，実際に臨床の場に出てみて，看護婦の独自の機能は「患者の基本的なニードを満たすことである」と，いくら頭の中ではわかったつもりでいても，その独自の機能を，いつ，どこで，どのように発揮したらよいのかがわからなければ，まったく手も足も出ないことを思い知らされたのであった。

　そんな時，ふと手にしたのがオーランドの『看護の探究[4]』であった。私はこの本から「患者の基本的ニードを満たす」のは，看護婦一般ではなく，〈その時・その場〉の患者とかかわっている〈私〉であること，だから，患者との相互作用の中で看護婦である〈私〉が患者に与える影響にたえず注意を払い続ける必要があることを教えられた。もし，このオーランドの看護論との出会いがなかったならば，私は，そこまで看護を自分にひきつけて考えることはできなかったかもしれない。どんなにおぼつかない未熟なものであっても，「そこに私の看護があるのだ」と言えるようになってはじめて，「その私の看護を少しでもましなものにするにはどうすればいいのか」という課題に，自ら挑戦できるのではないかと思う。

　そして，私にとってウィーデンバックの『臨床看護の本質——患者援助の技術』（以下，『本質』と略す）は，この課題に挑戦するための手がかりを与えてくれるものだったのである。「自分を"どのように"かかわらせたら，患者に力を貸すことになるのか」。

　ヘンダーソンからオーランドを経て，ウィーデンバックに至り，ようやく，患者援助の技術の"どのように"が，私の中にぴったり納まることができた感じである。

　こうして，数年がかりでウィーデンバックの看護論にたどりついた私であったが，ちょうど『本質』を訳し終わった時点で，幸運にも再びヘンダーソンの看護論 "The Nature of Nursing" に出会うことができた。文字通り『看護論[5]』と題されているこの本は，ヘンダーソンが自分の看護論の形成過程を，半世紀にわたる看護経験をふりかえりながら，一人称で語っている

ものであり，ある意味ではヘンダーソンの自伝とも言えるものである。

　この本の中でヘンダーソンは，自分の看護の概念の発展に大きな影響を与えた人々を，一人一人あげて，具体的にどの時期にどのような影響を受けたかを，実にたんねんに紹介している。オーランドとウィーデンバックの看護論についても再三にわたって言及しており，それをみると，ヘンダーソン自身も『看護の基本となるもの』のうえに，オーランドの「看護婦・患者関係論」とウィーデンバックの「援助技術論」を積み上げる必要性を強調していることがよくわかる。

　私はこの本の中に，ヘンダーソンからオーランド，そしてウィーデンバックへの看護論の流れが見事に統合されているのを見る思いだった。そしてこの3つの看護論の流れについての私のとらえ方が，それほど見当違いなものでなかったことをヘンダーソンから立証してもらえたような感激を味わったのである。

　ともあれ，私が看護を学びはじめてからウィーデンバックの看護論に出会うまでの10年間は，私の看護婦としての準備期間とも言えるものであり，これだけの期間があったからこそ，ウィーデンバックの看護論との出会いが可能だったのではないかとすら思う。そして，看護婦として何とか一人前に歩みはじめてからさらに現在に至る10年間，ウィーデンバックの看護論は常に私の看護の支えになり，私の看護観を形成するうえに欠くことのできないものであった。したがって，もうすっかり私の中に根をはってしまっているウィーデンバックの看護論について，論評を加えることなどとうていできそうもないが，この10年間，私がウィーデンバックから学びえたことは何であったか，この機会にできるだけ客観的にとらえる努力をしてみたいと思う。幸い私は，ウィーデンバックの著作を3度翻訳する機会に恵まれ[6]，訳し終わっての感想を，その都度，雑誌「綜合看護」に発表してきている[7]ので，それらを参考にしながら，私なりのウィーデンバック論の紹介ができたらと思っている。

1 ……… ウィーデンバックの援助技術論の構成

　ウィーデンバックの看護論は，まず看護婦の存在理由を問うところからはじまる。
　「そもそも看護婦がこの世に存在してきたのは，そこに看護婦の援助を求める患者がいたからである」
　「看護婦は，看護をするために患者を必要とするが，患者は必ずしも看護婦を必要としているとは限らない」
　看護婦自らの存在に対する，これほど鋭い，単刀直入な切りこみ方が他にあるだろうか。日頃，何かと言えば，「看護婦不足」を口にし，看護婦はいつでもどこでも必要とされているのだと，つい錯覚を起こしがちな私たちには，「看護婦を必要としない患者もいる」ことなど，まったく想像もできなくなってしまっているのではないだろうか。そう言われてみてはじめて，「患者は看護婦を必要とするのがあたりまえ」と思いこんでいた自分，無意識のうちに，「自分は相手にとって絶対に必要な存在なんだ」と思いあがっていた自分に気づかされ，脳天をガツンとやられたようなショックを受けるはめになる。
　「自分は看護婦として，どこまで相手の役に立っているか」
　「相手の役に立っていることが確かめられてはじめて，援助者としての役割が果たせたことになる」
　このように，ウィーデンバックの援助技術論は，一見ごくあたりまえのことを言っているように見えるのだが，それにじっと耳を傾け，その意味をかみしめているうちに，そんなあたりまえのこともわからなかった自分，いや，わかったつもりでいた自分がたまらなく恥ずかしくなってくる。そして，改めて自分にきびしく問いかけざるをえなくなってくるのである。ともかく，「患者あっての看護婦」という，だれでもわかっているようで，案外わかっていないところをガッチリと根底に押さえ，そこから出発しているのが，ウィーデンバックの援助技術論である。だから，特別目新しい知識や技術が展開されているわけでもなく「こんなあたりまえのことを何も今さら……」と思う

人にとっては，およそ縁遠いものと言えよう。

　このウィーデンバックの基本姿勢は，すべての著作に一貫しているものであるが，とりわけ『本質』の中にそれが実に明確に表現されている。

　まず，第1章は当然のことながら，「患者および患者の《援助を要するニード》」ではじまり，第2章が，「看護婦——看護婦の思考・感情および責務」とつづき，第3章「目的と哲学」では，臨床看護の意味するものとめざす方向が示される。第4章「実務」では，臨床看護の焦点と諸側面（知識・判断・技能）および構成要素（《援助を要するニード》の明確化，必要とされる援助の実施，成果の確認，必要な資源および援助の調整）が示され，第5章「技術」では，援助の原理と《熟慮された行為》について説明される。さらに第6章「臨床看護の《わく組み》」では，臨床の場でのいくつかの限界および臨床看護を間接的に支えるものがあげられ，第7章「再構成看護場面を分析する——一手段」では，看護婦が自分の考えたり，感じたことをふりかえってみる方法としての再構成の実例が示されている。そして最後の第8章「臨床看護の中で示された能力の評価」では，先に示された再構成の実例を用いて具体的な評価方法が紹介されている。

　以上が『本質』の構成であるが，この構成のしかたに，私はウィーデンバックの看護観の反映を見るのである。つまり，まず「患者」がいて，その患者が援助を必要とする時，援助者としての「看護婦」が登場し，そこで看護婦は「何のために」（目的と哲学），「何を」（実務），「どのように」（技術），「どこで」（わく組み）援助するかが明らかにされ，次に具体的な援助技術の訓練方法の一例として，「再構成」を紹介し，それを用いた評価方法にもふれている。こうしてみると，一般に「何のために」とか「何を」から入る看護論が多い中で，まず「患者」から入るところがウィーデンバックの看護論の大きな特徴であることがよくわかる。

　第2の特徴としては「看護婦」の思考・感情を責務と同列に並べていることである。この点については，「看護婦自身の考えたことや感じたこと」を重視し，患者の《援助を要するニード》を満たすために積極的に活用する，つまり《熟慮された看護行為》としてすでにオーランドの看護論に展開されていたものである。それを受け継いだウィーデンバックは，「看護婦の考え

たことや感じたこと」を「看護の目的」にそって訓練するための方法として，看護場面を「再構成」してみることをすすめている。この「再構成」については，後でまた詳しくふれるつもりである。

　第3の特徴は，「何のために」のところに，目的だけでなく哲学もあげていることである。〈看護の目的〉はそれを支える〈看護の哲学〉を必要とする。つまり，看護婦がその実践の中で何をめざすか，という〈看護の目的〉には，看護婦一人一人の行為の動機づけとなる信条や価値観に裏づけられた〈看護の哲学〉が反映する。このように，はっきりした〈看護の目的〉と〈看護の哲学〉によって，看護婦の行為に一貫性が与えられ，偶然の親切な行為と，専門職的サービスとが区別されるとウィーデンバックは考える。

　なおこの〈看護の哲学〉をめぐって，同じエール大学の共同研究者である2人の哲学者たちとウィーデンバックとの間で考え方に食い違いが生じ，論争というよりは，哲学者たちが一方的にウィーデンバックに挑戦状をたたきつけてきている事実もある。この点についても後でとりあげてみたい。

　第4の特徴としては，臨床看護の〈わく組み〉のとらえ方である。これをウィーデンバックは，臨床看護という場につきまとう限界としてリアルに押さえているのである。しかも〈専門職上の限界〉〈場所的限界〉〈法的限界〉とならべて〈個人的限界〉をあげているのが，いかにもウィーデンバックらしいところである。そして限界はまわりだけでなく，自分の中にもあること，その自分の中の限界は自分の力で狭めることも拡げることもできることを強調している。

　最後にもう一つ，全体的な特徴としてあげられるのは，臨床看護の「何を」のところで，実務の構成要素の中に，報告・相談・協議という〈調整〉の機能を含めていることである。これはウィーデンバックが臨床看護の実務の中で，チーム・ワークを重視していることの現われではないかと思う。この点に私が注目しはじめたのは，比較的最近のことである。

　『本質』の最後の章は，要約にあてられているが，その中に，「患者を中心にした臨床看護の構成」という図がある。最初，私にはこの図が平面的にしか見えなかったのだが，ウィーデンバックの看護論を深く知るようになるにつれて，そして，自分の看護に少しずつ拡がりと深まりが増すにつれ，こ

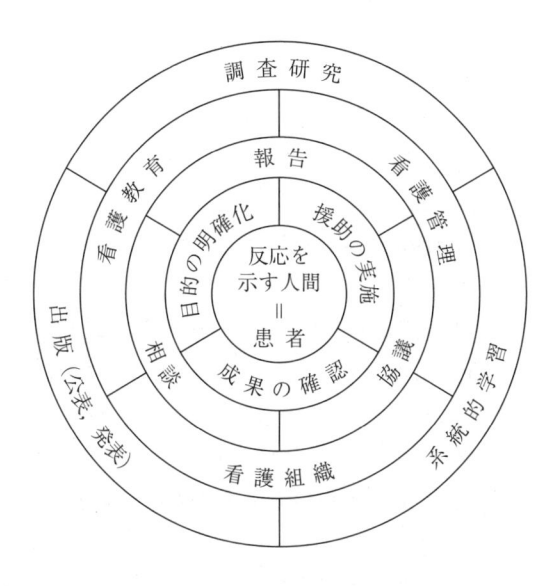

患者を中心にした臨床看護の構成

の同じ図がだんだん立体的に見えるようになってきたのである。つまり，患者を頂点にすえた円錐体としてとらえられるようになってきたことである。

　円の中心には，反応を示す人間としての患者がいて，そのまわりにそれを支えるように看護婦がいて，その看護婦も同じ反応する人間として〈看護の目的〉（＝患者の《援助を要するニード》を満たす）を明確化し，必要な援助を実施し，成果を確認する。そして，それらの看護行為が報告・相談・協議という形で調整されながら，チームとしてのサービスの輪が拡がっていく。この調整の部分は，この図が立体的に見えるようにならないと，なかなかとらえにくいのではないだろうか。私の場合もチームで行なう看護への関心の拡がりと深まりが増すにつれて，この部分が見えてきたように思う。さらに外側の輪になると，患者に対する直接的サービスを支えるものとして，より間接的な，看護管理，看護教育，看護組織へと拡がり，一番外側には，臨床看護をより発展させるためのものとして，系統的学習，調査研究，出版活動があげられている。

　このように，ウィーデンバックの臨床看護の構成を立体的にとらえると，

患者を頂点にして，直接的なサービスから，より間接的なサービスへと拡がるにつれて，チームの輪も拡がっていく。そして裾野が拡がれば拡がるほど安定した円錐体になって，患者へのサービスもゆき届くことになるのではないかと思われる。

2………患者の"need-for-help"

　ウィーデンバックの看護論の中からキーワードを一つだけあげるとすれば，おそらく，"need-for-help"ということになるだろう。この"need-for-help"という概念には，ウィーデンバックの看護観が集約されており，ウィーデンバックの援助技術論を根底から支えているものである。

　翻訳にあたって，最も心をくだいたのもこの"need-for-help"という言葉であった。いろいろ考えたり迷ったりしたあげく，最初の『本質』では，《援助を要するニード》と訳した。しかし，訳してみたものの，どうも"for"を「要する」と訳すことに抵抗感があった。そこで，2冊目の『臨床実習指導の本質』を訳した時には，思いきって，"for"を「求める」に変え，《援助を求めるニード》としてみた。このほうが，看護婦側から《援助を「要する」ニード》なのではなく，患者側から《援助を「求める」ニード》なのだということがはっきりしてよいのではないかと考えたからである。この辺のいきさつについては，2冊目の翻訳を終えての感想文[8]に詳しく書いた。しかし，それでもまだ何となくスッキリしない感じがつきまとい，現在では，いっそのこと，《援助へのニード》とあっさり訳したほうがかえって原語に近い味が出るのではないか，と思いはじめている。

　ウィーデンバックの援助技術論にどこまで肉薄できるかは，この"need-for-help"というキーワードをどうとらえるかによって，ほぼ決定されるとも言えるので，訳者としての責任も重大である。今だに適切な日本語を探しあぐねている私であるが，率直なところ，もう訳語の問題ではないような気がしている。"need"にしても"help"にしても，たったこのひと言の中に，ウィーデンバックの看護観が集約されているので，うっかり曖昧な日本語に置き換えられないこわさを感じはじめている。ましてや，この2つの言葉を

つなぐ"for"にこめられている意味を汲みとって訳しきることなど，とうていできそうもないという感じは，年月を経るにつれて強まる一方である。

今思うと，10年前我ながらよくも大胆に《援助を「要する」ニード》などと訳せたものだと半ばあきれ，半ば感心するほどである。"for"を「要する」と訳したことが，今でも決して間違いだとは思っていないが，そこまで断定することにだんだんちゅうちょを感じるようになってきたのも事実である。たぶんこれは，ウィーデンバックの看護論の全体像が私の中にはっきりしてくるにつれて，この"for"にこめられている意味の重要さが，おぼろ気ながらわかりかけてきたからかもしれない。

もっとも，この"need-for-help"に限らずウィーデンバックの看護論には，こうして10年がかりで探りつづけてもなお，その先がある，奥行きの深さを感じさせる言葉がいくつかある。その一つの例として，"immediate"という言葉があげられる。この訳語についても，さんざん頭を悩まされ，やっと探り当てたのが，《その時・その場》という訳である。この訳語については，今のところ，まずまずの出来ではないかと思っているが，こうした自己満足できるところまでたどり着けたのも，実はオーランドのおかげだったのである。

それというのは，昨年，私はオーランドの『看護の探究』の続編に当たる，『看護過程の教育訓練[9]』という本を翻訳出版させていただいたが，その機会に，改めて，オーランドの看護論と取り組み，その中でウィーデンバックの看護論の基礎になっている部分について，再確認することができたのである。この"immediate"という言葉も，「看護婦は患者との相互作用の中で，その患者とかかわっている"immediate"な状況を重視し，その"immediate"な状況での自分の反応に専門職としての"discipline"を課す必要がある」という意味で，オーランドの看護論の中でもキーワードに相当するものだったのである。

要するに，この"immediate"という言葉は患者との相互作用の中で用いられてはじめて意味があり，直接患者とのかかわりの中でこそ生きてくるものであることが，オーランドによってはっきりしたのである。

こうしてみると，看護とは「"immediate"な状況の中で患者の"need-for-help"を満たすこと」であるとするウィーデンバックの看護論には，オーランドの影響が大きいことがよくわかる。そして，それ以上に"need-for-help"という概念は，ヘンダーソンの「ニード論」を踏まえていることは言うまでもない。ヘンダーソンが，「患者の基本的"need"を満たす」という時，その"need"は，あくまでも患者が自分の力では満たすことのできないもの，人の手を借りなければならないもの，とはっきりことわっているのだが，とかくこの「ただし書き」の部分が見落とされてしまいがちである。その部分が，ウィーデンバックの"need-for-help"という概念の中に，実に端的に表現されているのではないかと思う。

　私はこの"need-for-help"および"immediate"という概念の明確化の中に，ヘンダーソンの「ニード論」からオーランドの「看護婦・患者関係論」，そしてウィーデンバックの「援助技術論」への流れが集約されているのを見る思いである。

3 〈看護の哲学〉 ——看護の動機づけとなるもの

　先にものべたように，ウィーデンバックの臨床看護論の「何のために」に当たる部分は，〈看護の目的〉であり，それを支えるのが〈看護の哲学〉である。ウィーデンバックによれば，〈看護の哲学〉とは，看護婦一人一人の人生や現実に対する一貫した個人的態度であり，看護婦の行為を動機づけるものであり，看護婦が何をするべきかを考えるための指針となり，その決断に影響を与えるものである。そして，それは，看護婦一人一人に固有のものであり，その人なりの看護の〈しかた〉のなかに示されるものである。

　このウィーデンバックの〈看護の哲学〉は，次の3つの概念に基づいている。

　　（1）賜物としての生命への畏敬の念
　　（2）人間一人一人の尊厳・価値・自律性・独自性への尊敬の念
　　（3）自己の信念に関して，ダイナミックにふるまう決断力

　この3つの概念が，意識的に看護の実践に結びつけられ，看護婦が決断する際に有効な指針となりうる時，〈看護の哲学〉は，はじめて実際に役立つ

ものとなる。

　では，この〈看護の哲学〉と〈看護の目的〉とは，どのように関連づけられるのであろうか。

　ウィーデンバックによれば，〈看護の目的〉とは，「患者の〈その時・その場〉の"need-for-help"を満たすこと」である。つまり，「患者が，自分のおかれている状態やその時の状況などによって要請されることに，うまく反応できるように促し，またそのような能力が妨げられている場合には，それを克服しやすくさせること」である。

　したがって看護婦は，「患者が自分のおかれている状態やその時の状況を，どのように知覚しているか」それを知ることからはじめなければならない。なぜならば，自分のおかれている状態やその時の状況をどのように知覚するかによって，患者の〈その時・その場〉の"need-for-help"が異なってくるからである。そして，この患者の知覚したことを，看護婦がどのように受けとめるか，つまり，〈その時・その場〉の看護婦の反応（知覚―思考―感情）には，その看護婦の〈看護の哲学〉が反映する。

　このウィーデンバックの〈看護の目的〉と〈看護の哲学〉との関連について，もう少し詳しく説明してほしいという気持ちは，最初『本質』を訳している時から私の中にあったのだが，2冊目の『臨床実習指導の本質』を訳し終えてからも，ずっと尾を引いていた（この点については拙稿「信条と価値観――看護を動機づけるもの[10]」の中でもふれている）。

　ところで，この2冊目の本は，"Meeting the Realities in Clinical Teaching"という原題で，直訳すれば「臨床実習指導の中で諸現実に直面すること」という意味になるのだろうが，最初の本"Clinical Nursing"が『臨床看護の本質――患者援助の技術』という訳であり，その姉妹編ということで，表題も『臨床実習指導の本質――看護学生指導の技術』としたものである。

　この日本語の題名では"Meeting the Realities"という，原著者の最も強調しているところが完全にぬけ落ちてしまっているのだが，あえてこのような意訳に踏み切ったのはそれなりの理由があった。つまり，この"Meeting the Realities"という概念は，〈規定理論〉Prescriptive theoryの構

成要素の1つであり，ウィーデンバックは，この〈規定理論〉を，同じエール大学の2人の哲学者，ウィリアム・J・ディコフとパトリシア・A・ジェイムズから紹介され，臨床実習指導の場に当てはめてみたわけである。

ところが，この〈規定理論〉のわく組みに依拠して展開されているウィーデンバックの臨床実習指導論は，訳していてもどこかちぐはぐな感じが強く，ともすれば，理論わくだけが浮き上がってしまい，最初の本の時と比べて，ウィーデンバックの臨床実習指導論としての全体像をつかみとるのに大分苦心した。もちろん，それには〈規定理論〉なるものについて，十分な知識をもちあわせていなかった訳者側の責任もあるのだが，いずれにせよ，「序言」の中で簡単にふれている程度の説明[11]では，読者にとっても〈規定理論〉になじむことはまず不可能ではないかと判断せざるをえなかったのである。そこで，あまり理論わくにとらわれないほうが，ウィーデンバックの長年にわたる臨床実習指導の体験から引き出されたものがじかに伝わるのではないかと考え，表題についても，あえて〈規定理論〉の要素を省いて意訳したわけである。

そして，多少すっきりしないところは残しながらも，この難解な〈規定理論〉にあまり深入りすることなく，何とかウィーデンバックの臨床実習指導論を訳し終えて，やっと肩の荷を下ろしたつもりの私であった。

ところが，幸か不幸か，その直後に，このウィーデンバックの〈規定理論〉の適用のしかたをめぐって，先にあげた2人の哲学者から，激しい挑戦状をつきつけられる結果となってしまった。

それは「信条と価値観——カリキュラム立案の基礎的条件[12]」と題するかなり膨大な論文で，ウィーデンバックの〈看護の哲学〉への全面的批判にはじまり，看護婦の信条と価値観についても，実践理論として概念化されない限り，真に看護の実践を支えるものとはなりえないという，かなり手厳しいものであった。いかにも哲学者らしい，もってまわった言いまわしには悩まされはしたものの，私にとってこの論文は，自分の曖昧さに対する挑戦状としての価値を十分にもっていた。

哲学者たちにしてみれば，自分たちの〈規定理論〉に共鳴し，看護の実践理論に関する研究を共にしてきたはずのウィーデンバックが，なぜその理論

を勝手に修正しはじめたのか理解に苦しむ，というのがいつわらざる心境のようである。

　彼らの〈規定理論〉によれば，実践活動を６つの側面に分け，活動を行なう〈能動体〉agency とその活動を受けとめる〈受動体〉patiency が，ある〈わく組み〉framework の中で，そこに働く〈力動〉dynamics の作用を受けながら，一定の〈手順〉procedure にそって，〈終着点〉terminus に到達することになる。

　ところが，ウィーデンバックは，〈能動体〉を看護婦あるいは臨床教師に，〈受動体〉を患者あるいは学生に，とそれぞれ人間におきかえ，また〈手順〉をその人間が用いる手段に，さらに〈終着点〉をその人間が抱く目標にと置き換えてしまっていること，そして，哲学者たちが最も大きな修正として指摘しているのは，ウィーデンバックが〈力動〉の側面を完全に省いてしまったことである。この点について，哲学者たちは，「看護婦は活動の動機やエネルギー源よりもパターンに関する分析をめざす傾向がある」と鋭く批判している。しかし，ウィーデンバックの側からすれば，ただ〈規定理論〉のわく組みを借りて，自分の臨床実習指導論を展開しようと試みただけのことで，その際そのわく組みを多少わかりやすい表現に改めたことが，それほど重大な問題なんだろうか，と逆に問い返さざるをえない心境だったのではないかと思われる[13]。

　結局のところ，２人の哲学者からの挑戦を，ウィーデンバックは全面的に受けて立つことはせず，「所詮，哲学者の眼と看護の臨床にたずさわる者の眼は違うのだ」ということで，サラッとかわしてしまった感じである。この点については，私としては大いに不満とするところであるが，さて自分がどこまでその挑戦を受けて立てるか，という段になると，やはり尻込みせざるをえなかった。

　なぜならば，哲学者たちの批判に応えるためには，まず彼らがウィーデンバックと共同で著わしている論文[14]の内容を理解するところからはじめなければならない。これは，彼らの〈規定理論〉が，看護の実践にとっていかに有効かを立証しようとしているものであるが，正直に言って，私には歯がたたないところがたくさんあって，まだ十分その内容を消化できていない。

それに哲学者たちの主張する実践理論とはどのようなものか，〈規定理論〉はその中でどんな位置を占めるのか，何とか概略だけはつかめたとしても，「そもそも看護の実践にとって理論とは何なのか」という根本的な問いかけに対する自分なりの考え方をはっきり表明できないかぎり，哲学者たちの挑戦を受けて立つことはまず無理ではないかと思われたからである。

　そんなわけで，看護の実践における〈規定理論〉の有効性を云々するためには，まず自分の足場を固めてから出直さなければならないことを痛感させられた私であったが，それだけに，この哲学者たちの批判は私にとって有益なものであったと言える。何よりの収穫は，私がウィーデンバックの〈看護の哲学〉について何かもう一つ食い足らない感じを抱きながら，どこがどうなのか具体的に言えなかったものが，哲学者の批判によって，かなりはっきりしてきたことである。

　ウィーデンバックの〈看護の哲学〉は，〈看護婦の信条と価値観〉にすぎないものであり，それをもっと客観的に吟味しないかぎり，哲学としての意味をもたないという彼らの主張には，私も全面的に共感できる。そして，〈看護婦の信条と価値観〉に対して，彼らの提唱する〈哲学的アプローチ〉を試みることの意義を私なりに確信することができたのである。

　具体的な方法としては，まず看護婦が自分の信条と価値観について，自分の実際の行動との関連性を客観的に吟味してみることである。そのためには，次のように自分自身に問いかけてみる必要がある。

　「自分が語りあるいは説いているが，決して実行に移さないことは何か」

　「自分が実行はしているが，決してその行動について語ろうとしないことは何か」

　「自分が認識もし，それにのっとって行動していながら，決して公表したことのない原理は何か」

　こうして，自分の行動と直結している信条と価値観をはっきりさせることができれば，それが自分の看護の実践の中にどのように反映しているかについても，とらえやすくなるのではないか。

　このように十分に吟味された信条と価値観であってはじめて，ウィーデンバックのいう〈看護の目的〉と照らし合わせるということが可能になるので

はないだろうか。

　ともあれ，ウィーデンバックの〈看護の目的〉と〈看護の哲学〉の関連性について，私が抱き続けてきた疑問は，2人の哲学者の批判に助けられて，何とか解明できそうなところまできた感じである。

4 ……… 看護場面の「再構成」　──患者援助の技術を高める一つの方法

　ウィーデンバックが『本質』および『臨床実習指導の本質』の中で紹介している看護場面の「再構成」とは，看護婦が患者あるいは患者のケアに関連のある人々とのかかわりあいの場面を思いおこし，自分が知覚したこと，その時自分が考えたり感じたりしたこと，その結果自分が言ったり行なったりしたことについて，記憶しているかぎり詳細に順を追って下記の様式で記述したものである。

　この看護場面の「再構成」は，看護婦が患者を援助する過程で，患者あるいは患者のケアに関連のある人々との間に生じる相互作用に注目し，自分の知覚・思考・感情の流れ，およびそれらが自分の言動（行為）にどのように影響しているかについて後からふりかえってみるためのものである。そして，自分の知覚・思考・感情および言動を〈看護の目的〉に照らして吟味してみること，つまり，自分の知覚したこと，考えたり感じたりしたこと，言ったり行なったりしたことが，患者の〈その時・その場〉の"need-for-help"を明確化し，必要な援助を実施し，その成果を確認するという方向にそって，どこまで有効に活用できたかどうか評価するのに役立つものである。

　したがって，このような目的で，「再構成」を用いる場合には，一連の看護場面をすべて「再構成」してみる必要はない。患者とのかかわりの中で，何か自分でもスッキリしなかった場面，自分の働きかけがあまり効果的でな

私が知覚したこと	私の考えたり感じたりしたこと	私の言ったり行なったりしたこと

かったように思われる場面，患者の反応が自分の予期していたものと大きくズレていたような場面などに焦点をしぼって「再構成」してみるほうが，患者援助の技術の訓練方法としては有効ではないかと思われる。

ウィーデンバックが紹介している「再構成」の実例は，いずれもエール大学看護学部の大学院の臨床実習で用いられたものであり，ウィーデンバックが直接指導に当たってその効果を確かめたものである。

最初の『本質』では，学生の書いた「再構成」の実例の後に，その学生が「再構成」してみて気づいたことがつけ加えられているだけであるが，次の『臨床実習指導の本質』では，臨床教師の評価が加えられている。そして，学生は次の5項目の質問にそって自分の「再構成」についての自己評価ができるようになっている[15]。

1．あなたはどんな理由で「再構成」のために特にこの場面を選んだのか。
2．患者の〈援助を求めるニード〉を見きわめたり，患者の必要としている援助を与えるために，あなたは自分の知覚したこと，考えたり感じたりしたことをどのように活用したか。
3．あなたは自分がしたことを通じて，どんな成果を得ようと試みたか。
4．あなたが得たような結果に至ったのは何が原因か。
5．「再構成」を書き，ふりかえってみることによって，どんな自己洞察を得たか。

このような自己評価によって，学生は患者とのかかわりの中で，自分が知覚したこと，考えたり感じたりしたことがどのように自分の行為に影響しているかを知り，さらに自分の行為をその看護場面の〈現実〉との関連で吟味することができるようになるのである。そして，臨床教師による評価は，この学生の自己洞察をより深めるのに役立ち，援助者としての自己活用の能力を高めるのを助けることになる。

ところで，この「再構成」という方法がエール大学で用いられるようになったのは，おそらくアイダ・J・オーランドの影響ではないかと思われる。

オーランドはその著書『看護の探究』（1960年）の中で，患者と同じように看護婦も一人の人間である以上，お互いに影響しあう関係，つまり患者と看護婦との相互作用の過程をぬきにして看護は成り立たないことを強調して

いる。そして，オーランドは，看護の過程を〈患者の言動〉〈看護婦の反応〉〈看護婦の活動〉という3つの要素に分解してとらえ，看護の過程でとかく見過ごされがちな〈看護婦の反応〉に注目している。

たとえば，いつもより表情の動きが乏しい患者を目にした場合でも，患者が衰弱しているのではないかと思って何とか力づけようとする看護婦と，なんて無愛想な患者だろうと不愉快に思って，そのまま放っておく看護婦があるかもしれない。

このように，同じ〈患者の言動〉に接しても〈看護婦の活動〉がそれぞれ異なったものとなってしまうのは，〈看護婦の反応〉のしかたが違うからである。

オーランドは，この〈看護婦の反応〉をさらに詳しく次の3つの要素に分解している[16]。

（1）患者の言動の知覚
（2）知覚によって生じる思考
（3）知覚や思考によって生じる感情

もちろん，実際には，これらの要素がほとんど同時に組み合わさって〈看護婦の反応〉となるわけであるが，看護婦が自分の反応の仕方を後からふりかえってみる場合には，一つ一つ分けて検討した方がわかりやすい。先の例で，〈看護婦の反応〉について考えてみると，どちらも同じ患者の表情を目にしている（患者の言動の知覚）のだが，その目にした患者の表情をどのように解釈するか（知覚によって生じる思考）によって，それぞれ感じ方（知覚や思考によって生じる感情）が違ってしまい，その結果としてそれぞれの〈看護婦の活動〉が異なってしまったのである。

ところが，私たちはともすれば，この〈看護婦の活動〉の是非の方にばかり目を奪われてしまい，なぜそのような結果になったのか，そのもとになっている〈看護婦の反応〉のしかたにまでさかのぼって考察してみることは忘れがちである。さらに，この〈看護婦の反応〉を考察する際にも，それぞれの反応のよしあしを問題にするのではなく，自分がなぜそのような反応をしたのか，〈その時・その場〉で自分がなぜそのような反応をしたのか，〈その時・その場〉の自分の知覚・思考・感情を十分吟味してみることが必要であ

る。

　先の2人の看護婦の例でも，どちらの看護婦の反応が正しかったかどうかは問題ではない。なぜならば，いずれも患者の言動についての自分なりの解釈に基づいた反応であり，その患者が衰弱していたのか，何か理由があって不機嫌だったのか，あるいはその両方だったのか，それとも別の原因だったのか，それは実際に確かめてみなければわからないことだからである。

　患者の言動を知覚すると同時に看護婦の中に生じる解釈や意味づけは，看護婦の個人的な体験やその患者とのかかわり方の違いによって，個々に異なるのは当然のことである。したがって，実際に確かめてみるまでは，患者の言動について看護婦が考えたことは，あくまでも一つの仮定にすぎないのである。ウィーデンバックのいう〈看護の哲学〉が反映するのも，この仮定の部分であり，それだからこそ，たえず〈看護の目的〉と照らし合わせてみる必要があるのである。

　私たちは，とかくこの自己流の解釈による仮定のうえにたって，看護活動をおしすすめていきがちであるが，その結果，患者の"need-for-help"を満たすことに失敗してしまい，後から「再構成」してみてそのことに気づくことが多い。

　さて，こうしてオーランドによる看護過程の分析から，ウィーデンバックの「再構成」に至る流れを追ってみると，2人の共通点・相違点がはっきりしてくる。ひとことでいえば，いずれも看護婦と患者の相互作用を重視し，その中で〈看護婦の反応〉に注目しているのだが，オーランドはそれを細かく分析してより学究的な方向へ，ウィーデンバックはその分析されたものを援助技術の訓練方法としてより実践的な方向へと進めているように思われる。

　さらに詳しい点については，紙面の都合もあり，また別の機会にゆずりたいが，もう一つだけふれておきたいのは，オーランドの分析のしかたでは，看護婦が自分自身の反応を考察するのか，第三者が評価するのかが，きわめて曖昧に受けとられやすいこと，それに対して，ウィーデンバックの「再構成」の場合，まずはそれを書いた私の知覚・思考・感情について，私が自己評価してみて，そのうえで第三者の評価をもらう，という点がはっきりしているのではないかと思われる。

なお，わが国でのウィーデンバックの「再構成」の活用のされ方として注目されるのは，個々の看護婦の援助技術を高めるという本来のねらいに沿った活用だけにとどまらず，チームとしての看護の質を高める手段として活用されている実例が多いことである。すでにいくつかの看護チームの取り組みが誌上に報告されているので，参考までに紹介しておきたい[17]。

おわりに

　このウィーデンバック論をまとめたことが契機で，ウィーデンバック女史の最新の著書（註18参照）に出会うことができ，私としては4度目の翻訳に挑戦する機会を与えられた。"Communication : Key to Effective Nursing"（邦訳名『コミュニケーション——効果的な看護を展開する鍵』）と題するこの本は，女史の患者援助技術論のエッセンスともいうべき「コミュニケーション技能」に焦点をあてて書かれたものである。
　「看護婦がコミュニケーション技能を身につけることによって，看護の効果をどこまで高めることができるか？」
　50年以上にもわたる看護経験を足場に，女史は真正面からこの問いかけに取り組み，自分なりの解答を出してみせてくれた。簡潔な言葉，飾り気のない文章，端的な表現は，さらにみがきあげられ，洗練され，手づくりの本という印象を強めている。とりわけ各章のテーマをユーモラスなイラストでずばり描いているところなど，そのあざやかなお手並みに思わず息をのむほどであった。構成の点でもガッチリしていてゆるぎなく，しかも固苦しさを感じさせない。これまで女史の看護論に親しんできた者にとっては，その根底に流れる価値観，宗教観にまでじかに触れさせてもらえる貴重な作品であり，また初めて女史の看護論に接する人にも入門書としての価値を十分もっているのではないかと確信できる。
　もうこれ以上，私の舌足らずの解説は無用の長物とは思うが，一応参考までにこの本の骨組みだけでも紹介しておきたい。
　まず第1章では，コミュニケーションの本質を5つの構成要素（刺激，送り手，メッセージ，伝達経路，受け手）に分けて説明し，次に第2章では，

効果的な看護の本質について，基本的機能，内在的資質，方向づけの力という3つの要素に大別し，これらの要素を看護の目的にそって有効に生かすためのダイナミックな思考・感情のプロセスを〈感じやすくする作用〉（sensitizing mechanism）という概念で説明している。第3章では，看護に活用できるコミュニケーションの手段について実例をあげながら細かく吟味し，第4章では，看護におけるコミュニケーション技能の5つの決定因子（意図の明快さ，知識の豊富さ，態度，感受性，判断力）について，それぞれ具体的な場面をあげながら説明している。第5章では，とくに「話すこと」と「書くこと」について，コミュニケーション技能としての特性を明確化し，最後に，効果的な看護を展開するための基盤である信頼関係の確立を強調してしめくくっている。

しかしこの本には，以上の概略ではとても伝えられない女史の年輪の重みを感じさせられるものがあり，私としても看護の先駆者，人生の大先輩の貴重な教えを，一言一句かみしめながらの翻訳であった。これまでもう一つぴんとこなかったところが，「なるほど，そういうことだったのか！」と一つ一つ腑に落ちていく充足感でいっぱいであった。これはもう語学力の問題ではなく，訳者自身の看護経験・人生経験の積み重ねによって，その分だけ著者の意にそえるようになったとも言えるのではなかろうか。たとえ自己満足にすぎなくても，この本を紹介できたことで，私のウィーデンバック論の仕上げがやっとできたというのが実感である。

最後にもう一つ，この本の序に，ウィーデンバック女史から日本の読者へのメッセージをいただくことができたことをつけ加えておきたい。たまたま渡米する機会のあった外口玉子姉が直接女史に会ってことづかってきてくれたものであるが，短いながらも心のこもった，いかにも女史らしいメッセージである。これがきっかけとなって，女史との文通の道も開け，翻訳の労をねぎらって下さる文面に接したときなど，思わず「ここに看護におけるコミュニケーション技能のお手本がある」と叫んでしまったほどで，今や私の中で著書と著者のイメージが完全に一体化した感じである。

ウィーデンバック女史はエール大学を定年退職後，フロリダ州マイアミのコミュニティで永年の友人との共同生活を楽しみながら，いくつかの大学の

客員教授を勤めたり執筆活動などを続けておられたが，1998年にご逝去された。享年98歳であった。

　なお，ウィーデンバック女史のお人柄などについては，『臨床看護の本質』改訂版（1984年）の「訳者あとがき」に，共訳者の外口玉子さんがマイアミのご自宅を訪問して心温まるおもてなしを受けた時の印象記がありますのでご参照ください。

　追　記──ウィーデンバックの看護論の日本への影響について
　ウィーデンバックの『臨床看護の本質』が翻訳出版された1969年は，戦後初めて「看護婦養成所指定規則」が改正された時でもあり，いわゆる新カリキュラムの「看護学総論」の基盤となる看護の概念の明確化に多大な関心が払われていた時期であった。
　ウィーデンバックの看護論の日本への影響として最も注目すべきは，患者援助の技術"Helping Art"を高めるための看護場面の「再構成」である。これは，看護師が「援助者として自分を有効に活用する技」を磨くための訓練方法であり，〈患者の援助へのニード〉を明確化し，必要な援助を実施し，その成果を確認する，という一連の過程の中で，看護師が自分自身の考えたり感じたりしたことを，どこまで有効に活用できたか，振り返ってみる方法である。つまり，看護師が自分の思考・感情を客観視し，看護の裏づけとなっている信条や価値観を明確化することができるのである。
　このようにウィーデンバックの「再構成」は自己客観視の訓練でもあり，自分の看護についての自己洞察を深めることが大きなねらいである。しかし，残念ながら日本では必ずしも有効に活用がされていないのではないかとの危惧がある。その原因は，この「再構成」が基礎教育の臨床実習に安易（？）に導入されてしまったことにあると思われる。援助者としての自己活用の技を磨くという「再構成」のねらいからすれば，まだ基礎教育の段階で初心者の学生に活用するにはかなり無理がある。学生の自己洞察を深める援助が出来るためには，まず教師自身が「再構成」による訓練をする必要があり，その教師の有効な援助があって初めて，学習効果が期待できるのである。この点に関しては，これまでにも学術集会等で「再構成」の有効な活用方法につ

いて何回かワークショップを開催するなど，私としても機会あるごとに注意を喚起してきている。

　ウィーデンバックの看護論が日本に紹介されて既に40年を経過し，看護の概念や看護の本質を探究するうえで欠くことのできない古典の1つに数えられるまでになっている。

　「再構成」の有効な活用を含めて，ウィーデンバックの援助技術論により看護の原点を再確認し，自分の看護実践を意味づける一助として欲しいと願っている。

2009年6月

■註
1) E・ウィーデンバック『臨床看護の本質——患者援助の技術』(外口玉子・池田明子訳)，現代社，1969年．
2) 池田明子「ヘンダーソンからオーランドへ，そしてウィーデンバックへ」，綜合看護，5巻1号，1970年．
3) V・ヘンダーソン『看護の基本となるもの』(湯槇ます・小玉香津子訳)，日本看護協会出版会，改訂版1973年．
4) I・J・オーランド『看護の探究——ダイナミックな人間関係をもとにした方法』(稲田八重子訳)，メヂカルフレンド社，1964年．
5) V・ヘンダーソン『看護論』(湯槇ます・小玉香津子訳)，日本看護協会出版会，1967年．
6) 『臨床看護の本質——患者援助の技術』，『臨床実習指導の本質——看護学生援助の技術』(共訳)，現代社，1972年．「看護における援助技術」，『看護の本質』看護学翻訳論文集1，所収，現代社，1973年．
7) 2) にあげたほかに，池田明子「信条と価値観——看護を動機づけるもの」，綜合看護，7巻2号，1972年，「看護の中に自らの資質を活すには」，同上，8巻4号，1973年，所収．
8) 前掲，「信条と価値観——看護を動機づけるもの」．
9) I・J・オーランド『看護過程の教育訓練——評価的研究の試み』(池田明子・野田道子訳)，現代社，1977年．
10) 7) を参照．
11) 規定理論について，ウィーデンバックは次のように説明している．
　「……看護や医学あるいは教育といったような実践分野に関していえば，〈規定理論〉とは，その実践の中で望ましいと考えられている結果をもたらすために，実

践者がとるべき行為を明記するものである，といえよう。このことから推量して，実践分野のための〈規定理論〉をはっきりと表現する場合に，次の3つの明確な要素を考慮に入れておくべきであろう。
1．その特定の分野にとって欠くことのできないものとして実践者が認めている〈中心目的〉
2．その〈中心目的〉を達成するための〈規定〉
3．その〈中心目的〉の達成に影響を与え，かつそのとき直面している状況のなかにある〈現実〉」

　ウィーデンバックによれば，看護の臨床実習指導は学生の現状に変化をもたらすように企画された目的指向性をもつ実践活動であるが故に，〈規定理論〉に導かれてはじめて有意義なものとなる。

12) 綜合看護，6巻4号，1971年，7巻1号，1972年，参照。
13) その辺の当惑をウィーデンバックは，哲学者たちの批判へのコメント（綜合看護，7巻1号，1972年）の中で次のように表現している。
　「……彼らが看護婦や看護の実践や看護教育に対していろいろと言及していることが暗に示しているように，彼らは本気でそれらを嘲笑しているのだろうか？　私がまだ現役で教育にたずさわっていた頃に，彼らの助言を求め，それによって，心を乱されるようなさまざまな出来事に対する自分の見方を広げ，どうしたらそれらを効果的に処理できるかについての洞察をえることができたあの頃の彼らのまじめでかけがえのない応答と，この皮肉たっぷりの態度とを，同一人物の発言と納得するには，私は一体どうしたらよいのだろうか。また私にとって驚きだったのは，私の著書"Meeting the Realities in Clinical Teaching"の中で示したように，彼らの規定理論の概念を，私が看護の臨床指導における特殊な事情に合わせて脚色していることに対する批判から，この論文を始めていることである。」
14) 武山満智子他訳「実地修練における理論」，看護研究，3巻3号，1970年。
15) E・ウィーデンバック『臨床実習指導の本質——看護学生援助の技術』，p.160，参照。
16) I・J・オーランド『看護過程の教育訓練』，p.30，参照。
17) 中村ヒサ他「実際になされた援助内容を個々の看護と病棟としての看護の両面から同時に考察する試み」，綜合看護，10巻3号，1975年。三輪千恵子他「ある白血病患者＝看護婦＝家族の看護過程」，同上，12巻2号，1977年。柄谷節子他「脳卒中後遺症のある老人患者の看護」，同上，13巻2号，1978年，所収。
18) E. Wiedenbach, C. E. Falls: Communication: Key to Effective Nursing (1978), 邦訳『コミュニケーション——効果的な看護を展開する鍵』（池田明子訳），日本看護協会出版会，1979年。（同書新装版，2007年）

現代看護の探究者たち——9

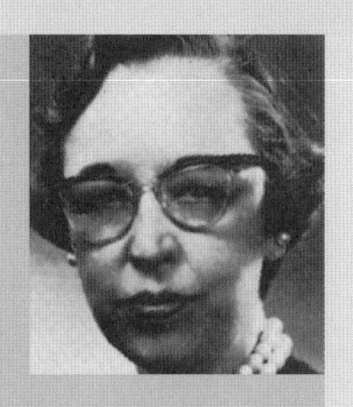

マーサ E. ロジャーズ
Martha E. Rogers

——人間のもつ全体性——

[評者] 樋口康子

マーサ・E・ロジャーズ紹介
略 歴
1914年テキサス州ダラスに生まれる。1931～1933年テネシー大学在籍後，1936年ノックスビル・ジェネラル病院看護学校卒業，1937年ジョージ・ピーバディ・カレッジ公衆衛生看護学部学士，1945年コロンビア大学ティーチャーズ・カレッジ修士，1952年ジョンズ・ホプキンス大学公衆衛生学修士，1954年ジョンズ・ホプキンス大学理学博士。1954～1975年ニューヨーク大学看護教育学部部長。その後，同大学の大学院で講義を行なった。1979年より同大学名誉教授。1994年逝去。

著 作
Educational Revolution in Nursing (1961), Reveille in Nursing (1964), An Introduction to the Theoretical Basis of Nursing (1970) (邦訳『ロジャーズ看護論』，医学書院，1979年)。

はじめに

　本稿の役割は，現代のアメリカが生んだ偉大な看護学者マーサ・E・ロジャーズの紹介にあると思うが，ロジャーズの解説に先立ち，これまでの看護学説を歴史的に考察してみたい。このシリーズにおいて，〈現代看護の探究者たち〉が次々と紹介されているのに，本稿の限られたスペースにおいて，看護学説史を要約するのは僭越であると躊躇したのだが，次に述べる2つの理由からあえてさせていただくことにした。

　第1に，ロジャーズの看護理論は，これまでの看護学説とはまったく異なる独創的な概念規定を有している。この独自性と視点の雄大さを理解するには，ロジャーズの理論を看護学説史のなかで位置づける作業が必要であろうと思われる。

　第2に，はやくも看護学の古典になりつつあるロジャーズの主著，"An Introduction to the Theoretical Basis of Nursing" が，『ロジャーズ看護論[1]』という邦訳において出版された。筆者は，中西睦子姉とともに翻訳の仕事をさせていただいたわけであるが，訳者の願いは，日本の看護婦が一人でも多く本書を読み，ロジャーズの壮大な看護理論に直接ふれていただきたいということであった。読者諸姉が，『ロジャーズ看護論』と真正面から取り組まれ，ロジャーズとともに思考して下さることをおすすめしたい。したがって筆者の役割は，ロジャーズを解説することばかりでなく，ロジャーズ理解の助けとなるバックグラウンド・インフォメーションとして看護学説史を提供することにあると思ったしだいである。

1　看護学説史概観

●フローレンス・ナイチンゲール（Florence Nightingale）
　近代看護は，何といってもナイチンゲールに始まり，19世紀にその偉大

な功績によって世界の人々に専門的看護の存在とその重要さを大いに認識させた。同女史は，1859年に書いた "Notes on Nursing: What it is and What it is not[2]" において，看護の目的を規定している。

自然の力が彼に作用するように，患者を最高の状態に整えることが看護の目的であり，実際上，看護の法則（law）は，健康の法則（law）と同様であるが，いまだに未知であると述べている。

事実，当時の看護手順をみると，患者介助の理論は，患者の生活環境を調整する方向につくられていた。すなわち，換気，照明，温度，清潔，騒音調節，適切な食事の選択と与え方など，患者の身のまわりの世話をするのが，ナースの仕事であると考えられ，疾病より健康の回復が重要であるとされた。

● ナイチンゲール以後の100年間

ナイチンゲール以後100年間，看護界は，ナイチンゲールの関心事を受けつぎ，看護の法則の発展に挑戦しつづけてきた。当時作成された多くのテキスト・ブックに，様々な看護モデルが展開されているのをみると，その様子がわかる。

初期におけるテキストの多くは，病院でつかわれる看護手順要綱のようなものであり，看護の目標は，とくに明確にされていなかった。そのうち，だんだんとテキスト・ブックの標準化が行なわれ，目標設定も進み，看護とは，サイエンス（science）とアート（art）であるといわれるようになった。

当時，看護が科学であるといわれたのは，看護ケアの原理が，解剖生理や細菌学のような生物や化学の知識に基づいていたからである。また，看護が技術であるといわれたのは，観察の技術，とくに症状観察の技術を指していた。

20世紀の初期に至ると，内科看護や産科看護の手引きといったガイド・ブックが多くあらわれた。いずれもナースを対象に書かれたものであるにもかかわらず，残念ながら看護学独自の概念から発展したものではなかった。

● 看護教育組織の移行期（第二次世界大戦後）

第二次世界大戦後，米国における看護教育は，病院付属の看護学校より，

専門学校や大学における看護教育に移行していった。すると当然のことながら，教育内容のカリキュラムや，理論と実践の教授方法，また，誰が教育者となるかが大きな問題となった。

従来は医師によって占められていた看護教育のあり方に疑問がもたれ，大学レベルにおいて看護学を教えることのできる教育者の養成にも努力が払われた。ナース自身による大学レベルの看護教育がひろまるにつれ，看護は独立した歩みを始め，独自な概念や目標や課題が探究されるようになった。

この時期には，看護の意味づけが，主にナースと患者という人間相互関係の過程における看護の介入に求められた。看護の使命は，患者のニードに応じて親切に世話をし，慰安を中心として勇気づけてあげることであった。しかし，ナースと患者の人間相互関係の過程が科学的に説明されるようになったのは後に至ってのことである。

この人間相互関係の過程を重要視し，科学的な理論づけと分析を試みた代表的な人々は数人にのぼるが，ここではとくにペプロー，ヘンダーソン，オーランドの3人について記述してみる。

● ヒルデガード・E・ペプロー（Hildegard E. Peplau）

ペプロー女史によれば，看護は，「社会における個人を健康ならしめる，重要な治療的人間関係の過程である。」看護によって患者は，他の人間と協力的に機能する過程を学ぶのである。さらにナースと患者の関係を，①オリエンテーション（orientation），②自己同一（identification），③展開（exploration），④解決（resolution）の4段階にわけた。そして，ナースの役割として，患者が社会において出会うであろう様々な人間，たとえば，カウンセラー，両親・兄弟・姉妹，未知の人，教師，指導者などの代行人となる。その中で，患者はナースを通して人間相互関係の過程を知るのである。さらに患者は，ナースとの関係において自己の本質を学び，他人とどのように協力していくかを習得する。かくして，看護は，人間相互関係の過程を展開する場所となると述べている。

ペプロー女史は，患者のニードについて，心理学的な解説を試みた。精神的あつれきや欲求不満が心理的な緊張を高めたとき，それを緩和するのに2

つの解決法がとられることを説明した。第1は，緊張の原因となった問題から逃避しようとする防衛反応であり，これは不健康な解決法で結果として病的行為が生まれる。第2は，緊張の原因となっている問題の所在を探究し，それに立ち向かって積極的に解決していこうとする健康的な方法で，結果として，問題解決の道をたどる。

ペプローは，このような人間の心理過程の理解に基づいて，患者と治療的人間相互関係をもつことが看護婦の課題であると述べている。

●ヴァージニア・ヘンダーソン（Virginia Henderson）

ヘンダーソン女史によると，看護の定義は，「病人や健康な人々を支援することであり，個々の人が，健康保持や病気より回復するために，また，死に直面したときには，平和な臨終に役立つよう行動することである」と1966年に出版した"The Nature of Nursing[3]"に規定した。

そして，この定義に従って行なわれる看護行動は，患者ができるだけ早く，自分のことが自分でできるようになるように導くことであると強調した。このように，看護をして，患者の自己独立に対する援助であると強調したのは，看護学説史の中でもユニークな存在として意義が深い。

●アイダ・J・オーランド（Ida J. Orlando）

オーランド女史は，1961年に出版された，"The Dynamic Nurse-Patient Relationship[4]"において，看護に対する見解を次のように述べた。すなわち看護とは，患者が，自分のニードを満たしたいときに，それを援助することである。患者が，いわゆる医学的治療や治療的観察下にある間は，できるだけ彼の身体的・精神的慰安を高めるのが看護の役割であると，患者の安楽を目的とする看護をオーランド女史は明示している。

●看護の対象についての考察時期

以上のように，当時の看護論説者は，看護の目標や過程ばかりでなく，看護の対象についても考察していた。この中から頭角をあらわし始めたのは，患者を病気の部分としてだけでなく，病気をもつ人間として見る傾向である。

その代表的なものが，次の3人の学者にみられる。

1958年に出版された"Medical & Surgical Nursing[5]"において，シェーファー女史以下3人の共著者たちは，外科と内科を病名別に識別する医学とは対照的に，2つの分野を統一して症状別に取り扱うことのできる看護を試みた。すなわち，患者を，外科的・内科的にかかわらず，ある症状をもつ一人間として見て，その疾病回復に役立つ看護のあり方を明示した。

スミスとグリップの両女史の"Care of Adult Patient"では，人間の発育過程を基礎として，成人時期を若年成人，中年成人，後年成人と3つにわけ，同じ病気でも，疾患の発育時期に応じて異なる看護をうちだした。

1960年に書いた"Patient-Centered Approaches to Nursing[6]"において，アブデラ女史は，看護は，疾病中心に行なうものでないことを明らかにした。アブデラ女史は，基本的な看護問題を21項目も取りあげ，看護は，人間である患者の基本的ニードを中心にくりひろげられるべきであると強調した。

これは，人間の基本的ニードを14項目あげて，これを満たすよう患者を支援することが，医師とは異なるナース特有の役割であると主張したヘンダーソン女史の説をさらに支持するものである。

● 1960年代と70年代の初期

米国看護界では，大学卒業生が出現しはじめてから10年あまりになる1960年代に，看護の目標や，定義や，さらには看護の対象について，あらゆる角度から様々な検討が行なわれた。不完全ながら，看護独自の研究開発も進行しつつあり，看護を学問として確立しようとする気運が旺盛となった。では，「看護を学問として確立する」とは，どういうことであろうか。他の多くの学問分野では，学問形態がすでに存在し，それを基盤として，実践が導き出され，実験がくりひろげられている。これに比べ，学問の形態が明らかでなく，その実体として臨床の場をもつ看護界では，臨床で経験したり観察した事象を集め，科学的に分析し，理論として受け入れられる一般原理を導き出すことが必要とされた。

看護学の理論的発展は，最近のリサーチや論文に顕著であり，学問的なシ

ンポジウムが至るところで行なわれている。1970年代に入ると，米国のテキスト・ブックには，理論に基づいた看護の概念模型が以前にも増して使われるようになった。

最近の大学における修士課程などでは，「看護の理論的な概念模型」という講座が設置されるほどである。専門学校や大学で組み立てられるカリキュラムは，ほとんどが概念的模型を基礎として発展している。また，看護の実践者も，看護活動は概念的模型の上に立てられるべきであると，実践と理論と研究の統一を自覚しながら実践に励んでいる。すなわち，体験において理論がテストされ，理論において体験が客観的な原理となっていくのである。

こうしているうちに，「看護の理論的わくづけ」を解説したいくつかのテキスト・ブックや「看護概念の模型」が専門雑誌などに展開され，その試みが大幅になされはじめた。その中でも，ロジャーズ博士は，このような看護の理論と実践と研究を統一させる基礎的知識を提供している。すなわち，看護界に学問的理論のうらづけを成功させたばかりでなく，看護学説史の中でも，非常に重要な意味をもっているのがロジャーズの看護理論なのである。

2 ········看護の独自性とは

それでは，そのロジャーズの学問的うらづけのための考えとはどういうものなのだろうか。

ロジャーズ博士は，あるとき「ナースは看護学以外の分野で博士号をとるべきでない」と発言して話題をまいたといわれる。その発言の意図を問いただされたときに，博士は要約すると次のように答えている。

ナースが，大学院レベルにおいて，看護学以外の分野で可能なものであればなんであれ勉強したがるのには次の2つの理由があると思う。第1に，看護学がどのような学問かという自覚がないので，自己イメージのレベルが低く足もとがふらついているからである。第2には，看護の分野において何を知るべきかわからないので，看護は学問として勉強するに値しないと思ってしまうのである。看護を教えようとするものは，看護とは何かを探究すべきである。少なくとも，看護教育者は何を知るべきかを教える看護学の内容を

身につけるべきである。その意味でも看護の知識体系は看護教育の出発点となる。

マーサ・ロジャーズの関心は，看護に固有な特殊性を明らかにして看護を独立した学問として成立させることであった。それゆえロジャーズは，医学など他の医療専門職と違う看護にユニークな点は何かを追究している。

博士自身の説明によれば，違いは知識の母体になければならない。ナースという言葉は今まで"行なう"意味に使用されてきたが，専門職は"知る"意味を含んでいる。それゆえ看護を他の専門職と区別するものは，"知る"知識の母体になければならない。知識は，実証テスト可能な仮説をたて得る概念の体系化を必要としている。

その点でロジャーズは，看護界に根強く残っている伝統主義や反教育主義を変革するために，看護教育をとおして看護の新しい方向づけにリーダーシップを発揮し，看護は"行なう"ことであって，"知る"ことではないと思いこんでいる反教育主義を打ち破り，新しい教育の方向づけを与えたのである。

また，看護の仕事がわからないで医師のアシスタントに終わっているナースに対して，看護に固有な知識体系を示すことによって看護の独自性を明示したのであった。

ロジャーズは，看護界が生んだ最も独創的な思想家といわれているが，看護に対してどのような貢献をしたのであろうか。それは，看護を学として成立せしめた概念体系を確立したことにある。看護学が，具体的な職業スキルに限定されたものではなく，人間そのものに結びついた知識として開発されている。

看護を学として成立させるにあたり，人間観や生命論を根底におくことによって，結果的に看護が人間そのものに深く関与することを明示した。ここでは，看護にとって本質的かつ固有な理論的知識が人間学において展開されている。

ロジャーズによれば，「看護の関心は，人間のもつ全体性にある。看護学における科学的知識は，人間について記述し，説明し，予測しようとする。……生命および生命現象に対する人類の数世紀におよぶ科学的関心の延長なのである[7]。」

ここでは，看護知識の母体が，看護に固有な人間観に基礎づけられている。看護の関心は，統一された全体としての人間（unitary man）であり，看護が対象とする現象は，相助的人間（synergistic man）の概念に明示されている。ロジャーズは，人間行動が相助的（synergistic）であることを重要視しており，相助作用とは，各構成要素が独立して行なう作用からは予測できない，システム全体のユニークな行動をいう[8]。

　"Contemporary American Leaders in Nursing, An Oral History[9]"において，ロジャーズが語ったところによれば，「看護以外の分野が，この相助的人間を対象に没頭することはまだ行なわれていない。医学は病態生理学（physiological pathology）の特別な領域と関わっているので，医学の視野はむしろ狭い。看護は，人体の部分とは違う統一された全体としての人間に関心をもつ唯一の分野である。人体について，部分から全体を一般化することはできない。それゆえ，看護は，相助的人間という看護が取り扱う固有な現象を叙述，説明するのであり，このことが看護をして他の分野と区別させている。」

　以上から明らかなことは，看護学の科学的知識体系の基礎が，相助的人間観におかれており，ロジャーズの看護理論は，相助的人間の成長発展の性質や方向を考察しているということがいえる。

3 ………看護の対象としての人間

　看護を学として成立せしめたロジャーズの看護知識の母体が，看護に固有な人間観によって基礎づけられていることは前に述べたとおりである。では，看護に固有な人間観とは何であろうか。次にその内容を『ロジャーズ看護論』第Ⅱ部を紹介しながら考察してみたい。看護の対象としての人間は，次にあげる5つの項目より成り立っている。

1．統一された全体としての人間

　ロジャーズ博士は，ここ数10年来論議の的になっている「エネルギーの場」の概念を基礎として，統一された全体としての人間を説明している。概

念的には，無限の広がりをもち，その境界線をもたないのが「エネルギーの場」であるが，学ぶ側として思考しやすくするために「人間の場」と「環境の場」を想定した。

統合的概念である「場」そのものは不可分であり，全体的にかかわるときにのみ意味をもつ。

統一された全体としての人間の場は，生物学的（biological）な場，生理学的（physiological）な場，社会学的（sociological）な場，あるいは，心理学的（psychological）な場の中のどの一つの場によっても代表されることができない。これら一つ一つの場は，部分を扱っているにすぎず，統一された全体としての人間の場は，これら部分の総和以上の，しかもその総和と異なる特性を示す統一体である。それゆえ，統一された全体としての人間は，部分を知ることによって理解することはできない。

統一された全体としての人間を unitary man といい，その性格を表現するのに，entirety, wholeness, または holistic という特定の用語を使って，機械論的な意味での各部分が集まってできた集合体 "sum of parts" とは，明らかに区別している。

この点を強調して，ロジャーズ博士は，筆者とのインタビューにおいて，次のように説明してくださった。「西洋医学は病態生理より始まっているため，患者という人間をあつかいながら，その疾病部分に限って集中する傾向がある。最近，医師たちの間で，患者を総体的に観察しようとする運動がはじまっているが，単に，各部分が集まって総体となるといった考察の仕方で部分の総和的集合にすぎない。本説のように，人間を統一化した全体として取り扱っている学問分野は，他にはみられない」と断言された。

2．開放系としての人間

"人間と環境は絶えずお互いに物質とエネルギーを交換している"

人間と人間をとりまく環境が不断に相互作用をもっているのは，この両者が明らかに開放系だからである。

人間も環境も，それぞれエネルギーの場として存在し，常に相互に関係しあいながらエネルギーの移行や交換を行なっている。これはあたかも，アメー

バが，その周囲に自由自在に足を伸ばしたり縮めたりする様子に似ている。生命の創造性を予知するのがこの交換であり，生物と環境が相互に変えたり，変えられたりする過程で進化がすすむのである。

3．生命の定方向性
"生命過程は，時空連続体に沿って，あと戻りすることなく，一定の方向にすすむ"

当世界を，時間空間を含む4次元の世界とみなし，その中で，生命過程は生成の過程として常に一方向に向かって進化しつづけている。変化の過程は，空間の中で時間軸に沿って進行する。過去，現在，未来という概念は時間の進行を意味する。時間空間のある地点に起こった出来事は，それまで進化してきた無数の確率的事象の中より生まれたもので，2度と同じ事象は起こり得ない。

4．生命のパターンとオルガニゼーション
"人間を人間たらしめているのはパターンとオルガニゼーションであり，そこには人間の革新的な全体が反映されている"

環境と絶えまなく相互関係しながら，常に変わりゆくパターンとそのオルガニゼーションは，それ自体をその人間の性格ということがいえよう。人間は，パターン形成過程の中で人間として完成していくわけだが，その過程は絶えず修正され，新生面を開いていく。人間の性格は，時間の経過とともに絶えず変化しているとみられる。

5．生成と思考力をもった存在としての人間
"人間を特徴づけているのは，抽象と表象，言語と思考，感覚と情緒といった能力である"

人類が，他の生物と異なるだけでなく，進化論的にみて最先端に位置しているゆえんは何であろうか？　人間以外にどんな生物がみずからの進化の過程を知っていようか？　未来を心に描くものが人間以外にあるだろうか？　抽象と表象，言語と思考，感覚と情緒といった作用は，人間を人間たらしめ

る基本的な属性なのである。

　それでは，このように統一された全体としての人間の概念をもとにしたロジャーズ博士の看護観は，どのようなものであろうか。

　まず，看護者として取るべき態度を次のように述べている。「環境の変化と対立するよりは，むしろ協調して生きるパターンを発展させるべく，人々を助長するようしむけることである。」

　次に専門看護者としての役割は，「……健康につき最大の可能性を実現するために，人間と環境の場のパターンを方向づけたり，再び新しい方向づけをしたり，人間の場の統一性と完全性を強化したり，人間と環境の交響曲のような相互作用をさせることを探るのである」と述べている。

　看護の対象とする人間を，統一された全体としての人間という概念のもとに把握すると同時に，看護する自分自身も統一された全体としての人間であることを自覚しながら看護実践を行なうのであるから，看護者の教育は，技能教育では不可能であり，大学や大学院において広範囲にわたる科学的知識を伝達する必要がある。この知識いかんによって，看護実践の安全性と，その活動範囲がきまってくる。この点をロジャーズ博士は，インタビューにおいて，看護学における科学的知識の重要性を次のように強調された。「専門家の特徴は，知識が，その根底を占める。それゆえに，できるだけ広く多くの科学的知識を学ぶことが大事です。かといって，看護学は，たとえば，生物学や化学や哲学などの基礎知識をよせ集めたものでなく，人間を知ることに関係するあらゆる基礎知識を総括的に結合（synthesize）したものから生まれるのでなければならない。」

4 ……… 看護の普遍性

　ロジャーズ博士は，看護学を他の学問分野に対して開かれた総合的な学問であると考えている。それは，看護が取り扱う相助的人間という現象が，学問の各分野が違った局面から探究する共通の課題だからである。

　たとえば，人間観一つを例にとっても，哲学，宗教学，文学，心理学など各専門分野には，学問的体系や構造があり，学説史によって代々伝えられた

ところのアカデミックな関心や問題点がある。

　ロジャーズ博士は，これら他の専門分野から深く学び，各々のアカデミックな課題を受け継いで，看護の科学的知識の母体である相助的人間観において総合統一を試みている。

　『ロジャーズ看護論』を読むとき，私たちは博士の博識と他の専門分野におけるアカデミックな課題の的確な把握に驚かされる。たとえば，哲学史における人間観の変遷をたどり，それぞれの人間観のアカデミックな課題を，身体論，精神論，生命論などにおいて検討している。

　また，ロジャーズ博士の人間観は，人間を自然環境との関係において捉える広い展望をもっているので，人間を孤立的に取り扱う傾向に陥りやすい哲学的人間観のもつ形而上学的誤謬を脱皮している。

　『ロジャーズ看護論』を読むとき，私たちは，博士の自然科学史に対する造詣の深さに強い印象を受ける。ロジャーズ博士は，「宇宙は人間のまわりを動いているわけではなく，人間を貫いている」というヘンリー・マーゲナウの言葉を引用して，人間と自然界の緊密な関係を指摘している。そして，ロジャーズ博士は，「人間と人間を取り巻く環境が不断に相互作用をもてるのは，この両者が明らかに開放系だからである。……開放系の特徴は，環境との間で，たえず物質とエネルギーの交換が行なわれていることである」と述べている。

　したがってロジャーズの人間観は，自然科学の物質論，エネルギー論，生命論を総括的に含んでおり，宇宙や自然の中における人間の正しい位置づけを探究している。

　『ロジャーズ看護論』を読むとき，私たちは，サイエンス・フィクションに似た科学的興味を覚えさせられるのはなぜであろうか。自然現象や出来事に対する博士の探究の仕方が，いつも why という疑問を提起しているからであろう。マーサ・ロジャーズは，現象に興味をもち，その根拠を追究する人であり，たえず why を尋ねる人である。

　「人間とは何か」「生命とは何か」「歴史とは何か」という根本的な問いかけの中で，人間のもつ全体性を理解しようとしている。その意味で，ロジャーズの人間論には，哲学と科学が統一されており，時間と空間の広がりの中で，

人間がそれなりに位置づけられている。

　歴史の流れや変化の要点に対するロジャーズの洞察には鋭いひらめきが感じられる。しかも，科学史，思想史のアカデミックな背景において今日の人間観を位置づけており，人類史の壮大なドラマの中で人間を追究する迫力を感じるのである。

　また，エネルギーの「場の理論」に見られるように，ロジャーズの人間論には空間的な広がりがあり，宇宙の中における人間の正しい位置づけが試みられている。宇宙的な広がりの中で，地球が相対化されており，全体に対する個の位置づけには，ロジャーズの雄大な展望と鋭い視点が発揮されている。

　このような，ロジャーズの看護の対象としての人間論は，時間空間的に幅広い射程距離をもっており，看護の世界ばかりでなく，他の学問分野にとっても興味深い相助的人間観を提供している。

　ロジャーズ博士は，ニューヨーク大学において"the science of man"という大学院のコースを教えているが，220人以上の大学院生が常に出席しており，講義は看護以外の専攻をもつ大学院生にも人気があるという話である。

　ロジャーズは，「ある本は特に看護のために必要とされるが，また，他の分野の教育を受けた人でも知らなければならない本もある」と語ったことがある。

　その意味では，『ロジャーズ看護論』は，看護を学として成立せしめた，看護が最も必要とする本であるが，同時に，他の分野の教育を受けた人でも知らなければならない，人間に共通な関心と課題を提供している。看護のアカデミックな専門書であると同時に，一般的な興味を呼び起こす看護へのよき入門書でもある。

■註
1）マーサ・E・ロジャーズ『ロジャーズ看護論』（樋口康子・中西睦子訳），医学書院，1979年。
2）邦訳『看護覚え書』（湯槇ます他訳），現代社，1968年。
3）邦訳『看護論』（湯槇ます・小玉香津子訳），日本看護協会出版会，1968年。
4）邦訳『看護の探究』（稲田八重子訳），メヂカルフレンド社，1964年。

5）邦訳『内科・外科の看護』全3巻（小玉香津子訳），日本看護協会出版会，1970〜76年。
6）邦訳『患者中心の看護』（千野静香訳），医学書院，1963年。
7）前掲，『ロジャーズ看護論』，p. 9。
8）同前，p. 114。
9）G. Saifar : Contemporary American Leaders in Nursing, An Oral History, McGraw-Hill Book Company, 1977. 邦訳「アメリカ看護のリーダーたち・その3，マーサ・E・ロジャーズ」（武内俊郎他訳），看護展望，4巻12号，1979年。

■参考文献
1）Martha Rogers : An Introduction to the Theoretical Basis of Nursing, F. A. Davis Company, 1970.
2）Joan P. Riehl and Callista Roy : Conceptual Models for Nursing Practice, Appleton-Century-Crofts, New York, 1974.

現代看護の探究者たち──10

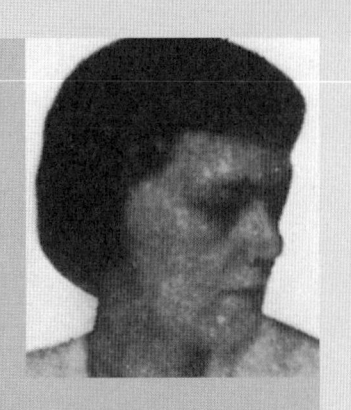

ジョイス トラベルビー
Joyce　Travelbee

──人間対人間の看護──

[評者] 藤枝知子

ジョイス・トラベルビー紹介

略 歴

1927年生まれ。ルイジアナ州立大学卒業。ニューオーリンズのデパウル病院看護学校，慈善病院看護学校，ニューヨーク大学等で精神科看護の専任講師，1963年ルイジアナ州立大学精神科看護助教授，ミシシッピー大学精神科看護教授をへて，ニューオーリンズのオテル＝デュ看護学校助教授・精神科看護科長をつとめ，1971年ルイジアナ州立大学に再入学し，その後エール大学から修士号を取得したが，1974年に逝去。

著 作

Interpersonal Aspects of Nursing, First Edition (1966), Intervention in Psychiatric Nursing: Process in the One-to-One Relationship (1969), Interpersonal Aspects of Nursing, Second Edition (1971)（邦訳『人間対人間の看護』，医学書院，1974年），論文は多数あるが，比較的日本で手に入りやすいものとして，What Do We Mean by Rapport? (AJN, Vol. 63, p. 70–72, February, 1963), What's Wrong with Sympathy? (AJN, Vol. 64, p. 68–71, January, 1964), Notes by a 19th Century Nurse (Nursing Mirror, 116: xii 3, May, 1963) 等がある。

はじめに

　トラベルビー（Joyce Travelbee）女史についての原稿の依頼を受けたとき，私は引き受けることを躊躇した。というのも，私はトラベルビー女史について論評できるほどの知識をもっているわけではなく，ただ女史の著書の一つである "Interpersonal Aspects of Nursing"（邦訳名『人間対人間の看護[1]』）を長谷川浩氏と訳したにすぎなかったからであり，しかも訳すきっかけも，私が選んだというのではなく，長谷川氏の方から誘われてのことだったからである。しかし，それでも，実際に訳してみて，私自身この本から得たものが多かったことは事実だし，また訳本が多くの方々に読まれ続けていることは，私以外の方々にも心引かれるものが多くあるからだと思う。それで，ともかく，私はこの本の何が私ども看護婦の心を引きつけるのかを考えてみることにして，引き受けることにした。

　トラベルビー女史は1927年に生まれ，1974年，47歳で亡くなられている。著作活動をはじめたのは1961年頃からで，『人間対人間の看護』は，第1版が1966年に，第2版が1971年に出されている。本書のほかにテキストブックとして "Intervention in Psychiatric Nursing: Process in the One-to-One Rela-tionship" を1969年に出している。女史の専攻は精神科看護であり，ルイジアナ州で活躍していたようであるが，詳細について知ることは困難であった。

　長谷川氏が『人間対人間の看護』の訳者序で，『夜と霧』の著者として有名な精神科医フランクル博士から，博士が来日された折，良書として本書を紹介されたと書いているように，女史の論文の内容からみて，フランクル博士と同じ立場に基づいた考え方をしていると思われるので，女史を知る一助として，まずフランクル博士の考え方にふれてみたいと思う。

1 ……… V・E・フランクル博士の思想との関連

　心理学辞典[2]によれば，博士は1905年にオーストリアのウィーンに生まれ，ウィーン大学の医学部を卒業，同大学教授となり，精神医学者として活躍する。同じウィーンの生んだ精神医学者としてフロイトおよびアドラーがいるが，2人に対する第3の立場として，理性に訴える心理療法「ロゴテラピー」，および実存分析を創始した。人間の努力はできるだけ多くの価値を実現するためであるとし，これを「意味への意志」と呼び，「快への意志」（フロイトの快原理）および「権力への意志」（アドラーの個人心理学が主張するもので，自己の重要性を求める）とに対立させた。人間の意味への意志が阻止されたとき，実存的欲求不満が生じ，それが原因で病気になることもあるという。こういう考え方は，第二次大戦中ナチスの強制収容所に抑留されていたときの彼自身の体験によっても支えられている，とある。辞典にもあるようにフランクルは第二次大戦中ドイツの強制収容所での体験記録を"Ein Psychologe Erlebt Das Konzentrationslager"（「強制収容所における一心理学者の体験」）と題して出版しており，日本では『夜と霧[3]』という題で霜山徳爾氏により訳されている。その本の中でフランクル博士は，「彼等（ナチス：註）は，人が強制収容所の人間から一切をとり得るかも知れないが，しかしたった1つのもの，すなわち与えられた事態にある態度をとる人間の最後の自由，をとることはできないということの証明力をもっているのである。『あれこれの態度をとることができる』ということは存するのであり，収容所内の毎日毎時がこの内的な決断を行う数千の機会を与えたのであった。その内的決断とは，人間からその最も固有なもの――内的自由――を奪い，自由と尊厳を放棄させて外的条件の単なる玩弄物とし，『典型的な』収容所囚人に鋳直そうとする環境の力に陥るか陥らないか，という決断なのである」（p.167〜168）と述べ，さらに強制収容所にいる多くの人間が，収容所囚人に鋳直そうとする環境の力に陥るようになるのは，「……価値を実現化する真の可能性はまだ先であると考えたのである。――しかし実際はこの可能性は収容所のこの生活から生じるものの中にあったのであ

る」（p. 177）としている。

　また人間は未来や未来の目的が信じられなくなると，内的に崩壊し，身体的にも心理的にも転落すると述べている。そして自分自身の存在の意味が消えてしまうと，頑張り通す意義もなくなり，倒れていく。このようなときに必要なのは生命の意味についての問いの観点を変えることである。「すなわち人生から何をわれわれはまだ期待できるかが問題なのではなくて，むしろ人生が何をわれわれから期待しているかが問題なのである。……人生というのは結局，人生の意味の問題に正しく答えること，人生が各人に課する使命を果たすこと，日々の務め行うことに対する責任を担うことに他ならないのである。

　この日々の要求と存在の意味とは人毎に変るし，また瞬間毎に変化するのである。従って人生の生活の意味は決して一般的に述べられないし，この意味についての問いは一般的には答えられないのである。ここで意味される人生は決して漠然としたものではなく，常にある具体的なものである」（p. 184）。

　以上のような自己自身の人間の限界状況における体験の上に，個々人がどんな意味と価値を実現しうるかという立場から実存を明確にしようとしている。フランクル博士はこの考え方を実存分析とし，人間学的な研究法であり，心理療法の一種としているが，この考え方は，ヨーロッパの実存哲学を背景にしている。この背景のもとに実存心理学といわれる分派もある。この派は，人間の一般的法則でなく，個別的に人間を理解しようとしている。重要なテーマとしてとりあげているものに，人と人との関係，自由，責任，価値，人生の意味，死，不安などがある。アメリカではマスロー，オルポート，ロージャズなどがこの傾向の人たちとされている。

　トラベルビーはこの実存的考え方で看護を理論づけようとしたのであり，『人間対人間の看護』は女史の考え方が集大成されたものとみてよいのではないかと考える。

2………『人間対人間の看護』の中にみられる女史の魅力

●女史は徹底して人間を個別的，独自的存在としてとらえていること

1960年頃より，機械論的人間観を否定し，人間はそれぞれ一個の人格として，自己の主体性により行動する存在であるという人間観が復活してきた。看護界でも人間を一個の人格としてとらえる人間観を基本にした看護論が多く出されている。私共もこの人間観で看護を実践しようとしているが，日常の看護活動の中で一人一人の患者の個別性を尊重することのむずかしさに悩んでいる。女史の考えにふれると，自分たちのどこに問題があるかが明確になるように思われる。

　女史の特徴は神経質と思えるほど人間を個別的にみようとしていることである。人間についての用語の定義の中で「本書では人間を，独自的でとりかえのきかない個体，つまり，過去に生きていた人びと，あるいはこれから生きるであろう人びとと，似てはいるが同じではありえない。この世界における一度だけの存在者，と定義づける」（『人間対人間の看護』，p. 34, 以下ページ数はすべて同書）としている。

　また人間を説明するのに，人間のもつ相矛盾することを同時に表現している。たとえば「人間とは，理性的・論理的な思考ができるにもかかわらず，しばしば，非理性的・非論理的，『あれかこれか』『黒か白』というように二分法的な思考をする有機体である」（p. 35）とし，また，「他人を知る能力をもっておりながら，けっして他人を完全に理解することのできない個体」とし，「自分の個性を他人に伝達することはできるが，つねにことばにおきかえることのできないような伝達不能の芯をもっている」（同ページ）など，人間のあらゆる面において二面的な表現をしている。また人間の共通性についても，「人間の本性は世界のどこでも変わるものではない，といわれてきた。つまり，人間はすべて同じ基本的ニードをもっているから，人間は相違点より多くの類似点をもっている，というようにである。だがこのことは，結果的には，人びとは相違が大きいのに，類似していると仮定する不幸な傾向を生み出したのである。今日われわれが知るかぎりでは，人間はすべて同一の基本的ニードをもっているということは正しい。だが，これらのニードはその人の文化（culture）によって修正をうけるものである。すべての人間が同一の基本的ニードをもっているとはいえ，これらのニードの強さや激しさはさまざまであり，かつ違って表現されるのである」（p. 38）と述べて

いる。

　しかも，たとえば「患者」という言葉は，すでに患者の一人一人を知覚するということにはならないので，「患者」という言葉は使わないとしている。また看護婦という言葉にしても同じであり，看護する側の個別な人格を強調している。これは女史が人間をいくつかのカテゴリーにわけ，そのカテゴリーのどれに属するかというようにして，それぞれの人をみることを恐れているための表現であり，女史のこのような表現にふれると，日頃どうしてもいくつかのカテゴリー（たとえば，血液型Aの人のタイプ，Bの人のタイプなどと類型化し，あの人はほんとうにA型のタイプらしい人だ，などといっている）で人をみてしまう癖のある私などは大いに考えさせられるのである。

●人間を全体としてとらえようとしていること
　この考え方も1960年頃より，人間を個別的にとらえる考え方として復活してきたもので，科学のもつ分析的方法による研究で得た部分を集めても，一人の人間の理解にはならないとした考え方である。これも私共看護の中で常にいわれていることであるが，実際の看護場面になると，患者の全体像をとらえるとはどうすることなのかを理解するのに困難を感じているが，女史はこれに答えてくれている。

　女史の表現の中にはよくプロセスという言葉が使われている。この言葉は，時間的流れを表現しているが，一人の人を理解するには，ある一点のときのことだけでは部分としてしか理解できていないことになり，このプロセス的にとらえることが全体としてとらえるときには大切なことになると思う。

　また観察の目的の項では，「各種の臨床分野における看護の基礎教科書には，観察の目的は，①適切な看護活動を計画するため，『患者』のニードや問題を推論すること，②個人の病気診断のさいに医師をたすけること，③医師の処方した治療の効果を測ること，④保健医療チームのほかのメンバーに情報を提供するために病人についての情報を集めること，⑤余病および後遺症を防ぐこと，⑥病気の兆候を監視すること，などとあるが，以上のような病気の兆候や症状を調べている期間中は，病気の人間はその全体性でみられていないという印象をうける」(p.141) としている。「専門実務看護婦は，

『病気の兆候を観察する』のではなく，特定の病気の症状を体験しつつあるかもしれない（あるいはそうでないかもしれない）ような病気の人間を観察するのであり，その人がこうむっている主観的体験を（できるかぎりその病人とともに）確認するのである」（p. 141～142）と人間の観察を強調し，観察には体験をするという別な重要な局面があるとしている。

　一局面としての体験では，「体験するということは，背景や環境のすべての脈絡の中での個人に，焦点をあわせることを意味しており，全体の中の部分あるいは局面に焦点をあわせるのではない。それは，他人について知ることとは違ったレベルで，人間対人間として反応し，他人のパーソナリティーや独自性を，あるがままになるようにさせておく，ということである。そこには，ありのままの人間に対面している，という感覚がある」（p. 143）と述べているが，相手がありのままの人間に対面しているという感覚を看護者がもてるためには，看護者側もありのままの人間である必要があるであろう。また，相手を全体として理解するためには，背景や環境のすべての脈絡の中での個人に焦点をあてるとあるが，環境の一つである看護者についても考えの中に入れる必要がある。このために，看護者は，自分自身の考え方，現在の状況などを客観的に知る必要があると理解した。私共の犯しやすいこととして，病院というその人にとってはまったくの一場面における行動をみて，また環境の一つである看護者のそのときのかかわり方をまったく無視して，相手を病気を治そうとする意志のない人などと決めつけておきながら，口では「患者を全体として理解する」といいながら，カルテの1ページから情報をとることですませている現状に気づかされた。

●看護婦の果たすべき役割にとらわれていたことへの気づき

　日常看護の中で患者の話が（心が）十分に聞けないことを悩んでいる看護婦は多いと思う。なぜ聞けなくなるのか？　どうしたら聞けるようになるのか？この疑問をもち続け，果ては自分には患者の話を聞く能力がないのではないかと自己嫌悪に陥ってしまうことさえある。この答えを女史からもらったような気がする。

　女史は「看護婦という概念」の中で，「周知のように，看護婦の職務のひ

とつは,『その患者』という人間を知覚し反応することであり,病人が看護婦という人間に反応するのを援助することなのであるから,『看護婦』の概念をくわしくのべなければならない。各人が他人を独自な個人として知覚するときだけ,関係は可能となる。ひとつの推論的仮説では,病人その他の人びととの関係を確立するために,看護婦の役割を超越しなければならない,ということである。したがって『看護婦の役割』をくわしくのべ,われわれがこの役割を超越しなければならないという場合に,それがなにを意味するかを知ることが,重要なのである」(p.55)とし,「看護婦は,専門的知識と教育のおかげで,非可逆的に深く変えられてきた人である。彼女は一群の科学的知識を学び,それを活用する能力をもち,新しい技能を発達させた。しかしさらに重要なことは,彼女は,ほかの職場にはいっている青年や成人初期の人ではもたないようなしかたで,人間の傷つきやすさに直面してきたのである。」(p.56)「病気や苦難や死との出会いによって変化されることもなく,いくどもこれに身をさらすことのできる人間はいない。したがってまた,看護婦は他人の傷つきやすさに遭遇しながら,いやおうなく彼女自身の傷つきやすさについての,驚嘆せずにはいられないような力に当面するようになるので彼女は変化させられるのである。看護婦がこの危機にどのようなしかたで対処するかということが,病気や苦難やあるいは臨終の『患者』の中に人間を知覚し,その人間に応えケアをする彼女の能力を決定づけるであろう。

　若い看護学生に,これらの体験についての自分の考えや気持ちを,経験と知識の豊かな看護教員と論じあう機会を与えることは重要なことである。この援助により彼女は,自分および将来遭遇する病人の両方にとって好ましい結果をもたらすような方法で,危機の解決をたすけられるであろう」(p.57)とし,援助されない場合に学生が陥る傾向として3つあげている。1つは自分の感情をつとめて否定したり抑制するよう努力することであり,もう1つは,自分が過去にうけた受傷体験を処理したのと同じ方法で感情を処理するやり方で,無関心や超脱をよそおって逃避することである。また今起こりつつあることの重要さを否定することで,不安を冗談やしゃれ,日常のこっけいなしぐさなどで軽減しようとすることである,と述べている。

私自身を振り返ってみると，看護婦は自分の感情は仕事の上では出してはいけないようにうけ取り，常に冷静，沈着に行動することをモットーにしてきたように思う。また看護婦としての役割を果たすということは，病院の規則をいかに患者に理解してもらい，患者が規則を守れるように援助するかであり，患者にとってどんな危機的場面であろうと，病院の規則が優先されるべきものとしていた。近年，患者の個別性が云々されるようになり，患者を優先しなければと理性的には理解していても，危機的場面に対処しなければならないときになると，知らず知らずに防衛機制が働き，役割意識が前面に出ている自分に気づかされた。また冷静，沈着に行動するためには，心を動かされるような事実には目をつぶり，心を閉ざしてしまうか，相手にそのような事態を表現させないようにしている自分に気づかされた。
　トラベルビーは，「看護婦は，病気，苦難，臨終にある人についての考えや感情を討論することを通して，自分の感情を明確にし，これらの感情が病気と苦難と死についての自分の信念を示している，ということを実感しはじめる。このような討論を通して，人間であることが何を意味するかに気づき始め，しだいに，自分自身の人間性をうけいれることができるのである。
　自分の人間性の受容は，他人を人間として受容することに先行するものである。この受容あるいは実感は，痛切に感じられた深くしみこむタイプの理解である。……一度このようなタイプの理解が生ずると，その人は決定的に変わる。人間的な傷つきやすさの危機を解決することは，それまではできなかったような方法で，他人に手をさしのべるという看護婦の能力向上にいたるのである。彼女はいっそう容易に自己を超越できるのである」(p.56～60)と教えてくれている。

●病気についての考え方
　女史は，「病気について流布している文化的信念のひとつは，予防すべき状態，できるだけ避けるべき状態ということである。病気になって個人が期待されることは，医療の援助を求めること，医師に『協力』することで，できるだけ早くよくなることである。医師の指示に協力しないこと，『いわれたとおりにしない』ことは，しばしば，病気になっていたいのだろうと解釈

され，このような人は，彼の病気が利得をもたらす注目を『たのしんでいる』人であると非難されるだろう。どんな人でも病気によってもたらされる二次利得あるいは特権をたのしめるという考え方は，ふらちなこととみなされ，このような人はしばしば『弱く依存的』であると考えられている。

　健康・強さ・若さ・生産性を人生最大の善とみなしている文化では，これらの条件から逸脱している人を，あわれな人とみなし，『自分自身の落度もなく』病気になったり，なおろうと闘っている人の場合には，ことにそうである。もしその人が，さらに非生産的で，寝たきりで，まったく他人に依存していれば，その人は『死んだ方がよい』かもしれない，ということが，いわず語らずのうちに考えられる」(p. 70) と述べている。この箇所を読み，私自身の病気に対する考え方，潜在的な考え方に気づかされた気がした。

　多くの患者に接している中で，依存的な傾向の強い人に接したとき，心の一方では「患者は依存的傾向になる」としながらも，一方ではその患者を「うとましく」何か嫌悪する心の奥にあったものは，私自身の中に，トラベルビー女史のいっている先に述べた考え方があったのである。松田道雄氏[4]も述べているが，確かに日本の文化の中にも同じような考え方があるのである。

　また，身体の異常を訴える人に，身体検査そのほかの診断的手段によって，身体的異常が発見されない場合，それでもなおかつ身体的異常を訴える人に対し，「不健康をもとめる人」というレッテルを貼って反応することを慎むようにといっている。そして「もし人が病気だと自認するならば（たとえその人が病人であろうと，なかろうと），そのときには，看護婦は看護の対象として援助していく責任がある」(p. 76) と述べているが，とかく，検査の結果に異常がないと「ノイローゼ」「気持ちの問題」とうけとってかかわりをもっている自分を反省させられた。

　病気や苦難の体験の中で意味を見いだすという考え方は，トラベルビー女史自身が述べているように，フランクル博士の考え方をもとにしているが，病気をできるだけ避けるべきものとしている人間にとっては，考え方を180度変えなければならないこととうけとめられた。しかし，一人一人の患者を思い浮かべてみると，その人なりの意味を見いだし，病気という体験を自分

のものとして引きうけているのである。

　トラベルビー女史は，「専門看護婦は，病人が病気・苦難・痛みの体験の中で意味をみつけるよう援助できなければならないという，さらに困難な責任を有しているのである」（p.235）としている。今までの経験の中で，病気とくに予後不良の疾患に罹患した患者が，いろいろ思い悩み，病気を受容したときに，その人なりの意味を見いだしていたことを思い起こすと，本当に看護者として援助すべきことが明確になった。

●末期患者看護への示唆

　わが国の多くの病院では，癌などの末期患者には病名を告げることはしないこととしている。しかし患者の多くは，自分の病名を知ろうと医療従事者にいろいろさぐりを入れてきたり，医療不審，医療者不審で苦しんだり，また医療者側もしつこく聞かれ，本当のことがいえない苦しさから，患者から遠ざかっていく。このことがさらに患者に孤独感を味わわせ，苦しさを一層増加させている。これでいいのだろうかという疑問が多くの看護婦の中にはあると思う。一方，キューブラー＝ロスの『死ぬ瞬間——死にゆく人々との対話』をはじめ，死に直面した人たちの体験記などが多く出版されだし，また自己決定権を尊重することも強調され，患者に真実を伝えることのほうがいいのではないかとする考え方も出てきている。また自分の生をあきらめた人たちは，生きようと努力している人たちに比し，死の瞬間が早く訪れるともいわれ，看護する者はどうあるべきかを悩んでいるのが現実ではないだろうか。もちろん，看護者の多くの人は，貴重な体験の中から答えは得ているが，現実は医療全体の中で実行できないでいる人もあると思う。また自分の感情は押し殺して，患者の生命を少しでも永らえるべく，医者と一丸となって懸命に努力している人も多くあることと思う。患者は私共看護者になにを望んでいるのであろうか。

　トラベルビー女史は「あらゆる人間は独自的であるから，したがって，病気と苦難の体験の中に見いだされる意味は，その体験に耐えている個人にとり独特のものであろう。意味は病人によってのみ見いだされるものであるから，したがって，保健医療従事者，家族，友人らは，病人に『意味を付与』

することはできず，ただ，意味到達にむけて病人を援助することができるだけである。

　意味の発生原因はなにか。もし人間とは究極的に独自で，かけがえのないものだという前提をうけいれるとすれば，あらゆる人は，その人自身によってのみ実行し実現できるような生活の独特な課題をもつ，ということになる。その人は，自分の独特な生きる課題を実行するための責任を負う。なぜなら，誰もそれを実行できないからである。自分の独自な責任をうけいれない人は，無意味さの煩悶(はんもん)に屈服しやすいものである。病人が，ただ自分ひとりの力でのみ実行できるような仕事に関して，なおも自分は役立つと実感する，そうした範囲内で意味というものは見いだすことができるのである。役立つということは，必要を感ずることである。必要を感ずるとき（だれかにとり，あるいは何事かにとり），その人はあたかも自分の生活が重要性をもつと感ずるのである。この真理を覚知することができれば，その人は，病気に含まれうる深い意味をも覚知できやすい。しかしそうであっても，たいがいの病人や家族たちは，これらの体験に立ち向かって最後にはそこに意味を見いだすために，保健医療従事者そのほかの人びとからのたえざる援助を必要とするのである」(p. 242)。

　もう何年か前のことになると思うが，筋ジストロフィーの患者に関するドキュメンタリー映画が放映されたことがある。そのとき，病状がすすみ自分自身ではまったく身動きできない，たしか12歳の患者だったと思うが，その患児の言葉として，「自分はこんな姿になって，死んでしまいたいと考えた。しかし，今はそんなことは考えていない。自分に今できることは，世の中の役に立つことは，自分の世話をしてくれる人たちに心から『ありがとう』をいうことだと思っている。このように考えられるようになってから，生きていることの意味がわかったような気がする」と述べていたのを思い出した。

おわりに

　私はトラベルビー女史の実存分析的考えの上に立った，しかも看護としての一貫した考え方に深い感銘をうけた。看護の本質から看護の対象である人

間，そして患者について，人間だれでもが遭遇するであろう病気，苦難，希望など，一つ一つの概念を明確にし，看護としての視点でのうけとめ方，具体的な働きかけ方まで，しかも単なる方法ということでなく，自分の考え方を十二分に述べており，これがすべて実務をしている私たちの悩んでいることへの大きな示唆になっていることは，女史の体験からにじみ出た論文のためであろうと思う。

　はじめにも述べたが，本稿を論評というには躊躇を覚えるし，また浅学の私には，女史のいわんとしていることの万分の一も汲みとれていないことをしみじみと感じている。読者が直接，原本にあたられることを希望するし，またそのために本稿が導きの役目を果たすことになれば幸いである。

■註
1）ジョイス・トラベルビー『人間対人間の看護』（長谷川浩・藤枝知子訳），医学書院，1974年。
2）外林大作他編『心理学辞典』，誠信書房，1971年。
3）V・E・フランクル『夜と霧』（霜山徳爾訳），フランクル著作集Ⅰ，みすず書房，1961年。
4）松田道雄『人間の威厳について』，筑摩書房，1975年。

現代看護の探究者たち――11

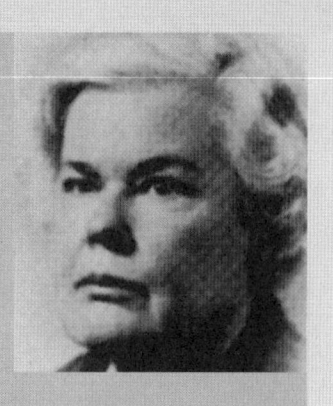

ドロセア E. オレム
Dorothea E. Orem

――セルフケア不足看護理論――

［評者］小野寺杜紀

ドロセア・E・オレム紹介

略　歴

アメリカ，ボルティモア生まれ。1930年代初頭，ワシントンDC，プロビデンス病院付属看護学校卒。その後アメリカ・カトリック大学看護学部にて，39年理学士号，45年修士号取得。49～57年，インディアナ州健康局看護部門で行政に携り，セルフケアの看護理論を発展させた。59年以来，アメリカ・カトリック大学看護学部助教授のかたわら，メリーランド州で看護教育，看護サービスのコンサルタントを勤めた。2007年逝去。

著　作

Guides for Developing Curricula for the Education of Practical Nurses (1959), Nursing : Concepts of Practice (1971, 1980, 1985, 1991, 1995, 2001)（邦訳『オレム看護論』医学書院，初版1979年，2版1988年，3版1995年，4版2005年），Concept Formalization in Nursing : Process and Product (1973, 2nd ed. 1979)（邦訳『看護概念の再検討』初版1976年，医学書院，2版1983年，メディカル・サイエンス・インターナショナル）

はじめに

　ドロセア・E・オレムがはじめてセルフケアという考え方を中心にすえ，看護概念を公にしたのは，アメリカ合衆国保健・福祉省，教育局の諮問委員として，実務看護師のためのカリキュラム立案に関する委員会に所属していた1959年である[1]。

　ついで，看護特有の問題を分離し，看護知識の体系化を図る必要があるとの問題意識のもとにアメリカ・カトリック大学看護教員からなる看護モデル委員会が1965年に設置された。オレムはそこでリーダーとして中心的役割を果たし，1968年に最終レポートを看護学部に提出した。が，引き続き，臨床看護，看護行政，看護教育と背景の異なる11人の看護師が，看護開発協議会を組織し，先の問題点をさらに深め検討した。この協議会において，オレム自身の看護概念を基礎にして看護概念の公式化が図られ，その結果を，1973年にConcept Formalization in Nursing: Process and Product[2]として出版した。この協議会の活動は更に継続され，1979年にはより実践に根ざした例を多数もりこみ，第2版が出版された[3]。

　オレムは看護開発協議会に参与するかたわら，Nursing: Concepts of Practice[4]を1971年に出版した。この書は，看護の知識体系が混とんとし，基本的構造枠組の必要性をもっていた看護界に非常な衝撃と，満足感をもって迎えられたのである。その後，ジョンズ・ホプキンス大学付属病院，アメリカ・カトリック大学をはじめ，協議会メンバーのそれぞれの教育，臨床施設において十分な吟味を経て，第2版（1981年）が，そして，オレムの看護理論の集大成ともいえる第3版[5]が1985年に出版された。

　オレムが，臨床看護，看護教育，およびさまざまな調査研究に従事しながら，一貫して看護とは何であり，かつ何でないかという看護の領域と境界について，また，実践的専門領域としての看護がどのような知識体系から成立するかについて取り組んできたことがわかる。

1 ………看護一般理論

オレムの看護一般理論は，セルフケア理論，セルフケア不足理論，看護システム理論の3本の柱から成りたっている。RiehlとRoy[6]による概念の分類化ではシステムモデルに，Bush[7]によると相互作用モデルに区分けされているが，次に叙述されているように，看護の創造的生産は看護システムであるとの見解が基調となっており，また，看護師，患者の役割と自己概念についても論じており，双方のモデルの中庸をなすといえよう。

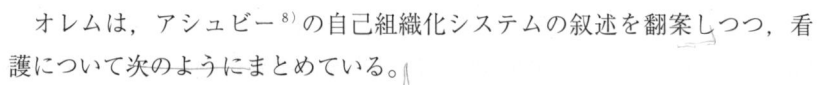

オレムは，アシュビー[8]の自己組織化システムの叙述を翻案しつつ，看護について次のようにまとめている。

「看護システムは，個人的サービスを提供するための他のシステムと同じように，異なった集合 set（あるいは類 class）に属する人々の間における一連の関係から成り立っている。その集合をAおよびBと呼ぶことにしよう。看護の視点からみると，集合Aのどのメンバー（正規の患者）も，セルフケア・エージェンシーと治療的セルフケア・デマンドという複合的な属性，ならびに健康あるいはこれに関係するために，デマンドがエージェンシーを越えるという状況にある。集合Bのメンバー（正規の看護師）は誰でも看護エージェンシーという複合的な属性をもっており，これには看護師としての自己とセルフケア・エージェンシーおよび治療的セルフケア・デマンドの諸現象がもつ特定の価値がより優勢であるAの場合との正当な関係について評価することが含まれる。

客観的な治療的セルフケア・デマンドというAの属性が，セルフケア・エージェンシーという属性に依存する関係をBが認識することによりAの2つの属性の状態の変化が，Bの看護エージェンシーという属性の状態，およびその変化に依存するという関係が明らかとなる。Aの属性—治療的セルフケア・デマンドおよびセルフケア・エージェンシーのひとつもしくは両方の状態を慎重に制御したり，変化させたりするために，Bが看護エージェンシーという属性の諸構成要素を活動させること（すなわち，その状態に変化をもたら

すこと）が看護である。これら3つの属性の各構成部分間に認められる諸関係（実際のシステム）が組織を構成する。「数学的あるいは行動科学的用語」による行動の「写像」が，このシステムの記録となる。[9]」

　この定義を熟読することにより，看護を必要とする人々の行動とその特性について概念化を試みているセルフケア理論とセルフケア不足理論から，そして看護師とその行動を概念化した看護システム理論とから成り立っていることがわかるだろう。
　オレムの看護論は，セルフケアという枠組を用いて，また看護実践を構成する諸要素を明瞭な語彙をもって叙述しているところに特徴がある。が，一方では，これら用語のひとつひとつがこれまでの看護領域で使用されていなかったがゆえに難解であるとの評も聞かれるのである。

2 ……… セルフケア

　セルフケアという概念は，アメリカ合衆国では，1960年代に，慢性疾患の急増，医療費高騰，および医師への絶対服従への懐疑などを背景に生まれ，脚光をあびるようになった。さらに，保健・医療の分野でセルフケアという用語が国際的に顕在化してきたのは1973年以降であり，特に1978年のアルマ・アタのプライマリーヘルスケア国際会議で，その概念の総括（「いずれの諸国，領域においても，プライマリーヘルスケアの根幹にはセルフケアの理想にこめられた価値の認識が不可欠であり，個人の自覚を基本とする自力更生に始まる」）が図られたのであった。
　多くの学者がセルフケアについて，その概念化を試みているが[10]〜[12]，オレムの定義づけによると，セルフケアとは，「個人が生命，健康，安寧を維持する上で自分自身のために開始し，遂行する諸活動の実践である[13]」。そして，セルフケアは「自分のために」と「自分で行う」という二重の意味をもち，人は自らのヘルスケアについて責任と権利があると考えているのである。
　オレムは3つのタイプのセルフケアを区別している。

●**普遍的セルフケア** 人生のあらゆる段階のすべての人間に共通するもので，年齢，発達段階，環境およびその他の要因によって変化する。生命過程および人間の構造や機能の統合性の維持ならびに一般的安寧に関連している。
- 十分な空気，水，食物摂取の維持
- 排泄過程と排泄物に関連したケアの提供
- 活動と休息のバランスの維持
- 孤独と社会的相互作用のバランスの維持
- 生命，機能，安寧に対する危険の予防
- 正常であることの促進

●**発達的セルフケア** 人間の発達過程および人生のさまざまな段階で生ずる状態や出来事（たとえば妊娠，未熟児），さらに発達を阻害するような出来事（無教育，健全な個性化の失敗）に関連している。

●**健康逸脱に対するセルフケア** 遺伝的かつ体質的な欠陥や構造的，機能的逸脱，ならびにそれらの影響や医学的診断，治療にかかわるものである。
- 適切な医学的援助を求め，手に入れること。
- 病的な状態がひきおこす影響や結果を自覚し，留意すること。
- 診断および治療方法を効果的に遂行すること。
- 医療的ケアがひきおこす不快感や有害な影響を自覚，留意すること，あるいはそれらを規制すること。
- 自己像を修正すること。
- 病的状態，医療的ケアの影響をもって生活することを学ぶこと。

このセルフケアの考え方の根底には，人間および健康をどのようにとらえるかが重要事項となる。オレムは，「人間とは理性的能力をもった心理的，生理的有機体である。人間は生物学的有機体として存在し，物理的，生理的構成要素をもつ環境の中で，有機体として，また対象として反応する。理性的に機能する存在として，人間は自己，他者および環境についての諸目的を

表象化し，形成し，またこれら三者に基づいて行動する[14]」と定義づけている。すなわち，現在，存在し，生成過程にある統一体，知り，感じ，かつ想像する統一体，反応し判断する統一体，および価値判断を下し，意思決定する統一体として表現されている。オールポートをはじめ，ロナガン，バーナードの思想に大きく影響されていることがわかる。

　たとえば，バーナードが人間の特性としてあげているのは，（a）活性，（b）心理的要因，（c）有限の選択力，（d）目的，であるが，それらの間には関連があると述べている。活性は最も包括的な特性であって，能動性とそれを具現する人間の諸活動を含んでいる。活性が目に見える位にまで具体化されたものが行動である。その活性に対して，常に力を供給するのが心理的要因である。また，心理的な要因は「意図と意味」への応答を準備し，活性の具体化への動機づけを用意する。選択力は，おかれた状況の制約の中で具体的な意味を定める能力であり，目的は選択力を具体化するための可能性の制約である。また，構造と機能の関連の分析に注目したパーソンズの，適応的機能＝生活体を自然的，社会的，文化的環境に適応させる働き，統合的機能＝生活体を統合する働き，緊張処理・動機づけ的機能＝生活体の緊張を処理する働き，目標達成的機能＝生活体を生活目標達成のために働かす働き，の4つに関する考え方が，オレムの人間観に，そして，セルフケアを実践する能力であるセルフケア・エージェンシーという概念規定に生かされているのである。

　オレムによると，セルフケアの行動は，状況を見定めるための熟慮や判断から導き出され，何をなすべきかということを選択することにより生じ，その能力は，知識，技能，信念，価値観，動機づけにより左右される。また外部環境と内部環境の双方と相互作用をもつ開放システムである。

　セルフケア・エージェンシーは人間の後天的資質であり，オレムが基本的条件づけ要因と称す，年齢，性，発達状態，関連する生活経験，健康状態，社会文化的志向，時間を含む入手しうる資源，によって影響をうける。セルフケア・エージェンシーは，ある時点で発達しているかもしれないが，操作的でないかもしれない。また，発達し，操作的であるかもしれないが，個人の生命，機能，安寧にとってその時点で必要不可欠な特定のセルフケア操作

を遂行するための内容とか強さという理由のために実施できないのかもしれないというように，発達性，操作性，適切性という3つの側面から査定することができる。この考え方は，次に述べる看護の実践にあたり，看護師が専門的視野にたち，患者の把握を施行する時，非常に大切なことがらである。オレムが行動科学の視点にたち，有機体論的システム論に基づく人間観をうちだしていることが，この点からも理解できよう。

3 ……… 看　　護

オレムは，看護をヒューマンサービスとみなしている。すなわち，看護は「生命および健康を確保するために，疾病や傷害から回復するために，またそれらの影響に対処するために，セルフケア行動が必要なのであるということとそれを持続的に提供し，管理するということ[15]」に特別な関心を払っている。別の表現をとるならば，看護とは，ある人が自分自身のセルフケアのニードを充足できない時にその人に直接的な援助を与えることである。

看護を必要とする要件は，個々人の健康状態に好ましい変容が進行する時，あるいは個々人が日常のセルフケアにおいて自分自身を統御することを学んだ時には修正され，やがては消滅するのである。看護師は，（1）患者の全生活状態と密接な関連を保ちつつ，患者のニードに対して直接的に働く，（2）患者がセルフケアを実施することができない場合には，生理的，対人間的および社会文化的な直接的ニードの充足を図る，（3）そして種々のニードを評価し，ニード充足のための資源を明らかにし，かつ使用するにあたり，全体論的思考に基づいて機能する。

看護実践を論理的，体系的に論じているところがオレム理論の有用性でもあるが，患者やクライアントが経験したセルフケアの逸脱の範囲から示唆されるさまざまな活動と状況を結合するところの看護システムの企画を提唱した点に，オレムの特色がある。

1．看護システム

システムとは各部分がそこに含まれる他のすべての部分と有意味に関連づ

けられていて，それゆえに，1つの全体として論じられるすべてのものである，とバーナードは叙述しているが，オレムもこの準拠枠にのっとっている。有意味とは，ⓐすべての部分が相互依存的であること，そしてそのことによって，ⓑどれか1つの部分の関係に変化が生じた場合にシステム全体に変化がおこる。したがって，ⓒその結果，まったく新しい別のシステムになるか，または同じシステムだが状態が新しいものへ移行するかのいずれかを生ずる，ということである。これらの基本的考察が先述したオレムの看護一般理論の中に，看護における実践科学上の目的に最も適している型のシステムは自己組織化システムであるとの前提のもとに息づいている。自己組織化が進むためには，単独の閉鎖的な自己ではなくて，自己そのものが外部の要因をとりかこむように拡大されていなければならないことが，アシュビーにより理論的に提示されている。

さて，患者のニードが看護システムの企画とそれに続く看護師と患者との役割のバリエーションを決定するが，次のような3つの看護システムを特定化した。

●**全代償的看護システム**　患者は自身のケアを遂行するのに，何ら積極的な役割を果たせない。(たとえば，患者が意識不明，あるいは完全に無能状態であったりする場合のように) 看護師はその患者に代わって，またその人のために行動する。

●**一部代償的看護システム**　看護師と患者の両方が，細かな手作業や歩行を必要とするケア方法を遂行する。ケア遂行の責任の分配は，患者の現在の身体的制限または医学的に指示された制限，必要とされる科学的もしくは技術的知識，および特定の活動を遂行したり，学習したりする患者の心の準備状態によって異なる。

●**支持・教育的看護システム**　患者は必要な治療的ケアの方法を遂行する能力がある，あるいは遂行することができ，かつ学習するにちがいないが，援助なしにはそれを実行することができない。このシステムにおける看護師の

役割は，コンサルタントとしてのそれである。

　看護システムという考え方ができた背景には，本質的には機能的であり，行動主義的であるサイバネテックスの見解が存在することがわかるだろう。

２．看護実践の側面

　看護システムのバリエーションは，看護エージェンシーと称される看護師の能力と，患者のセルフケア・エージェンシーの２つの要素が相互に関連しあい，２つが一緒になって望ましい結果へ向けて作用しあうのである。この看護エージェンシーには看護を効果的に行なっていこうとする際の個人個人の認識，情緒，意志に関する要素と，熟練した行動を遂行するための要素から成りたっている。そして究極的には，看護師としての自己を形成していくのである。望ましい看護師，すなわち成熟した看護師が遂行する看護実践の特性には，社会的側面（看護状況の社会的，法的側面について理解し，看護の提供に責任を負っている），対人的側面（人間の心理社会的側面について理解し，効果的なコミュニケーション手段をもって相対していける），技術的側面（個々人にあった看護援助を実施していける）の３つの側面が存在することを明記した。これまで単に字句の上だけで理想論的にいわれてきた看護実践のあり様を，このように３側面として具体的かつ理論的に提示したところに，看護実践科学としての看護をより概念的に構築しようとのオレムの努力が窺(うかが)われる。臨床看護にある者ばかりでなく，看護教育に携わる者にとって特に貴重な提言となるところである。

　社会的側面は，より大きな社会システムの中で正規の患者および正規の看護師という地位の現実の所持者であることを定義づけ，看護の機能，役割が明記される。一般的に社会的契約，もしくは契約的関係と規定されるものである。

　対人的側面は技術的側面と社会的側面に関して権能賦与の働きをし，この関係が生ずると，同じ社会の中で生活している人々との関係に一定の規定および約束ごとが出現し，看護という領域からひきだされる看護実践の諸法則が応用に移されるのである。個人との接触および提携なくしては，社会の中

に看護は存在しえない。人々との相互作用こそ社会的要因の基本である。社会的要因が物的,生物的要因と異なるところは,それが意図や意味の相互作用だということである。人々の相互作用における個人の行動は,単なる機械的反応とは異なって,意図や意味をもつ適応行動である。適応に意味を与えるのが人間の選択力,すなわち意志である。オレムが「看護とは意図的行動である」と述べている第1の根拠がここにあるが,この相互作用を円滑に展開するには,自分自身ばかりではなく他者をも受容するという協調関係の重要性を認識していなければならない。

第3番目の技術的側面は3つのステップからなる看護過程と,そこで用いられる一般的な援助方法が含まれる。オレムの看護過程の見解とは,

●ステップ1　看護ケアが必要かどうかの決定
●ステップ2　看護ケアシステムの企画とそのシステムに従っての看護ケアの計画
●ステップ3　計画された看護行動の提供

従来,看護過程の第1ステップと第2ステップには殆ど関心が払われなかったが,この診断および規定という専門的操作に適切にこたえていかなければ,真の患者中心の看護は展開されえないのである。この看護過程を通じて看護師が達成する一般的目標とは,(1)患者の治療的セルフケアが実施される,(2)患者がセルフケアに関して責任ある行動をとるのに看護行動が役立つ,(3)患者の家族とか世話人が患者の日常的な個人ケアに関する決定力を増大できるようになったり,あるいは看護師の監督とか助言を必要に応じて利用しながら,患者のケアを実施したり管理したりできるようになる,である。

3．看護援助方法

オレムは,看護状況とは援助状況の特徴をもっていると明記し,看護師が用いる支持あるいは援助の一般的方法を,表1（次ページ）のように5つ（身体的,心理的支持の提供をひとつと数える）あげている。これら援助方法のひとつひとつは,ステップ2で立案された看護システムと関連づけられ,適切な看護師と患者の役割に応じて用いられる。一見したところ,あまりにも当り前すぎる援助方法であると思われようが,この包括的な援助方法の分

表1 援助方法ごとにみた看護状況における看護師と患者の役割

援助方法	看護師役割	患者役割
他者に代わって行動すること。	患者の代わりに行動する人	治療的セルフケア・デマンドの充足およびセルフケア制限の補完のケアの受け手。 環境の調整と諸資源に関するサービスの受け手。
他者を指導し，方向づけすること。	セルフケア・エージェンシーの規制，あるいはセルフケア要件の充足に関する事実情報，技術的情報の提供者。	セルフケア・エージェントあるいはセルフケア・エージェンシーの規制者としての，情報の受け手，処理者，使用者。
身体的支持を提供すること。	患者によるセルフケア・エージェンシーの実践あるいは価値を規制するためのセルフケア行動を，協力して遂行するパートナー。	看護師と協力してセルフケア要件を充足する行動遂行者あるいはセルフケア・エージェンシーの実践もしくは価値の規制者。
心理的支持を提供すること。	理解者，聴き手，必要な場合には他の援助方法の使用を開始できる人。	困難な問題にたちむかい，解決する人，あるいは困難な状況を生きつづける人。
発達促進のための環境を提供すること。	必要不可欠な環境状況および患者の環境において重要な他者の供給者であり規制者。	個人的発達を支持し助長する方法および，環境の中で，自分自身で生活し，処している人。
教育すること。	以下についての教師。 セルフケア要件および治療的セルフケア・デマンドを記述し，説明する知識。 セルフケア要件を充足するための方法と一連の行動。 治療的セルフケア・デマンドを推定する方法。 セルフケア行動の制限を克服もしくは補完する方法。 セルフケア管理の方法。	継続的かつ有効なセルフケアの知識および技能の要件を発達させることに携わる，学習者。

類からはじめて，患者と看護師の補完的関係の全体が目にみえてくるのである。

4．患者のグループ分け

看護は実践的，応用的科学であり，それをさらに発展させていくためには，実践の場で多いに活用され，理論のない看護実践からセルフケアの理論に基づいた実践へと転換が払われなければならない。オレムは，看護の観点にたって患者を組織化するのに2つの方法を提示しており，この点が実践の場で大いに役立つところである。1つのアプローチは先述した看護援助の3つのシステムにしたがって患者をグループ分けすることであり，もう1つのアプローチは，看護ケアに関連づけながら健康上の焦点から人々を分類するものである。その分類とは，

● グループ1：ライフサイクル　健康上の焦点がライフサイクルに向けられ，ケアは健康の保持，増進，特定の疾病や傷害からの保護のために計画される。ライフサイクルの焦点は他のグループの健康上の焦点に本来備わっているものである。

● グループ2：回復段階　ヘルスケアの中心点は疾病，傷害または機能障害からの回復にある。

● グループ3：原因不明の疾病　健康上の焦点は原因不明の疾病あるいは不調に向けられる。ヘルスケアは，疾病の程度，不調の個別的結果およびそこで用いられた診断や治療方法の結果に関心がよせられる。

● グループ4：先天的・後天的欠陥と未熟児　健康上の焦点は，構造的，機能的欠陥を負う患者，あるいは誕生時に未熟状態にあった患者のケアと治療とに向けられる。

● グループ5：治療またはコントロール　健康上の焦点は，疾病の程度，不調ないしは障害の個別的結果，およびそこで用いられた治療方法の結果に関心をよせつつ，疾病，傷害もしくは誕生時点で明らかとならない行動上の障害を含む機能障害の，治癒またはコントロールのための積極的治療に向けられる。

● グループ6：統合的機能の安定化　健康上の焦点は，統合的機能の回復，安

定化もしくはコントロールに向けられる。ヘルスケアは，疾病や傷害により損われた生命維持過程を安定化しコントロールすることに関心がよせられる。
●グループ7：終末期の疾患　ヘルスケアは疾病の末期にある人々の安楽と安全に向けられる。

　これら患者を看護状況にしたがって組織化し命名する分類システムは，従来の特定の医療分野といった医学概念によって組織化され命名されている現在の分類システムよりも，看護師によってはより有益である。

おわりに

　「オレムのセルフケアをめぐって構築された看護理論の有用性が，今ほど高く評価される時はないであろう。1989年5月に提出された医療機関のあり方を検討した厚生省（当時）の報告書にもりこまれた基本的考え方のひとつひとつに，オレムが看護全般について叙述している論点が生かされる思いがするのである。特に「医療機関や医師ら医療従事者と，患者・家族との信頼関係の維持」「検査の必要性，医薬品の副作用などについての情報提供」「病院職員全体の患者サービスに対する意識の変革」「地域の人々との密接な協力関係の確立」という従来の「施す医療」から「患者中心の医療」への転換を求め，医療をサービス業と明示する方向を示唆している根底は，看護とは看護師の技能の生産物であり，ヒューマンサービスであるとのオレムの見解と一致するものである。

　またわが国にあっては，1982年に制定された老人保健法にもセルフケアを指向する考え方がみられる。高齢化社会に向けて，老人が真に生きがいをもった生活を送るには，自立と意思決定がその生活の中にいかされていなければならない。何十年と生きてきた人々を対象に，その人の価値観を大切にしつつ，その人なりの保健行動をよりよい方向へもっていこうとするには，個人は自らのヘルスケアに対して責任と権利があり，生命，健康，安寧を維持するために自らの力で，自らのために実践する活動であるとのセルフケア理論が，まさに当を得ているといえよう。

セルフケアのとらえ方はさまざまであるが、セルフケアが1つの必要不可欠な人間としての規制的機能であることを肝に銘じつつ、自分の健康は自分で守るという自己責任に裏打ちされた行為と、自己レベルではなしえない諸条件を保障するための公的責任としての行為が協働するという社会的合意に支えられてはじめてセルフケアは具現することに留意しておこう。1人1人の患者に焦点をあて、その人にあった看護を、すなわち生活概念を考慮した個別的看護を実施しようとするならば、オレム看護論がいかに無理がないかが判るだろう。

追記

オレムは、1971年に Nursing: Concepts of Practice を出版して以来、1980年、1985年、1991年、1995年と版を重ね、ついに集大成ともいうべき542ページにわたる第6版[10]を2001年に出版した（ちなみに、初版は237ページであった）。

オレムが提唱する看護一般理論は、人々が自身をケアする理由・方法を記述するセルフケア理論、人々が看護を通して援助されうる理由を記述し説明するセルフケア不足理論、看護が行われるために実現され、維持されなければならない諸関係を記述し説明する看護システム理論の3つの理論が相互に関連し合い、構築されている。その根幹をなす理論的概念とそれら概念間の関係を図示したものが図1（次ページ）である。これら概念は1970年までには不変の概念として形成され、検証されてきており、この第6版において、さらに詳細に実質的構造を包含しつつ、記述されている。

さらに、この第6版には新たな章「ヒューマンサービスである看護を理解するための序」が記述されており、専門的なヒューマンヘルスサービスである看護を、社会的特徴、対人的特徴、およびサービス特徴から論じている。そこには、「看護とは、それを必要とし求めている人々に、社会が公的に利用できるようにしているサービスの1つである」、「直接的ヒューマンヘルスケアサービスの対人関係的特徴は、サービスの要求者と提供者とが接触し、互いにコミュニケーションをとるときにあらわれる。この接触では、ヘルスサービス状況内における双方の立場と責任という社会的合法性および実行す

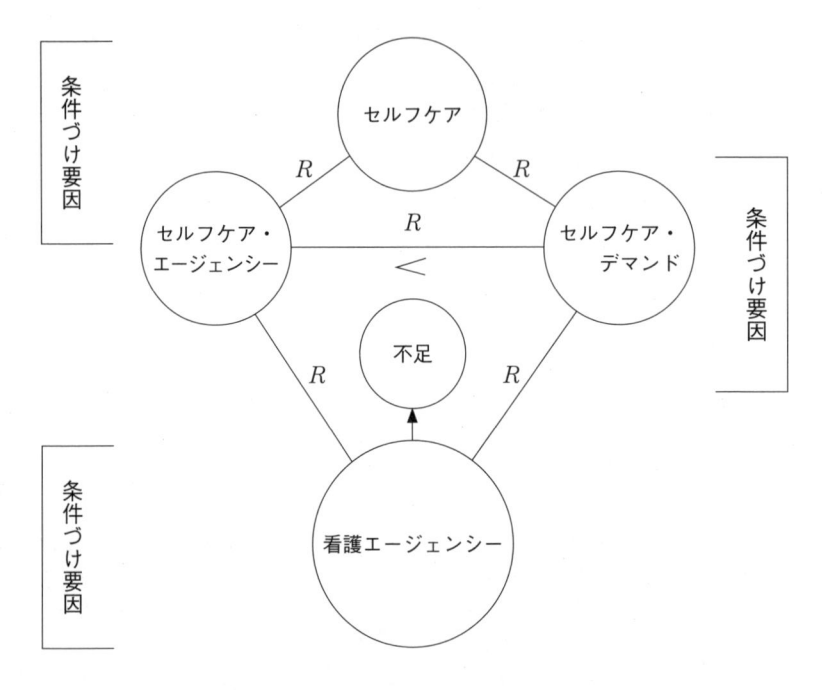

```
        ┌─┐                    セルフケア                    ┌─┐
        │条│                      ╱  R    R  ╲               │条│
        │件│                    ╱              ╲             │件│
        │づ│    セルフケア・   ─────── R ───────  セルフケア・  │づ│
        │け│    エージェンシー        <          デマンド      │け│
        │要│                    ╲              ╱             │要│
        │因│                      ╲          ╱               │因│
        └─┘                    R    不足    R                 └─┘
                                      ↑
        ┌─┐                          │
        │条│                          │
        │件│                    看護エージェンシー
        │づ│
        │け│
        │要│
        │因│
        └─┘
```

図1　看護のための概念枠組み
R：関係，<：不足関係（現存の，あるいは予測される）
（オレム看護論　第4版，p.449，医学書院，2005より転載）

べき事柄について取り決める意思とが仮定される」など，さまざまな諸特徴があげられている。そして，ヒューマンヘルスサービスにおける専門職者すべてにとって必要な知識，すなわち，サービスに特有な科学についての知識，人間そのものに関する知識，特定の具体的なヘルスサービス状況で実行すべき事柄を推論，判断，決定するうえでの自己－統合性，経験，および思慮分別についての知識，ならびに，意図的行為の性質・特徴，および目標設定から目標達成へ移行する各段階を構成する方法についての知識等をあげ，看護をいかに包括的に捉えていかなければならないかを示している。またその一方で，ケアとしての看護の観点から，人間愛について，すなわち，愛の能動的性質，そして愛には常に相互に依存しあう，配慮，責任，尊敬，知識という4つの基本的な要素が存在することを追記している。

オレムが提唱するセルフケア不足看護理論は，看護実践科学の構築に向けてなお今だ重要な働きをなしており，理論のさらなる開発のためにオレム研究グループが作られ，理論の概念的要素とそれに寄与する理論について検討が加えられている。

2009年7月

■註

1) Guides for Developing Curricula for the Education of Practical Nurses, Washington DC, US Dept. of Health, Education and Welfare, Office of Education, US Govt. Printing Office, 1959,「看護とは，個人の健康状態からひきおこされた結果，その人が特定のセルフケアを実施できないという理由のために，必要に応じて直接的援助を与えることである。看護師の役割とは，セルフケアにおける能力のない人に援助を与えることである」と叙述したと同時に，看護の固有の対象についても言及した。
2) 邦訳『看護概念の再検討』初版（小野寺杜紀訳）医学書院，1976年。
3) 邦訳『看護概念の再検討』第2版（小野寺杜紀訳）メディカル・サイエンス・インターナショナル，1983年。
4) 邦訳『オレム看護論—看護実践における基本概念』初版，（小野寺杜紀訳），医学書院，1979年。
5) 邦訳『オレム看護論—看護実践における基本概念』第2版（小野寺杜紀訳），医学書院，1988年。
6) Riehl, J. P., and Roy, C.: Conceptual Models for Nursing Practice, 2nd. ed., New York, 1980, Appleton-Century-Crofts.
7) Bush, H. A. Models for nursing, Adv. Nurs. Science 1: 13, 1979.
8) W. R. Ashby. サイバネテックス（動物と機械における制御と通信の問題を統一的に取り扱う学問の分野をさし，自動制御，情報および通信理論，統計的手法，計算機と神経系さらには社会現象などが統一的に取り扱えることが示された）とよばれる新しい学問領域の推進者。
9) 前掲『看護概念の再検討』p. 105。
10) Levin, L. S., Katz, A. H., and Holst. E.,: Self care-lay initiatives in health, New York, 1976. Prodist. レヴィンらは，個人的行動や健康習慣によって自分の健康を維持することに，受け身的でなく能動的に立ち回り，栄養面，精神面などあらゆる側面で自分の健康を自分で制御することである，と述べている。
11) Norris, C. M.: Self-care, Am. J. Nurs. 79: 486-489, 1979. ノリスは，個人や家族が健康のために自らのもてる潜在能力を発揮していく際に，彼ら自身主導権をもち，責任をとり，有効に機能できるようにするいろいろなプロセスである，と

定義している。
12) 日野原重明「セルフケアとは」(『からだの科学』) 145, 1989。セルフケアという言葉は，自分で自分の健康を管理するという意味である。
13) 前掲『オレム看護論』第2版, p.108。
14) 前掲『看護概念の再検討』, p.121。
15) 前掲『オレム看護論』第2版, p.70。

■参考文献
1) W・R・アシュビー『頭脳への設計』(山田坂仁他訳) 宇野書店, 1967年。
2) C・I・バーナード『経営者の役割』(山本安次郎他訳) ダイヤモンド社, 1968年。
3) バーナード『現代社会と組織問題』(加藤勝康他編) 文真堂, 1987年。
4) T・パーソンズ『社会的行為の構造Ⅰ』(稲上毅他訳) 木鐸社, 1976年。
5) 村田晴夫『管理の哲学』文真堂, 1984年。
6) 柏熊岬二編『人間理解の社会学』北望社, 1969年。
7) D. E. Orem : A Concept of Self-Care for the Rehabilitation Client, Rehabilitation Nursing, May-Jun, 1985.
8) 南裕子他監修『セルフケア概念と看護実践―Dr. P. R. Underwoodの視点から―』へるす出版, 1987年。
9) 金永安弘『健康教育の潮流』教育医事新聞社, 1987年。
10) ドロセア・E・オレム著，小野寺杜紀訳『オレム看護論――看護実践における基本概念』(第4版), 医学書院, 2005年。

現代看護の探究者たち──12

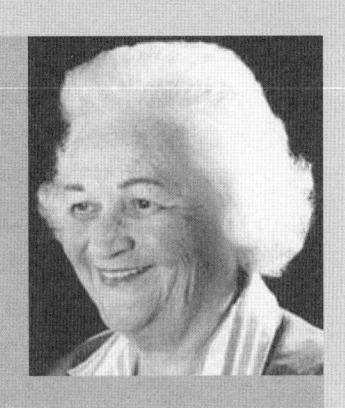

アイモジン M. キング
Imogene M. King

──目標達成理論の検証と普及──

［評者］舟島なをみ

アイモジン・M・キング紹介

略　歴

キングは1945年，ミズリー州セントルイス，セント・ジョン病院付属高等看護学校を卒業後，セントルイス大学に学び，1957年，修士号を取得している。さらに，1961年コロンビア大学テーチャズカレッジにおいて教育学博士号を取得した。これらを基盤に看護管理，看護教育，行政とさまざまな領域で活躍した。中でも教育歴が長く，イリノイ州ロヨラ大学，オハイオ州立大学学部長を経て，フロリダ州南フロリダ大学看護学部にて教授として活躍した。1990年，同大学を引退し名誉教授の称号を授与された。2004年，米国看護師協会は後世に残るキングの看護界への貢献を称え，その殿堂に名を刻んだ。2007年，12月逝去。

著　作

Toward a Theory for Nursing (1971) (邦訳,『看護の理論化』，杉森みど里訳，医学書院，1976年), A Theory for Nursing (1981) (邦訳,『キング看護理論』，杉森みど里訳，医学書院，1985年), Curriculum and Instruction in Nursing (1986)

はじめに

　アイモジン・M・キングの名が日本の看護師たちに広く知られるようになったのは，1971年の著作 Toward a Theory for Nursing が1976年，日本において『看護の理論化』（杉森みど里訳，医学書院）として翻訳，出版されて以来のことである。キングは『看護の理論化』の中で，「この本は看護理論を著しているのではなく，看護のための概念枠組みを著したものである[1]」と述べている。しかし，この概念枠組みは1つの看護理論であり，しかも看護実践に応用しうるもの[2]として高く評価された。

　その後，キングは10年の歳月をかけ，独自の看護理論を構築するに至っている。

　この理論は，看護状況における人間の力動的相互行為システムを基盤とした目標達成理論である。『看護の理論化』の時点においては人間と社会との関わりが強調されていない[3]との指摘もあった。しかし，この点においてもキングは10年の歳月をかけ，目標達成理論構築のプロセスにおいて，社会が看護の質に影響を与えていることを確認している。

　本著においては，まず第1にキングが「看護」「健康」「人間」「社会」などの基本的な概念をどのようにとらえているのかを明確にしたい。第2に，キングの看護理論における人間存在を明らかにするための概念枠組みを紹介する。第3としてこの概念枠組みに体系づけられた目標達成理論について概説する。さらに目標達成理論の理解を深めることを目的とし，筆者の臨床経験の中からある看護場面を取り上げ，本理論を適用しこの看護状況の分析を試みたい。

　これらを通し「人と思想」とサブタイトルのついた本著の主旨を実現したい。

1………キングの基本的な概念に対する考え方

　用語の定義に関する相違は，異なる分野の職種はもとより，同じ分野で活躍する職種の人々の学問的交流をも妨げるものだと言われている。海外から様々な看護理論が紹介される今日，これらの理論家の思想を真に理解するためには，その理論の前提となる概念[4]を明確にすることは不可欠であろう。
　看護において，その実践に影響を与え，決定を下す最も重要な概念は「人間」「看護」「健康」「社会」である[5]ことは新たに述べるまでもない。キングは概念を個別的な印象を統合化することによって形成された心的形象であると定義し，1つの構成概念は次に現実社会を描写する一群の関係概念になる[6]と述べている。キングは目標達成理論の中でその主要概念として，相互行為，知覚，コミュニケーション，相互浸透行為，自己，役割，ストレス，成長と発達，時間と空間の9つの概念を明らかにしている。目標達成理論はこれらの概念の上に構成されたものである。本項では，目標達成理論の基礎となるこれらの概念および理論の理解の前提ともなる「人間」「看護」「健康」「社会」について，キングがどのようにとらえているかを明らかにしたい。

　キングは本理論において，看護とは「看護師とクライアントの人間的な相互行為のプロセスであり，そのプロセスによって，各人は，他者とその置かれている状況を知覚し，コミュニケーションを通じて目標を設定し，手段を探求し，目標達成のための手段に合意することである[7]」と定義づけている。この看護の定義は，目標達成理論の構築のプロセスにおいて定式化されたものである。また，ここで言う目標とは「人が価値づけ，望み，欲する出来事として知覚される[8]」ものである。また，看護の目標は，「健康への到達，保持回復のために個人並びに集団を援助することであり，これらが不可能な場合には，個々人を人間として尊厳を保ちつつ，死に臨むことができるように援助することである[9]」としている。この看護の目標を達成するために，キングはどの看護状況においても，なんらかの目標が設定され，看護師とクライエントが目標を定め，その達成に向けて努力するように援助し，看護師

は人間を自己実現と健康維持へ導くような方法でその環境と相互行為を重ねることに深く関与すべきである[10]ことを強調している。これらのことは，キングの看護理論の包括的な概念ともいえ，キングを理解する上で非常に重要である。

さらに，キングは健康および看護師の機能を以下のように定義している。

「健康とは一人の人間のダイナミックな人生体験である。また，病気とは正常から逸脱した状態であり，その人の生物的構造における不均衡状態，心理的構造における不安定状態，社会関係における葛藤状態を意味する[11]」「看護師の機能とは収集した情報の中から看護ケアを計画し，実施し，評価するために特定の情報について解釈を下すことであり，あらゆる看護状況において標準的手段となっている看護過程の展開に見ることができる[12]」としている。

人間については，看護の焦点は人間にあると言う仮定にもとづき，人間を社会的存在，感覚を持つ存在，理性を持つ存在，対応する存在，知覚する存在，自律的存在，目的を持った存在，行為志向的な存在，時間志向的な存在[13]と仮定している。

社会については，キングはシステム理論に大きな影響を受けており，社会を社会と言う固有な概念に限定することなく，人間存在のシステムとしてとらえていると考えられる。この点については，次項において詳細に説明を加える。

以上のことから，キングは看護理論を構築するにあたり，その基盤を人間の相互行為に置いており，その中で多様な側面を持つあらゆる健康のレベルにおかれた人間を対象としていることがわかる。これらのことは，キングが看護を包括する広い視野を持つ理論家であることを示していると考えられる。

2 ……… 目標達成理論を導いた概念的枠組み

本理論を導いた概念的枠組みは，個人システム，個人間システム，社会システムからなる力動的相互行為システムである（次ページ図1）。

個人システムとは，人としての患者，人としての看護師といった個人を示

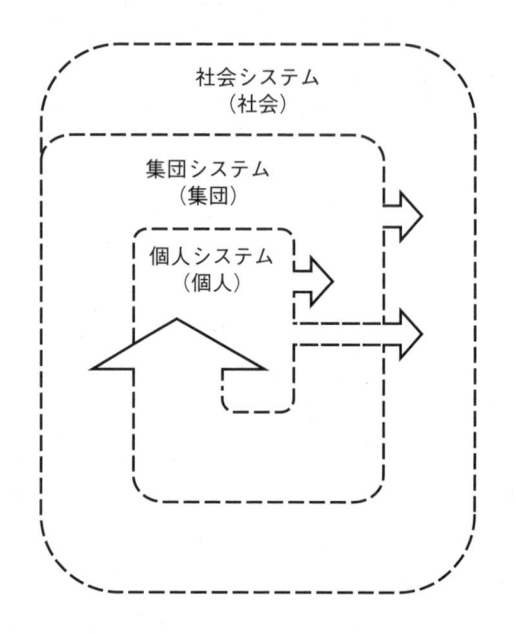

図1 看護の概念的枠組－力動的相互行為システム
（アイモジン・M・キング著：杉森みど里訳『キング看護理論』医学書院, 1985, p.14より）
（I. M. King, *Toward a Theory for Nursing*, New York, John Wiley & Sons, 1971, p.20）

している。この個人は集団をかたち作り，キングはこの個人がかたち作る大小の集団を個人間システムとした。この個人間システムとは，友人や知人といった無意図的にできた集団をさす。人間はこの個人間システムの中で，個人システムの中のみに存在していたときとは異なる種類の人間的経験を作り出す。

さらにこの個人間システムは，共通の興味や目標によって意図的に形成される集団となる。この集団は社会や地域の中で，個人間システムとはさらに異なる種類の人間的経験を展開する。キングはこれを社会システムと呼ぶ。この社会システムの例としては家族，宗教団体，政治団体，企業，教育組織などがある。

図1に示されているキングの看護のための開放システムの枠組みは以下のように要約されている。

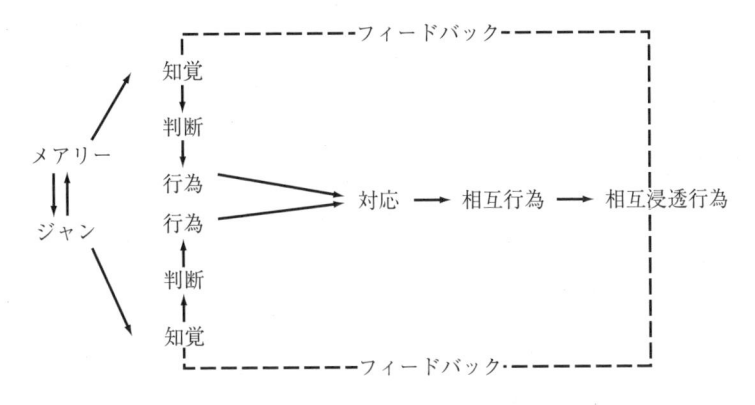

図2　人間の相互行為のプロセス
（アイモジン・M・キング著，杉森みど里訳『キング看護理論』医学書院，1985, p.71より）
(I. M. King, *Toward a Theory for Nursing*, New York, John Wiley & Sons, 1971, p.91)

「人間は個人システムと呼ばれる環境の中に一種のシステムとして存在する。各個人は相互行為を重ねることで二者間，三者間および大小の集団を形成し，それらが個人間システムと呼ばれる別のタイプのシステムを構成する。特別な関心や欲求を持つ集団は何らかの組織体を形成し，それらが共同体や社会を形成し，その総体が社会システムと呼ばれる[14]」

キングの看護理論を理解するために特に重要だと考えられるのはこの開放システムにおける個人間システムの中の人間の相互行為の概念である。

図2はある状況の中で出会ったメアリーとジャンの相互行為のプロセスが図式化されている。この図式からキングが相互行為のメカニズムを「知覚」「判断」「対応」「相互行為」「相互浸透行為」の5段階に分類してとらえていることが理解できる。

この相互行為のプロセスの中で「知覚」「判断」「対応」までは精神活動が主たるものであるため，直接的に観察できない行動であり，このプロセスの第4段階である「相互行為」以後が直接的に観察可能な行動であるとしている。相互浸透行為とは目標達成へと導く一定の目的を持った相互行為である。相互行為を相互浸透行為に導くためには，相互行為に影響を及ぼす要素としてその個人の知識，欲求，目標，知覚，過去の経験があるが，中でも特に知

覚の存在が重要である。それは知覚が愛や恐怖と言った感情によって歪曲されやすく，相互行為を展開する個々人が相手を正確に知覚できなければ共通の目標を設定することは不可能であり，このことが実現しなければ当然，相互浸透行為には至らない。また，このプロセスにおける相互行為を相互浸透行為に強化する手段としてコミュニケーションの重要性を指摘しており，この相互行為の評価的要素として相互浸透行為，すなわち目標が達成されたか否かと言う点を上げている。キングはこの2人の関係を看護師と患者の関係に適用し，目標達成理論を導いた。

3 ……… 目標達成理論

　キングは「理論」を「さまざまな変数間に内在する関連を評定することにより，ある研究分野の要素に対し，体系的な視点を提示する相互に関係のある一連の概念，定義，命題によって構成されるものである。(Negel, 1961：Kerlinger, 1973：Fawcett, 1978)[15]」としている。

　キングはこの理論の定義にしたがい「目標達成理論を導いた概念枠組み」の中から，目標達成理論における主要な概念として「相互行為」「知覚」「コミュニケーション」「相互浸透行為」「自己」「役割」「ストレス」「成長と発達」「時間と空間」の9つの概念を提示している。これらは目標達成理論が人間の相互行為に基盤を置いているため，人間の相互行為に影響を与えたり，関連の深いと言うことを先の概念枠組みの中で確認し，この理論に対し体系的な視点を提示する相互に関係のある概念として選択されたものである。

　キングの目標達成理論は図3のように図式化されている。

　図3の2つの楕円は，看護師と患者を表している。2つの楕円が重なりあった中央の部分は，この二者間の相互行為を示している。目標達成理論において「知覚」「コミュニケーション」は相互浸透行為＝目標達成のための不可欠な要素であり，「行為」「対応」「障害」「共同目標の設定」「手段の探求」「手段への同意」は相互浸透行為に導く相互行為の要素である。すなわち，看護の目標を達成するためには，看護師と患者の正確な知覚と適切なコミュニケーションが不可欠の要素であり，これらを前提とした相互行為により目

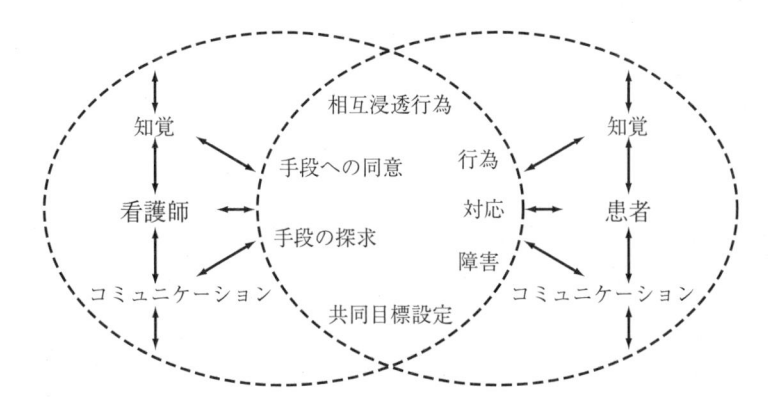

図3　目標達成理論の図式
（アイモジン・M・キング著，杉森みど里訳『キング看護理論』医学書院，1985, p.194より）

標を達成するためには，その相互行為の中に「行為」「対応」「障害」「共同目標の設定」「手段の探求」「手段への同意」の6つの要素が含まれていることが必要であると言い換えることができる。

　この理論はこれまで述べてきた人間の相互行為の概念にその主眼をおきながら，個人システム，個人間システム，社会システムの人間存在を示す開放システムの中から導き出されたものである。この理論の主な要素は，看護師と看護を受ける人が保健機関の中で1つの目標をもって出会う個人間システムの中で発見された。しかし個人システムと社会システムがケアの質に影響を与えることも確かなことであり，この点については，先に示した人間存在を表す開放システムの中で確認されている。

　キングはこの目標達成理論を検証するにあたり，以下の3つの問題を提起している。その第1は看護師とクライアントの相互行為を相互浸透行為に導く前提条件としての要素は何か。第2にどのような相互行為の要素が相互浸透行為を導くのか。第3に相互浸透行為をもたらすような看護師とクライエントの相互行為の本質的な変数は何か。

　この研究は4人の大学院生が1つの病棟の17組の看護師と患者の相互行為を記述的観察法により観察するという方法で行なわれた。その結果，第1の問題である相互行為を相互浸透行為に導く前提条件としての要素は「患者

の内面にある問題」「関心」および「障害」であった。すなわち，看護師と患者の相互行為において，患者に悩みや自分の健康に対する関心，障害があるとき，看護師と患者はその状況を探り，情報をわかちあい共同で目標を設定し，問題の解決と目標達成への手段を探求し，共に計画を実行し，目標達成を目指すと言い換えることができる。

　われわれが臨床の場で出会う患者のほとんどはキングが相互行為を相互浸透行為に導く前提条件としての要素として明らかにした「患者の内面にある問題」「関心」および「障害」を持っている。したがって日常的な臨床場面における患者—看護師の相互行為の多くは相互浸透行為を導く要素とその可能性を有していると考えられる。

　第2の問題である相互行為を相互浸透行為に導く要素間の関係については明らかになっていない。しかし，以下に示す6種類の相互行為の要素が看護師と患者の間に存在したとき，相互浸透行為が生じ，目標が達成される可能性があることを発見している。この6種類の相互行為の要素が図3の楕円の重なりあった部分に示されている「行為」「対応」「障害」「探求された目標」「目標達成のための手段の探求」「目標達成のための手段への同意」である。

　この「行為」とは患者—看護師関係においてどちらか一方が，相手に向かって歩み寄ったり，手をさしのべたり，質問するという行動の開始を意味している。また「対応」とはその「行為」に対し，他の1人が行動で応答することを意味している。「障害」とは患者—看護師関係における障害である。

　調査結果によれば6種類の相互行為の要素の中で「行為」「対応」「障害」の3種類は，調査対象となった17例のすべての患者—看護師関係の中に存在した。しかしこれらが相互浸透行為を導く頻度は，全体の約70％であり残る約30％は相互浸透行為には結びつかない。残る「探求された目標」「目標達成のための手段の探求」「目標達成のための手段への同意」の3種類は17例のすべての患者—看護師関係の中に存在するというわけではなく，存在しても100％が相互浸透行為に結びつくわけではない。しかし，これらが存在した場合，その相互行為は先の3要素よりかなり高い確率で相互浸透行為に結びついた。

　この結果は本理論を臨床の場で活用するために，非常に興味深い内容を持っ

ている。それは，臨床の場に患者が存在するかぎり，看護師がどのような形であれ，患者との相互行為を持たないと言うことはあり得ない。キングの得た結果によればこの相互行為の中には「行為」「対応」「障害」の3種類の要素がすべて存在した。この結果は，患者と看護師の相互行為には，特別に意図することはなくても，この3種類の要素は常に存在しているとも考えられる。しかしキングの得た結果では他の3種類は，その相互行為の中に存在していないこともあり，これらが存在しない場合にはその相互行為は相互浸透行為には至っていない。これらのことから，患者と看護師の相互行為において看護の目標を達成するためには，「探求された目標」「目標達成のための手段の探求」「目標達成のための手段への同意」という3種類の相互行為の要素を意図し，強化してゆくことが必要であると考えられる。

　第3の問題である相互浸透行為をもたらすような看護師と患者の相互行為の本質的な変数は何かと言う疑問は，この研究において目標の達成を容易にした変数が患者と看護師の正確な知覚作用，適切なコミュニケーションであることから，これら2つの変数が不可欠な要素であると捕えられている。

　本理論は以下のような命題を持っている。命題とは，ある1つの理論における真である陳述であり，この理論によって明らかにされたこととらえても誤りではないであろう。

1．知覚の正確さが看護師―クライエント間の相互行為の中から得られるならば，そこに相互浸透行為が生まれる。
2．看護師とクライエントの相互浸透行為がおこるならば，目標は達成される。
3．目標が達成されるならば，両者の間に満足感が得られる。
4．目標が達成されるならば，効果的なケアが行われる。
5．看護師―クライエント間の相互行為が相互浸透行為に深まれば，成長と発達の質も高まる。
6．看護師とクライエントによって知覚された役割期待と役割遂行が一致したならば相互浸透行為が生じる。
7．看護師とクライエント，あるいはその両者によって役割葛藤が経験されるならば看護師―クライエント間の相互行為にストレスが生じる。

8．専門的な知識と技術を持った看護師がクライエントに適切な情報を伝達するならば共同の目標設定と目標達成がなされる[16]。

4 ……… 目標達成理論を適用した看護状況の分析

1．分析に用いた看護状況の背景

　現在，悪性腫瘍に対しては外科的治療法，化学療法，放射線療法などが行われているが，これらの治療法は悪性腫瘍の決定打とならないまま，今日に至っている。しかし，延命効果を期待した治療はこれらの治療法に加え，様々に開発を加えられてその効果を着実に上げている。

　筆者が臨床看護師として所属していた某大学病院の消化器内科の病棟には，多くの悪性腫瘍の患者が入退院を繰り返していた。その患者のほとんどは，延命効果を期待した治療を受け，その効果は確実に現れていた。しかし，それらの患者の多くは，入院のたびに状態が悪化し，最終的には長期入院の結果，死亡すると言う経過をたどっていた。

　これらの患者の最も大きな苦痛は，慢性的な痛みの存在であった。この痛みに対する治療も神経ブロック，ブロンプトンカクテルなどに代表されるように様々な開発が加えられている。しかし，これらも痛みを完全に消滅させるには，多くの問題を有していた。そのため，患者にとって延命は痛みとの戦いの延長を意味する場合が多かった。

　このような状況に置かれる患者は，ほとんどが「潰瘍」もしくは「炎症」とその病名を告げられている。患者は一時的にはその病名に納得するものの入院日数を重ねれば重ねるほど，様々な症状が出現し，痛みも増強するといった状況に置かれる。すると患者は当然のことであるが改善しない状態に「なぜ，良くならないのか」と言う疑問を持つ。さらに，この疑問は医師や看護師に対する不信感に直結する場合が多く，患者は疾患からくる種々の症状に加え，これらのことにも苦しまなければならない。

　看護師はこのような状況に置かれた患者に対して，日常生活の援助を始めとする様々な側面からの看護介入を通し，患者の苦悩を受け止めていこうとする。しかし，患者にとっては，看護師のこれらの働きかけは，一時的には

胸のうちを吐き出すという役割はするが，真実に根ざしていない励ましは時間が経過するにつれ，病状に対する疑問を大きくし，さらに強い不信感と結び付いていくことが多い。

以上のように真実を告げられていない患者と看護師は相互に関係を重ねれば重ねるほど，患者は苦しみを増し，看護師も「やりきれなさ」を増強させる。そして患者は苦しみの極致の中でこの世を去らなければならない。

2．看護状況の分析

このような状況に置かれたA氏と看護師の相互行為を図4（次ページ）に示した。

A氏の持つ情報の中で，A氏自身が知っている事実は点線の部分に示されているように，今回の入院理由が「激しい痛みがあり，この痛みはこれまでと異なり家庭ではコントロールが不可能なものであること，食事がほとんど摂取できない，黄疸が増強している」という事実に加え，医師からの説明である「現在の痛みと黄疸は肝臓の炎症の悪化によるもの。今後，抗炎症剤の投与により炎症を押さえ，IVHにより栄養状態を改善してゆく。これらによりやや時間は要するが社会復帰は可能である」ということである。しかし，真実は，A氏が現在呈している症状が肝臓癌の末期的症状であり，今回は社会復帰不可能であるというところにある。実線の部分はA氏に関するすべての情報を示していると同時に，看護師のA氏に対する知覚を意味している。

キングは先に述べたように，目標達成を容易にする変数の1つとして「看護師と患者の正確な知覚作用」を上げている。しかし，このケースにおいてはA氏は自己の病状を正確に理解していないため，A氏に対する医師と看護師の役割も正確に理解できない状況に置かれている。つまり，A氏は現在の病状は治療により改善できるものと考えており，看護師や医師をこの目標を達成してくれる者と知覚している。

また，キングは目標達成を容易にするもう1つの変数として「適切なコミュニケーション」を提示している。しかし，この状況下において，看護師は患者には正確な事実を知られないことを目標の1つとしているため，当然のことながら患者の訴えに対し真実に根ざしていない励ましを繰り返すしかコミュ

```
              a：情報
    ┌─────────────────────────┐
    │ 患者A氏・男性・56歳・会社役員 │
    │ １．病名・肝臓癌           │
    │   発病後１年              │
    │   化学療法とエンボリゼーション施行 │
    │ ２．今回の入院理由         │
    │ ●激しい痛みがあり，       │
    │   家庭ではコントロール不可能 │
    │ ●食事が摂取できない       │
    │ ●黄疸の増強              │
    │ ３．入院後の医師の診断     │
    │ ●肝臓癌の末期的症状       │
    │ ●今回は社会復帰不可能     │
    │ ４．主に対症療法のみ       │
    │ ●IVHによる栄養補給        │
    │   痛みの緩和              │
    │   これらにより１日でも長い延命と │
    │   安らかな死へと導く      │
    │ ５．医師から患者への説明   │
    │ ●痛みと黄疸の増強は肝臓の炎症の悪化によるもの │
    │ ●抗炎症剤による治療       │
    │ ●IVHによる栄養補給        │
    │ ●これらによりやや時間を要するが社会復帰は可能 │
    └─────────────────────────┘
```

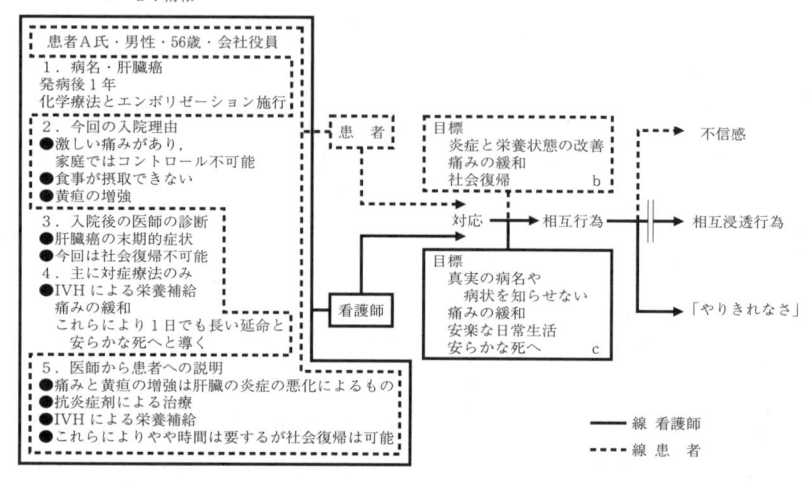

図4　看護師―患者の相互行為

ニケーションの方法を持たない。

　図4のbとcは看護師と患者が共に「探求した目標」を持つどころか，完全に方向性の異なる目標を持ち相互行為を重ねていることを示している。また，この関係においては，高い頻度で看護師―患者の相互行為を相互浸透行為へと導く「目標達成のための手段の探求」「目標達成のための手段への同意」も存在しない。

　その結果，このA氏の事例においては，患者は患者自身の目標が一向に達成されないことから，看護師に対して不信感を持ち，看護師自身も努力すればするほど患者との人間関係が悪くなり，非生産的な気持ちになっている。この状況は，まさしくキングが「看護師の目標とクライエントの目標が調和しない場合には，両者の間やその状況に葛藤を生じ，ストレスが増大するであろう」と述べていることに匹敵する。

3．まとめ

　この事例の分析を通し，筆者の提言したいことは病名告知の是非ではない。それは，私たち看護師が，その患者―看護師関係において繰り広げられる問

題状況を冷静な目で科学的に分析してゆくことの重要性である。

キングは看護における理論の有用性について以下のように述べている。

（1）看護師は実務の効果を判断したり，検討したりする立場に置かれる。もし理論が不適当であれば，実施も不適当であろう。

（2）看護師は予測できない状態や新しい状況下における実施に修正を加えることができる。

（3）貴重な看護実践は，もしそれが理論に立脚していれば維持存続されるであろう。

（4）頭でっかちといった表現で云々する理論について偏見をもつ看護師たちはもし理論が確認され，検討され，はっきりした自覚状態に達し，専門看護師によって利用されるならば，彼女らの実践に理論が内在していることを悟るであろう[17]。

先の事例において，A氏に真実を告げないという決定はA氏の個別性を検討した結果得られたものではなく，いわば日本の医療場面における慣習の踏襲である。その社会の文化に根ざした慣習には，当然価値も存在しよう。しかし，慣習を無条件に踏襲することにより個々の患者の看護の質に影響がある場合，適切な理論を適用し，その状況の分析を試みていくことは，キングが理論の有用性の（1）（2）で述べているように，他職種の理解を得，看護実践に修正を加えていくための貴重な科学的なデータになり得ると考えられる。

先の看護状況の分析からは，真実のないところからは何の発展もないことを私たち看護師が認識することの必要性を迫られていると言える。さらに，キングの言う「人間的にも職業的にも成長する」看護の役割とは，真実に伴う困難を患者と看護師が共に乗り越えたとき，初めて到達することのできるものであることを示唆しているように思う。患者と共に困難を乗り越えるような看護をするために，この種の事例の丁寧な分析結果の累積も，1つの方法であろう。それはこれらの累積が，現在患者の置かれている問題状況を明らかにし，個々の患者の看護の在り方を決定するための基礎データになりうると考えるためである。

5………キング・その人となり

　以上その理論と理論の適用による看護場面の分析を通し，キングという理論家を私なりに概観した。これらを通し，私の知り得たキングという人について，可能な範囲でまとめてみたい。
　まず第1に思うことは，キングの思考の緻密さについてである。先にも紹介した通り，キングは1971年に『看護の理論化』を刊行し，この『看護の理論化』を基盤とし，さらにその10年後に看護理論を構築している。このプロセスはキングの理論構築にいたるまでの思考のプロセスであると考えられる。すなわちキングは『看護の理論化』においてまず概念とは何か，理論とは何かを明らかにしながら，看護における概念体系の必要性，そしてそれらをいかに利用するのか，また，理論の有用性について明らかにしている。さらにそれらを前提に看護の領域，看護の目標，看護の力学といった観点から必要な概念を明らかにしている。これらはいずれも幅広い分野の豊富な文献に支えられての作業である[18]。1981年に刊行された看護理論の中では，まず第1にこれらの概念がより洗練されたものとして提示されている，さらに，目標達成理論においては，その概念を患者—看護師関係に焦点を当て定義している。
　これらのことからキングが目標達成理論の構築にあたり，いかに緻密な思考のプロセスをたどったかが理解でき，さらにキングの学問に対する真摯な姿勢をも感じさせるものである。また，キングの目標達成理論構築までのプロセスは，理論構築の方法論を具体的に示したものであり，今後，新理論構築に挑む研究者たちにとって，その方法論を学ぶ上でもこれらは貴重な教材となり得るのではないだろうか。
　第2に思うことはキングの看護に対する世界観についてである。先に示した目標達成理論の図式（図3）の中でキングは患者と看護師を同じ形，同じ大きさの楕円で表していた。これはキングの看護に対する世界観の一側面を象徴していると考えられる。すなわち同じ形，同じ大きさの楕円で表された看護師と患者からキングが両者を役割は異なるがあくまでも対等な人間とし

て位置付けていることが伺える。また，目標達成理論は，従来，私たちが看護目標を定め看護を展開してきたという点からは，非常に身近な思考のプロセスである[19]と言える。しかし，あらゆる場面で患者との共通の目標設定を可能にするためには，先の分析事例からもわかるように，患者の知る権利を大前提として患者と看護師の関係が対等なものとして受け入れられていなければ成立しない。これまで私たちも当然，看護基礎教育の当初より，患者を1人の人間として尊重すべきであることは学んできており，異論をさしはさむ余地はない。しかし，キングの患者―看護師関係で述べられているその対等さとはかなりレベルが異なるように思われる。これらは単に文化間の相違と言って処理してしまってよい問題ではなく，文化間の相違を認識した上で，なお，医療に携わるすべての者が，生命倫理に関する問題に本気で取り組むことを含め，患者との関係の在り方についてこれまでの思考のプロセスを大きく変換しなければならないことを示唆しているように思う。

おわりに

　私がキングの看護理論に興味を持つようになり，様々な形で学習を始めてから3年の歳月を経過した。まず，始めは聖路加看護大学大学院修士課程における必須科目である看護原理の時間にキングの理論のレビューを担当したことに始まる。
　つぎに，同課程における小児看護学特論の臨床実習において，キングの看護理論とエリクソンの発達理論を用いた看護モデルを作成した。このモデルを用いた臨床実習において，原因不明で小学校3年生のときに下半身麻痺になり，仙骨部の褥創の手術目的で入院した12歳の女児を受け持った。この事例において，それまで母親に依存することが多かった自己導尿を自分で管理するという目標を患児と共に設定した。しかし，患児は目標の設定には同意したものの自己の麻痺やそれに伴う排泄障害に対しては，全く興味を示さず，言葉の上での同意は得られたが目標を達成することはできなかった。これらの状況を自我心理学的側面から分析した結果，家族や学校関係者ができる限りこの事実に触れないようにしてきたことなどの影響を受け，この女児

は下半身麻痺と言う事実を正確に知覚しようとしていないことが明らかになった。これらを通し，筆者は看護師―患者関係における目標達成において両者の正確な知覚の重要性を再確認した。

3回目は修士論文の概念枠組みとしてキングの目標達成理論を用いた。

大学院修了後も数回，キングの看護理論を学ぶチャンスに遭遇し，現在に至っている。しかし，キングの理論は学習を進めれば進めるほど奥が深く，その都度，新たな学びを得ることができた。これはとりもなおさず，この理論の構築に人生をかけたキングその人の奥深さであり，この理論家の偉大さを示しているものではないだろうか。

追　記

1．日本における目標達成理論の検証と活用

2000年，日本の看護師が博士論文として目標達成理論を検証する研究[22]に取り組んだ。検証した命題は，8命題のうち「3．看護師－クライエント間相互行為において目標が達成されるならば，両者の間に満足感が得られる」「7．看護師とクライエント，あるいはその両者によって，役割葛藤が経験されるならば，看護師－クライエント間の相互行為にストレスが生じる」の2命題である。その成果は，2001年Sigma Theta Tau International 2年毎大会においてキング博士同席の元，発表[23]され，国際的にも高い評価を得た。

目標達成理論は，米国の看護師が米国の状況を視野に入れ開発された理論である。それが日本において検証されたという事実は，文化的背景や看護師養成教育，看護師が置かれている状況の異なる日本においても有用であることを示している。これを裏付けるように目標達成理論をその枠組みとして用い，看護師とクライエントの相互行為における問題を解明したという報告を複数[24]検索できる。海外の実践報告も多数存在し，カナダのある病院の看護部が目標達成理論を導入し，看護実践を展開していることも報告[25]されている。

2．研究の枠組みとしての目標達成理論の活用

目標達成理論を理論的枠組みに据えた研究も多数実施されている。

たとえば，米国の看護師は，思春期にある女性に経口避妊薬の使用を習慣化するための準実験研究の枠組みとして目標達成理論を活用した[26]。結果は，経口避妊薬の使用の習慣化という目標を達成するために6つの要素を加味した相互行為を展開したことが，相互浸透行為，すなわち目標の達成につながったことを示している。

また，米国の他の看護師は，目標達成理論の知覚の概念を前提とし，測定用具開発を進めた[27]。この研究は，看護師とクライエントの知覚の一致が看護の目標達成に不可欠であることに着目し，慢性疾患の子どもを持つ家族のニードを査定するための測定用具を開発した。

さらに，スウェーデンの看護師は，看護理論が看護現象の理解に有用であることを実証するためにアクション・リサーチを行った際，目標達成理論を活用した[28]。アクション・リサーチに参加した看護師は，日々の看護実践において問題と感じたり，意味があったと感じたりした状況を記録し，目標達成理論を枠組みとして分析した。その結果は，目標達成理論が看護現象の理解に有用であることを示した。

加えて，キングの看護のための概念枠組みと目標達成理論を基盤に，老年看護学や家族看護学など，さまざまな領域の看護学に関する新たな中範囲理論を開発する研究も進められている。2007年に出版された「Middle Range Theory Development Using King's Conceptual System」（Sieloff, C. L. & Frey, M. A. (Eds), New York：Springer）は，米国，カナダ，日本の研究者によるそのような研究15件を紹介している。

3．看護基礎教育・継続教育への目標達成理論の活用

キングは1986年に著書「Curriculum and Instruction in Nursing」を出版した。この本は，看護学教育カリキュラムの構築と展開に必要な基本的知識や原理を概説するとともに，その1例として，目標達成理論とそれを導き出した概念枠組みをカリキュラムの基盤に，実際にどのようにカリキュラムを構築し，展開するかを紹介した。これは，キングの理論が，看護基礎教

育の基盤として活用可能であることを示している。

　また，米国の看護師は，理論に基づく看護実践の推進に向け，院内教育に目標達成理論を活用した[29]。都市部のある大規模病院に勤務する全看護師を対象に，目標達成理論の理解と活用を推進するためのプログラムを実施し，その成果を患者の満足度調査によって評価した。結果は，このような院内教育の実施が，看護師の理論に基づく看護実践を推進し，患者の満足度を高めたことを明らかにした。目標達成理論の院内教育への活用については，他にもいくつかの報告[30]があり，これらは，看護継続教育においても目標達成理論を活用できることを示している。

（2009年6月）

■参考文献
1) アイモジン・M・キング『看護の理論化』（杉森みど里訳），医学書院，1976年。
2)～4) ライト州立大学看護理論検討グループ『看護理論集』（南裕子訳），日本看護協会出版会，1982年。
5), 6) 前掲『看護の理論化』
7)～16) アイモジン・M・キング『キング看護理論』（杉森みど里訳），医学書院，1985年。
17) 前掲『看護の理論化』
18) 杉森みど里「キング看護理論—その理論構成と特徴」看護教育，26(10), p.629～632, 1985年。
19) 松木光子「書評キング看護理論」看護教育，27(3), p.204　1986年。
20) アフアフ・I・メレイス「看護理論と研究」看護研究，20(1), p.4～21 1987年。
21) Imogene M. King: Essential Elements of Theories, Nursing Science Quarterly, 1(1), pp.22-25, 1988.
22) 亀岡智美：King, I. M. の目標達成理論の検証，千葉大学大学院看護学研究科博士論文，2000年。
23) Kameoka, T., Funashima, N., Sugimori, M.; Testing of King's Theory of Goal Attainment Focused on The Relationship Between Goal Attainment and Satisfaction in Nursing-Patient Interaction. The 36th Biennial Conventon Sigma Theta Tau International Honor Society of Nursing, 2001.
24) たとえば，次に示す報告がある。永野光子：がん末期患者のQOL向上を目指した看護活動−キング看護理論を用いた目標達成場面の分析を通して。Quality Nurs-

ing, 4 (11), 920-924. 1998., 横山京子：看護婦（士）が対応困難と知覚する患者への看護実践－キング看護理論による相互行為の分析を通して。Quality Nursing, 4 (11), 915-919, 1998.
25) Fawcett, J. M. et al.: Integration of King's framework into nursing practice. In Frey, M. A. et al., Advancing King's systems framework and theory of nursing, pp. 176-189, Thousand Oaks, California : Sage Publications, 1995.
26) Hanna, K. M.: Effect of nurse-client transaction on female adolescents' oral contraceptive adherence. IMAGE : Journal of Nursing Scholarship, 25 (4), pp. 285-290, 1993.
27) Rawlins, P. S. et al.: Development of the Family Needs Assessment Tool. Western Journal of Nursing Research, 12(2), pp. 201-214, 1990.
28) Rooke, L. et al.: Problematic and meaningful situations in nursing interpreted by concepts from King's nursing theory and four additional concepts. Scandinavian Journal of Caring Sciences, 2 (2), pp. 80-87, 1988.
29) Messmer, P. R.: Implementation of theory-based nursing practice. In Frey, M. A. et al. (Eds), Advancing King's systems framework and theory of nursing, pp. 294-302, Thousand Oaks, California : Sage Publications, 1995.
30) たとえば，次に示す報告がある。
Jolly, M. L. et al.: Theory of goal attainment in the context of organizational structure. In Frey, M. A. et al. (Eds), Advancing King's systems framework and theory of nursing, pp. 305-316, Thousand Oaks, California : Sage Publications, 1995./Rooke, L.: Focusing on King's theory and systems framework in education by using an experiential learning model. In Frey, M. A. et al. (Eds), Advancing King's systems framework and theory of nursing, pp. 278-293, Thousand Oaks, California : Sage Publications, 1995.

現代看護の探究者たち——13

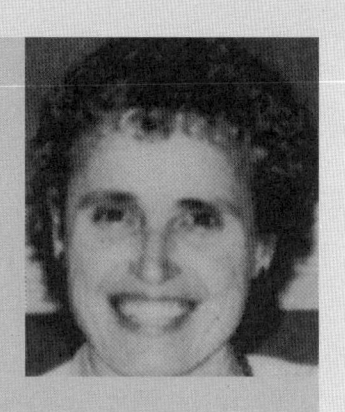

シスター カリスタ ロイ
Sister Callista Roy

——ロイ適応看護モデル——

[評者] 松木光子

シスター・カリスタ・ロイ紹介

略 歴

1939年ロスアンゼルス市に生まれる。63年マウント・セントメリーズ大学で看護学士号取得，68年，カリフォルニア大学ロスアンゼルス校（UCLA）で修士号取得，同年マウント・セントメリーズ大学は看護カリキュラムの哲学的基礎として適応モデルの枠組みを用いることを決定している。

ロイは，自分のモデルを創造する過程で，ドロシー・E・ジョンソンから強い影響を受けたとして，ジョンソンを賞賛している。

77年，UCLAより哲学博士号を取得。1987年以降ボストン・カレッジで教育と研究に従事するかたわら，著述，研究集会，講演と幅広く活躍し，彼女の名声は看護界で不動のものになりつつある。

著 述

The Adaptation Model 2 nd ed. (1999), Appleton & Lange（邦訳，『ザ・ロイ適応看護モデル』(2002)，医学書院）

はじめに

　ロイ看護適応モデルの開発者，シスター・カリスタ・ロイと，その看護に対する考えについて今回まとめることになった。

　彼女の看護モデルに関する著書の3つの訳者として，つねづね当モデルについては関心を抱いて文献をみ，開発や適用状況を把握してきた。また，彼女には2度直接お会いしたことがある。

　1度は，1984年にカナダのエドモントンで催された看護理論家カンファレンスの時である。彼女は重要な理論の提出者の1人として，ロイ適応モデルの講演を行った。私は出席者の1人として初めて彼女の講演を聞き，その後，日本看護協会出版会主催のインタビューを行った。その時の印象は，若々しく活気にみち，常に質問者や相談を求める人々に囲まれていた。

　2度目は，1985年に私自身が在外研究員として米国に赴いた時である。当時，彼女は UCSF（カリフォルニア大学サンフランシスコ校）において，Robert Wood Johnson Clinical Nurse-Scholars Program で博士後の研究に従事していた。彼女は多忙にもかかわらず，私のために2日間私とのカンファレンスを予定してくれていた。そして，ロイモデルと適用に関する私の疑問に的確に答えてくれた。また，当時，校正過程にあった *Essentials of The Roy Adaptation Model*[1]（ロイ適応看護論入門）の本文を全部くれて，親切にもてなしてくれたことを思いおこす。

　ロイモデルの特徴は，看護が人と集団の適応を促進することをめざす働きかけであるとする考えと，その人間に対する全体論的考えから，適応システムとしての人間モデルを開発し，適応促進の最大達成をめざす看護役割と活動を関連づけたことにある。さらに，彼女はモデルを提示するだけでなく，積極的に仮説検証とモデルの適用を多方面にわたって行い，検討を加えていった。現在では，北米はいうまでもなくヨーロッパの各地で看護実践に，教育に管理に，そして研究に活用されるにいたっている。

ここでは，ロイ自身のプロフィルとその活動，そのモデル開発の経緯，現時点のロイ看護適応モデル，および当モデルに基づく看護過程を中心に記述していく予定である。

1………修道者・看護理論家としてのシスター・カリスタ・ロイ

1．看護理論家の歩み

ロイは，文献によると1939年生れと記述されている。エドモントンのカンファレンスの講義中，ロイ自身が自分はカリフォルニアの温い地方でずっと過してきたので，カナダの寒さに対する適応レベルが狭く，最初は大変だったと述べていたが，カリフォルニアを中心に育ってきたようである。

専門教育は，米国，ロスアンゼルスにあるマウント・セントメリーズ大学（Mt. St. Mary's）で学士号を取得，その後UCLA（カリフォルニア大学ロスアンゼルス校）で修士・博士課程を修了し，Ph. D.（哲学博士）を取得している。

看護理論家としての道を歩むようになるのには，彼女が大学院で勉強したUCLAの教育が大きく影響しているであろう。当時，UCLAの大学院では，かの看護理論家として著名なD・E・ジョンソンがいた。ロイによれば，当時ジョンソンは院生に対し，特に"看護とは何か"という説明に焦点をおいていて，学生たちにこの点についてもっとエネルギーを集中すべきだと訴えていたという。

当時のUCLAでは，医学モデルではない看護の概念的枠組に基づく看護教育が行われていた。ジョンソンは小児看護学の教授であったが，彼女の看護概念がUCLA看護学科のバックボーンになっていたと考えられる。彼女の早期の看護概念は，"看護の平衡論"といわれるものであったが，1968年には母校のヴァンデビルト大学の同窓会で「行動システムモデル」を公表した。これは前者をさらに精巧にしたもので，ロイの在学中はこのモデルの開発過程であったと考えられる。

こうして，彼女は20代前半から，「看護とは何か」「何を目的とすべきか」ということの究明に強い信念をもつにいたったと1984年のインタビューの

際[16]述べている。そして，実際に，院生の頃からずっとこの点に彼女のエネルギーを傾注してきているようである。

また，内容的にも大きな影響を受けたのはジョンソンだとロイ自身が語っているが，具体的アイデアとして早期から人間の行動に眼をむけ，また人間をシステムとして考えていたことなども，彼女からの影響であろうとしている。

もともと，ロイは小児看護婦であった。この小児看護婦としての経験や，UCLAの小児看護のゼミで砂漠地帯のインディアン居留地に行った経験などから，子供たちの環境の変化に対する非常な柔軟性を目の当りに経験していた。例えば，この居留地で，下痢から脱水症状を起した子供が死にかかった状態で運び込まれてきた。その子にほんの少しの水分を与えるだけで，すぐに回生するという事実を臨床的にみてきたのである。このような臨床的経験から，看護はこういうものなのだなという結論が得られてきたのだと，ロイは語っている。

彼女は，その居留地での経験の同じ年に，文献を読んでいたら，adapting（適応）という言葉が目に入り，その時，"これだ"と思ったという。つまり，その時点で，看護というのは患者が適応するのを促進するものだと考えたのである。

これらが看護と適応概念を結びつけるきっかけであった。こうして，当時の看護のイメージに生理心理学者であるハリー・ヘルソン（Harry Helson）の適応レベル理論が加えられて，現在のロイ看護適応モデルが形成されていく。

ロイは20歳代後半，修士課程修了後，母校のマウント・セントメリーズ大学に講師として就職した。就職してほどなく，カリキュラム委員会の先生方が"看護とは何か"を検討し始め，ロイの概念が極めてクリエイティブだからとして関心を示し，カリキュラムの概念的枠組に採用することを決定した。

当時の学部長はシスター・ロデスカ・ドーンであったが，相当勇気のいる採用であったであろう。こうして，1968年にロイの概念を看護学部のカリキュラムに使う研究を開始した。小さな学部であったので，その後は完全に

研究室的やり方で，セントメリーズ大学の教職員が一体となってロイ理論を開発していった。

　このモデルに基づく最初の教育を行ったのは，1968年に入学した学生たちで，看護専門科目は1970年春に開始し，1972年6月に彼らは卒業している。

　こうして，このモデルは看護実践の研究と教育の枠組として使われるようになった。それとともに，ロイ自身も准教授，教授，チャーマンとしてセントメリーズ大学の中心的存在となっていった。その間，UCLAよりPh. D.を取得している。

　その後，1984年，自己のモデルの開発のための研究に従事するべく，博士後研究のRobert Wood Johnson資金を得，UCSFで神経系統の研究のために，マウント・セントメリーズ大学を離れた。UCSFで約3年間研究に集中していたが，この間に前述したように私がここを訪問したのであった。

　そして，1987年から，東部のボストン・カレッジが博士課程を開設するに当り招聘(しょうへい)されて以来，緑多いボストン郊外で研究と教育を行っている。

2．修道者として

　ロイは，名前の前に称号がつけられているように，シスターである。1970年代初頭の論文には，シスターの服装をした写真を見受けたものであった。

　しかし，私がお会いした時はいつも通常の女性の服装であった。彼女は大変小柄な婦人であるが，エドモントンではピンクのスーツを着ていて大変可愛いらしい印象であった。また，サンフランシスコでは眼のさめるようなアメリカンブルーのスーツで装っていた。

　彼女の経歴をみると，仕事の場は常に宗教的コミュニティと関係のある場所である。修士課程修了後，長期にわたって勤務し，自己のモデルの適用と開発を行ったマウント・セントメリーズ大学も名前から推察されるように，宗教的コミュニティの学校である。また，博士後研究の後，勤務している現在のボストン・カレッジもカソリック系の総合大学である。

　筆者は1985年に両大学を訪れた。セントメリーズ大学は，ロイ看護モデルの適用研究の一環として，スタッフと討議をするための訪問である。この

大学は，ロスアンゼルスの山の手，シャロン・ロードにあるが，山の中を上へ上へ分け入った静まり返った台地にある。大きなチャペル，僧院のたたずまいである図書館。快い風が吹き回廊からはるか太平洋とロスアンゼルス市内を見下す。世俗を離れた静寂があたりにみなぎっていた。

一方，ボストン・カレッジの方は，ボストンの郊外，チェストナット・ヒルにある。木々の生い茂る広大なキャンパスの中に，中世を思わせるチャペルや種々の建物群が点在する。静かな厳かさとともに，大きさもある総合大学である。私は，ベスイスラエル病院滞在中に，北米看護診断協会長のゴードンがいるので，カリキュラム・デザインに工夫があるだろうと資料をもらいに訪れたことがある。

ロイ自身は，一般の講演とかカンファレンスなどの中では全く宗教色を出すことはない。しかし，最初の成書である『ロイ看護論　適応モデル序説[12]』では，彼女の宗教的共住団に対し感謝の言葉を表明している。

また，ロイに関係して私に手紙や連絡をくださった看護職以外のわが国の方々は，すべてその宗教的コミュニティと関連のある方々であった。彼らは，米国を訪れた際，そのコミュニティと関係のある所を訪れ，集会などでロイと会ったり，話しを聴いたりしているようで，新しいニュースを私に知らせてくださるのであった。そこで，彼女には宗教的活動も種々あるのだろうと私自身は推察している。

2 ………ロイモデルの発展と著作

前章で述べたように，ロイモデルは彼女が院生の頃から考えていたものであった。しかし，看護専門誌に初めて公表されたのは，1970年の「ナーシング・アウトルック」誌上である。その時の論文名は *Adaptation: a conceptual framework for nursing*（適応：看護の概念的枠組[9]）と題したものであったが，ここでまずロイの看護の考えが発表されている。

つづいて，同じ「ナーシング・アウトルック」誌上に，1971年にはこのモデルによる看護実践[10]を，1973年にはそのカリキュラム適用[11]を順次公表していった。これら3論文は，ロイモデルに関する初期の主要論文であろ

う。当然のこととして1973年のカリキュラムへの適用に関する論文は，前章で記述したように，マウント・セントメリーズ大学での経験を経たものであった。

こうして，実際に教育に実践に活用していく過程で，操作レベルの開発が行われたり改善されていった。さらに，このモデルは，1971年にはUS公衆衛生サービスの資金をえて予備調査を，1976年から1977年にかけては統計的調査を行って，適応様式の確認を行っている。また，1970年代半ばには，多くの看護専門誌上に，多様な分野からの多様な看護婦諸姉たちによって，ロイモデルの活用経験と効果の報告が相次いで行なわれていた。

成書として最初のものは，ロイを中心とするセントメリーズ大学のスタッフたちによる「ロイ看護論・適応モデル序説 (Introduction to Nursing: An Adaptation Model)[12]」であり，これは1976年に看護テキストとして出版された。日本語版は筆者が監訳して1981年に，また，仏語版も発行されている。これは，全体の総論と各論で構成されており，総論編では適応モデル序説を，各論編では各適応様式を枠組としてその理論と実際を記述している。したがって，それは看護の教育内容を提示しているとともに，実際に実践にどのように活用していくことができるのかを示している。

この第2版[14]はすでに1984年に出版されていて，内容と用語の推敲が行なわれている。また，それ以前の1981年に，ロイモデル自体の理論的検討が，ロイとロバーツによって Theory Construction in Nursing : An Adaptation Model（看護における理論構築：適応モデル）[13]」ですでに加えられていた。

現在では，ロイ自身がカナダのカンファレンスの際，「自分は母親のようなものだ」と譬喩していたように，他の著者たちによる成書もいくつも発行されている。例えば，筆者が監訳したランボーの「適応看護論」Adaptation Nursing : Assesment & Intervention[6] や，邦訳はないがランデルらの Adaptation Nursing : The Roy Conceptual Model Applied（適応看護：ロイの概念的モデルの適用）[7]，そしてアンドリュースとロイによる Essentials of the Roy Adaptation Model[1] などは，その主要なものであろう。

また，種々ある看護理論の論文集には，ロイモデルは必ずとりあげられて

いるが，なかでも，リールとロイの編集による *Conceptual Models For Nursing Practice*（看護モデル——その解説と応用）」には，ロイモデルに関する論文も数多く収録されている。その第1版は1974年に発行されているが，1980年発行の第2版が前述の書名で邦訳されている[8]。

これら理論集や「ロイ看護論・適応モデル序説[12)14)]」において，主要な看護理論が検討されているのをみるにつけても，彼女が，自己のモデル開発過程において，いかに深い学習と思索を重ねてきたかの足跡があらわれているようである。ちなみに，1989年の現在，看護専門誌には「ロイ看護適応モデルに関する学会」の案内が掲載されていた。これは当モデルに関する研究的取り組みを示すものであろう。わが国でも看護科学学会で発表された研究報告の中に，いくつかロイモデルが研究の枠組として活用されていた。看護教育や実践の場においても，いくつかの施設が理論的枠組として活用しておられるのを筆者は承知している。

3……ロイの看護学に対する考え

1984年のカナダにおけるカンファレンスで，ロイは「看護学とは何か」「看護は何を理論化するか」について，自己の考えを表明した[15]。

彼女は，これまでの看護に共通する属性を検討の上で，看護に一貫して流れている共通の特性は，肯定的変化に影響を及ぼす生活過程に関心を集中してきたことだとの見解をもつ。

ANA（米国看護婦協会）は1980年の社会政策声明において，看護は患者の反応に対処すると定義しているが，彼女はこのような人々の反応をみるだけでなく，人や人々の健康に影響を及ぼすような肯定的な生活過程をもみるとみなす。

そのため，看護学を人間に関する知識の展開システムと考えている。それは，理論化と研究により，人々の健康状態に肯定的に影響する諸過程を観察し，分類，関連づける説明と，さらに看護がそれらの過程の価値を高めるために行う実践もふくむとみなしている。つまり，看護学は，看護が健康に及ぼす方法の他に，人間に関する基礎科学をも包含するのである。

理論については「経験的世界の一部を記述，予測，説明，理解，コントロールするために用いられる相互関連の諸命題で構成されるシステム」と定義づけている。ちなみに，命題とは，単的に表現するならば，2つ以上の概念をとりあげて，それらを関連づけることをいう。

　次に，何を理論化するかについては，それは概念的モデルだといっている。概念的モデルとは，看護実践の本質的要素を明らかにする一連の概念やイメージをいう。つまり，看護モデルは，看護の心的イメージであり，概念構成体である。ロイは，主要な看護モデルを検討した結果，多くのモデルに共通の構成要素は，人間，環境，健康，看護であるとしている。そこで，看護モデルは，ロイによると，看護の対象である個人と集団としての人々をいかにみるかということと，彼らとともに達成しようとする目標を示している。

　ロイのいう基礎科学は，この個人と集団をどうみるか，人々の生活過程が健康をどのように維持させていくかを理論化と研究により追求していく。次に，理論化と研究をとおして，看護はどのようにそれに対処していくことができるであろうかという看護実践がくると考えている。

4 ………ロイ適応モデル

1．基本的仮説

　スティブンス[17]は「分析者が理論を理解する時にまずしなければならないことの1つは，著者の考え方の基礎となっている仮説（assumption）を見出すことである」と述べている。

　当モデルの基本的仮説[15]は，人間に関する概念と適応過程に関するものである。これらは，システム理論とヘルソンの適応レベル理論を根拠としている科学的仮説と，哲学的仮説の双方をふくんでいる。

１．科学的仮説
（1）システム理論に基くもの
　①システムは全体の形成に関連ないし連結する単位のセットである。
　②システムは，それを構成する各部分が相互依存の力によって全体として働く。

③システムは，入力，出力，制御，フィードバック過程をもつ。
④標準とかフィードバックの形成における入力はしばしば情報として言及されている。
⑤生活システムは機械的システムよりも複雑であり，全体としての機能を導く標準やフィードバックをもつ。
（2）適応レベル理論に基くもの
①人間行動は環境的・有機体的力に適応を示す。
②適応行動は適応レベル内の刺激に対する機能であり，刺激は焦点（focal），関連（contextual），残存（residual）刺激の共同効果である。
2．哲学的仮説──ヒューマニズムからの仮説
①人間は，自身の創造力をもつ。それはその人自身の内部における肯定的力であり，その人自身をよりよくさせる。
②人の行動は，目的的であり，単に原因や結果の連鎖ではない。
③人間は全体であり，その人の意見や見解には価値がある。
④看護には対人関係が重要である。

これらの仮説は，1984年のカナダの会議で提出されたものである。特に，哲学的仮説は初期の著作では明確でなかったが，モデル全体に流れている人間主義が仮説として提出された。

2．モデルの4つの構成要素
1．個人/集団に対する見解：適応システム

個人，家族，いずれのサイズの集団でも同じモデルで分析可能である。

ロイは，人間を変化する環境と絶えず相互に作用している生物，心理社会的存在と考えている。図1（次ページ）に示す通り，人はこの変化する環境に対処するために調節器と認知器機制という2つのサブシステムがあり，さらにこれらの効果器である4つの適応様式，つまり生理的様式，自己概念，役割機能，相互依存をもつ適応システムとみなす。適応システムである個人は図1のように示すことができる。

（1）適応概念：入力

適応とは環境の変化に肯定的に応答する過程をいう。その適応能力は，図

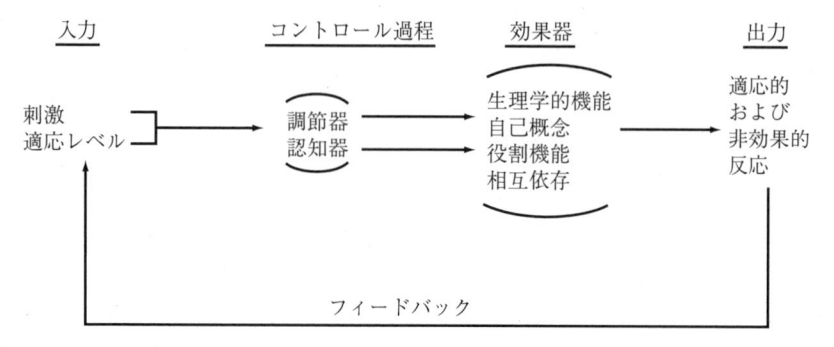

```
入力            コントロール過程      効果器              出力

刺激    ──→   調節器         ──→  生理学的機能   ──→  適応的
適応レベル      認知器              自己概念              および
                                   役割機能              非効果的
                                   相互依存              反応

           ←────────── フィードバック ──────────
```

　　　　　図1　適応システムとしての人間

1の入力である刺激や環境の変化の作用と個人，集団の適応レベルに依存している。

　適応レベルについては，ヘルソンの適応レベル理論から図2のように適応ゾーンを構成するとの仮説のもとに，適応行動か非効果的行動かの判断をなす。つまり，ゾーン内の刺激に対しては適応的に応答し，一方，ゾーンの外に落ちた刺激に対しては効果のない応答となる。

　（2）コントロール過程：対処機制

　この人間システムの中で刺激に対して応答するシステムの機能の中心は，図1の制御過程を扱う調節器と認知器である。

　調節器は図3に示す対処機制をなす。人は，環境の変化に対して神経系や内分泌系の作用により自動的に無意識にアプローチ，攻撃，逃避などで刺激に対処する備えをする。例えば，2歳のよちよち歩きの子供の母親は，子供が母親の手を離して走っていったとき，何の考えもなくとっさに非常に早く反応するが，これは調節器過程の働きである。

　一方，認知器は図4に示す通り，刺激を確認，貯え，関連づけるもので，思考や決定によって意識的に働いたり，防衛機制のように無意識的に働く。例えば，前例のよちよち歩きの子供に対する不安体験から，決して子供を往来の近くにいかせない決意をするなどの問題解決技術は，認知器の働きである。

　（3）効果器：適応様式

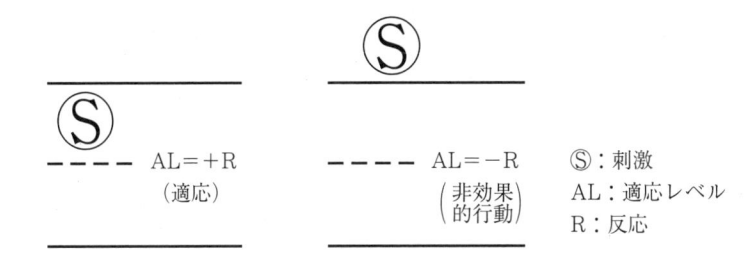

```
────  ─ ─ ─ ─    AL=+R        ────  ─ ─ ─ ─    AL=−R         Ⓢ：刺激
       Ⓢ          （適応）                 Ⓢ            （非効果         AL：適応レベル
────                        ────            的行動）      R：反応
```

図2　適応過程

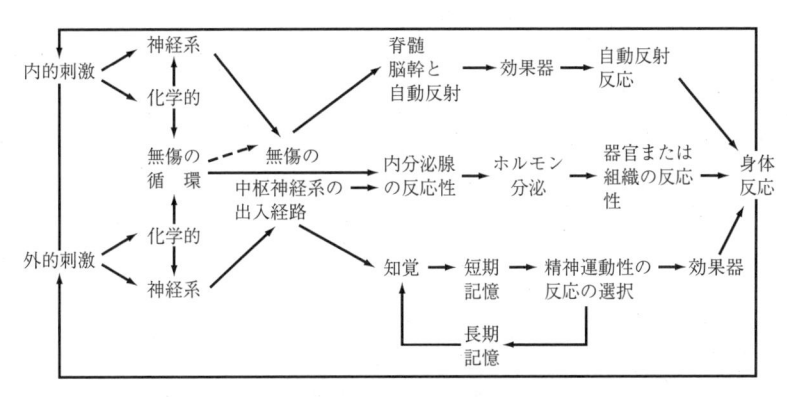

図3　調節器対処機制

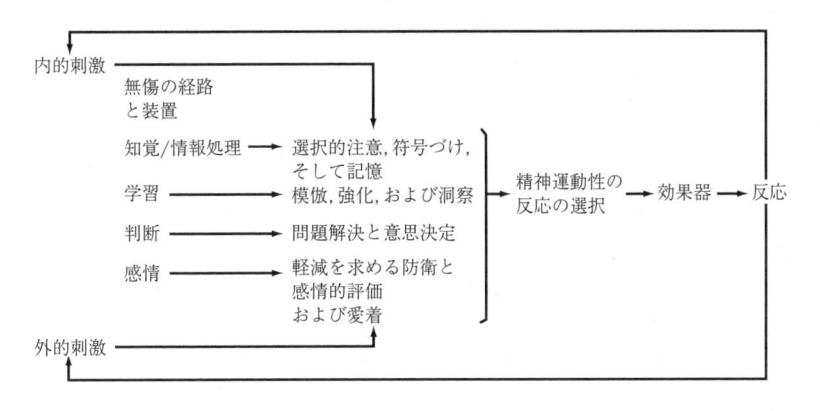

（図：内的刺激／外的刺激 → 神経系・化学的 → 無傷の循環／無傷の中枢神経系の出入経路 → 脊髄 脳幹と自動反射 → 効果器 → 自動反射反応；内分泌腺の反応性 → ホルモン分泌 → 器官または組織の反応性；知覚 → 短期記憶 → 精神運動性の反応の選択 → 効果器；長期記憶 → 身体反応）

図4　認知器対処機制

（図：内的刺激／外的刺激 → 無傷の経路と装置；知覚/情報処理 → 選択的注意, 符号づけ, そして記憶；学習 → 模倣, 強化, および洞察；判断 → 問題解決と意思決定；感情 → 軽減を求める防衛と感情的評価および愛着 → 精神運動性の反応の選択 → 効果器 → 反応）

これら対処機制はすべて適応様式によって示される。適応様式は前述の通り4つの様式に分類されているが，これらは単に調節器と認知器活動を示す対処方法についての当モデルの分類である。
　まず，生理学的機能様式は，身体構造とその働きに関連して生じるニードに基づく。この様式には，①酸素処理，②栄養，③排泄，④活動と休息，⑤皮膚統合性（防衛機制）などの基本的ニードと，その他の生理学的要素として全システムの適応に役割を果す，⑥感覚，⑦水と電解質，⑧神経機能，⑨内分泌機能がある。
　第2の自己概念様式は心理的情緒的ニードに関連しているもので，身体的自己と人格的自己からなっている。身体的自己は，身体に関する自分自身の受けとめ方や身体像である。例えば，私たちは，子供の時の写真をみて自分自身だと認めることができるのは，自己の身体像をもっているからであろう。一方，人格的自己は，自己一貫性，自己理想，道徳的倫理的自己をふくんでいる。例えば，いつも時間厳守を旨としている人が，やむをえず約束の時間より遅れて到着するならば，その人は自分の道徳と倫理の上で厳しく感じるであろう。
　第3の適応様式は役割機能である。役割とは，他者に関連してとる人の行動である。この様式には，役割遂行に対する社会的期待や，特有な役割を引受ける個人の心理社会的統合や期待をふくめている。当モデルでは，人は基本的に第1次役割として性や発達段階に応じた，例えば成人女性などの役割をとると考える。この役割に伴う第2次役割として，その人はさらに教師，妻，母親などの役割をもつ。そしてこの第2次役割に関連して一時的に，例えばPTAの役員などの第3次役割をもつとみなしている。
　最後の適応様式は相互依存である。相互依存は自己の生活において積極的役割をとるか受動的役割をとるかで行なわれるが，多くの場合，親密な人々とともに行なわれる。そこで，1984年の改訂[14]において，相互依存は，愛や尊敬，価値を他者に与えまた受ける意思や能力を巻きこんでいる密接な関係と再定義されていて，愛情の統合性維持に焦点がある。
　（4）出力：反応
　図1に示すシステムの出力は，適応的反応か非効果的反応である。適応的

反応は，人間システムの目標である生存，成長，生殖（reproduction），熟達（mastery）の見地から人の統合を促進する行動である。一方，非効果的行動は，システムの目標を導かない行動やその人の統合を損う行動である。

このように，ロイは適応システムとしての人間モデルをまず十分に開発したのである。

2．環　　境

環境は，人や集団をとり囲んでいて，その発達や行動に影響を及ぼす条件，状況，作用のすべてである。それは，適応システムとしての個人や集団への入力であり，内的外的刺激の両方をふくんでいる。

ロイは，ヘルソンの適応レベル理論を用いて，刺激を焦点，関連，残存刺激の3種とした。焦点刺激は当面その人に直面している刺激であり，関連刺激はその他の実在するすべての刺激である。そして残存刺激は現状では測定不可能な信念，態度，経験などである。これら3種の刺激が，個人や集団の適応レベルや対処能力のゾーンをつくりあげる上で共同作用をするのである。

3．健　　康

健康は，統合的全体としての人間の状態であり，存在過程であり，そして成長過程である。また，統合（integrity）とは，完全さや統一体になりうる健全さ，ないし損われていない状態を意味する。この統合を助長する過程が適応である。ロイは，適応の目標に生存，成長，生殖，熟達（支配）をおいている。

4．看　　護

看護の目標は，4つの適応様式で人・集団の適応を促進し，それによって健康，クオリティオブライフ，威厳のある死に寄与することである。

看護活動は，図5（次ページ）に示す通り，ロイ適応看護モデルに基く看護過程を用いて看護の目標をめざす実践である。それは，クライエントの行動と適応レベルに影響する因子をアセスメントし，影響因子を管理することにより介入していく。

```
                    ロイ適応モデルに
                    基づく看護過程
                         ↓
    適応システム ──────────────→ 適応の目標 ──→ 健康
        ↕
       環境
```

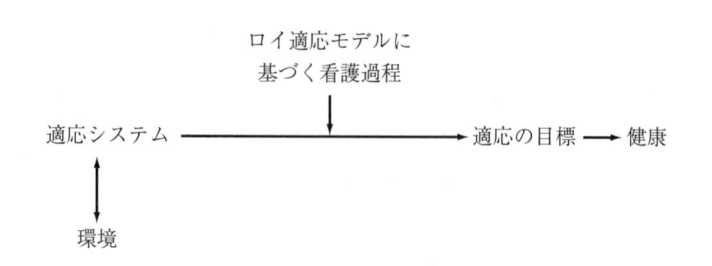

図5　ロイ看護適応モデルの重要概念間の関係
(Roy, C., Introduction to Nursing : An Adaptation Model, 2nd ed., p. 40, Prentice-Hall, 1984より)

5………ロイ看護適応モデルに基く看護過程

　ロイは，看護過程（nursing process）を看護活動の特定形式（paticular format）とみなしている。その流れは図6（次ページ）の通りであるが，その段階的手順は問題解決のステップを踏む。

1．アセスメント
　当モデルに基づく看護過程のアセスメントは図6の通り第1段階と第2段階にわけて考えられている。
　1．第1段階アセスメント：行動
　第1段階では，システムの出力としての行動についてデータを収集する。データは観察，測定，主観的報告によって把握できる，各収集データについて，その人や看護婦が考慮していくべき行動かどうかの判断をなす。考慮すべき行動は，非効果的行動と支持を必要とする適応行動である。その行動が適応的か非効果的かの判断は，標準（norm）を参考枠とし，標準が開発されていないものについては，その行動が統合を促進するものかどうか，調節器と認知器の効果を示す行動かどうか，その人がその行動を適応と認めているかいないか，などを参考枠とする。
　2．第2段階アセスメント：影響因子
　この段階は第1段階で判断した考慮すべき行動に影響を及ぼしている因子

```
┌─────────┐  ┌─────────┐  ┌──────────────┐
│第1段階アセスメ│→│第2段階アセスメ│→│看護診断       │
│ント(各適応様式│ │ント(焦点,関連│ │(最も関連のある影響因子と│
│における行動) │ │および残存刺激)│ │ともに適応・非効果的行動の│
│          │ │          │ │陳述または要約表示)│
└─────────┘  └─────────┘  └──────┬───────┘
                                      ↓
                              ┌──────────────┐
                              │ 目 標 設 定    │
                              │  (行動成果)   │
                              └──────┬───────┘
                                      ↓
┌─────────┐              ┌──────────────┐
│ 評 価    │              │ 介  入        │
│(介入の有効性に│←─────────│(刺激を管理することによ│
│ついての判断) │              │って適応を促進させるアプ│
│          │              │ローチ)        │
└─────────┘              └──────────────┘
```

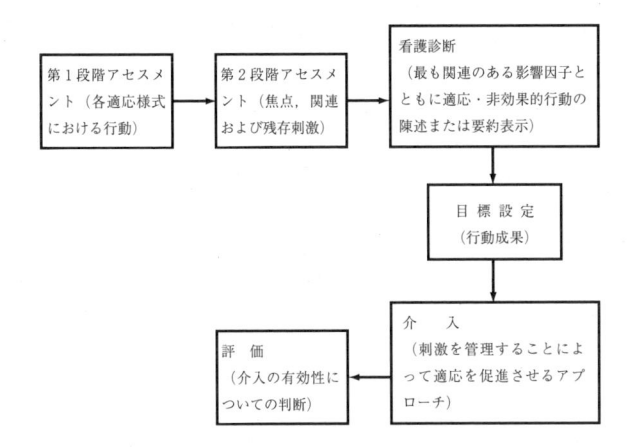

図6　ロイ適応看護モデルに基く看護過程のフローチャート
(Roy, C., Introduction to Nursing : An Adaptation Model, 2nd ed., p.62, Prentice-Hall, 1984より)

のアセスメントである。ロイは，適応レベル理論に基き，影響因子を焦点，関連，残存刺激の3層でとらえていることは前述の通りである。

　一般に，患者の示す状況は複雑であり，種々な因子が影響している場合が多いので，影響因子をこれら3因子でとらえていく方法は，介入計画を設定する上で極めてすぐれたやり方であり，これはロイ看護論固有の特徴である。

2. 看護診断

　看護診断は，アセスメントの結論であり，収集したデータの解釈である。それは，1つの適応様式内の要約表示であったり，同一刺激によって影響を受ける1つ以上の様式間の行動パターンに関する要約表示である。当モデルの一般的適応問題は**表1**（次ページ）のように示されている。

　診断は最も関連のある影響因子とともに適応的，非効果的行動を表現したものである。例えば，**表2**（p.245）の事例では"家族と離れたことによる孤独と混乱"となろう。

3. 目標設定

　目標設定は個人・集団に期待される行動結果である。つまり，適応行動を

表1　一般的適応問題の作業類型

A．生理的様式	
1．酸素化	
酸素不足	
ショック	
過負荷	
2．栄養	
栄養不良	
嘔気	
嘔吐	
3．排泄	
便秘	
下痢	
鼓腸	
失禁	
尿閉	
4．活動と休息	
不適当な身体活動	
無使用によりおこる結果の予測	
不適当な休息	
不眠	
睡眠奪取	
休息過多	
5．皮膚の保全	

かゆみ
皮膚の乾燥
褥創

B．自己概念
1．身体的自己
性的自己概念の減退
攻撃的性行動
喪失
2．人格的自己
不安
無力
罪
低い自尊心

C．役割機能
役割移行
役割距離
役割葛藤
役割失敗

D．相互依存
分離不安
孤独

（Roy, C., Introduction to Nursing : An Adaptation Model, 2nd ed., p.56, Prentice-Hall, 1984より）

維持，または非効果的行動を適応行動にするよう表現される。具体例は表2の看護過程例に示す通りである。

4．介　入

　介入は，看護がどのように介入していくかのアプローチである。刺激が適応を促進したり妨害しているとすると，看護アプローチは目標達成のために刺激を管理することによって適応を促進することである。

5．評　価

表2 看護過程例

行　　動	○プレイルームに1人で坐っている ○他の子供達とかかわらない ○しずかに泣いている ○床をみつめている ○看護婦とのコミュニケーションを拒否する
刺　　激	○初めての入院（関連） ○両親は帰ったばかりである（焦点） ○家から離れみ知らぬ町にいる（関連） ○他の子供達の親もしらない（関連）
看護診断	家族と離れたことによる孤独と混乱
目　　標	明日までに，プレイルームにいる他の子供達と交って，新たなサポートシステムをえる
介　　入	○看護婦への信頼を増加させるステップをとる ○適切な遊び友達を紹介する ○プレイルームで彼とともに過ごす
評　　価	○子供は自室で1人で坐っていることの方を好む傾向をつづける ○同室の子供と1対1で遊んでいる ○いつ両親が連れにくるか聞く

　最後のステップは介入の効果の評価である。アセスメントと同じ方法で出力をみて，目標が達成されたかどうかの判断を行う。目標に到達しているならば，その特定の焦点に関する看護過程は達成したこととなる。しかし，行動がやはり同じだったり効果の少ない変化の場合，再アセスメントを行い計画の更新が必要となろう。

6．序列設定の基準

　序列設定は看護過程における独立したステップではないが，全体にわたって考慮すべき手順である。

　ロイは，適応システムの目標を生存，成長，生殖，熟達（支配）においていることは前述した。この目標に基き，看護過程の各段階で考えるべき重要性序列を順次次の通り設定している。

　1）個人，家族，集団または地域の生存をおびやかすもの

2）個人，家族，集団または地域の成長に影響するもの
3）社会または人類の継続に影響するもの
4）個人または集団の潜在力を十分に達成することに影響するもの

おわりに

　現代のすぐれた看護理論家であるシスター・カリスタ・ロイについて，そのプロフィルと理論を整理してみた。
　ロイ自身について筆者の感じている結論を要約するならば，それは修道者としてのひたむきさと，看護理論家としてのひたむきさである。"ひたむきさ"や"一生懸命さ"でおそらくすべてのことに対応する方なのではないかとの感じがある。
　理論については，ロイ看護適応モデルは，看護の全体を説明する一般理論またはグランド理論である。人間の全体論的立場と看護は適応を促進するものとの適応概念から，適応システムとしての人間モデルを開発し看護機能と結びつけた。
　本来，彼女は看護学を科学と実践だと考えているので，単に抽象概念にとどまらず操作レベルまで開発している。そのため，理解しやすく適用も容易である。
　筆者らの看護のイメージや体験からみても，違和感なく全く自然体で理解でき適用できる。従来のぼんやりしたものが，明確に説明されている印象をもつ。
　現在，ロイ看護モデルは，広く看護実践，教育，管理，研究に適用されている。わが国でも一部の所で臨床に教育に研究に活用されてきている。

　追　記

1．シスター　カリスタ　ロイについて
　1987年以来現在も，米国東部 ボストン郊外にあるカトリック系のボストン・カレッジにおいて，看護理論家として主として博士課程の教育と研究に

従事している。

ボストンでは，1991年ボストン適応看護研究協会（Boston-Based Adaptation in Nursing Research Society：BBANRS）を設立し，毎年研究活動と共にカンファレンスを実施している。その目的は，モデルに基づく基礎的・臨床的看護知識を開発し，看護実践を進歩させること，学者のネットワークを形成して，モデルに基づく研究を促進し，普及することであった。そこでの大きな業績の一つは，モデルに基づく研究を総合的にみることの利益を認識し，文献に報告されている研究の膨大な数に注目した結果，プロジェクトを設置してロイ適応モデルに基づく研究の英文の研究について統合したことであろう。

近年の受賞歴としては，オーストラリア・アメリカ教育財団からフルブライト上級学者賞（Fulbright Senior Scholar Award）（1989）を受賞，そしてNLN（National League for Nursing）から看護学を推進するマーサ・ロジャーズ賞（1991）を受賞した。

2．ロイ適応看護モデル（Roy Adaptation Model：RAM）の発展

ロイ適応看護モデルに関する最近の改善や再陳述は，ロイとアンドリュースの共著である『ザ・ロイ適応看護モデル』（松木光子監訳，医学書院，2002）（Sister Callista Roy, Heather A. Andrews (1999), The Roy Adaptation Model, 2nded., Appleton & Lange）に掲載されていると考えてよい。

このさらなる発展は，1900年代後半から21世紀の初めになされている。21世紀を見据えたその開発は，科学的・哲学的仮定の更新，適応と適応レベルの再定義，集団レベル知識開発に至る適応様式の拡大，そしてボストン適応看護研究協会の行った，はじめの25年間におけるRAMに基づいた研究の分析・批判・総合などである。これらについて，紙数の関係からごく簡単に説明を加えておく。

（1）科学的・哲学的仮定の更新

科学的仮定については，以前はシステム理論と適応レベル理論から

の仮定が別々に記述されていたが，一連の科学的前提として推敲統合された。哲学的仮定については，新たにヴェリテイヴィテイ（veritivity：人間存在の有意味性）をこれまでのヒューマニズムと結合させている。詳細は『ザ・ロイ適応看護モデル』をご覧いただきたい。

（2）適応と適応レベルの再定義

適応は「個人として，また集団としてものを考え，感じる人間が，人と環境との統合を作り出すために自覚的な意識と選択を用いるプロセスとその成果」と再定義した。また，適応レベルについては，「統合，代償，障害の3つのレベル」で説明できるとの新たな視点を提出している。

（3）集団レベルに関する適応様式の拡大

以前から看護の対象は個人と集団と主張してはいたが，その記述についてはやはり個人中心であった。しかし，集団に関する知識開発がおこなわれ，これまでの適応様式に集団レベルの表現が加わっている。新しい適応様式は，生理的・物理的様式，自己概念－集団アイデンティテイ様式と集団を意図して拡大した。他の役割機能様式と相互依存様式は以前と同様である。

（4）RAMに基づいた研究の分析・批判・総合

前述の：BBANRSの活動により，RAMに基づいた英文の研究について分析・批判・総合を実施し，その成果の一部については前出の『ザ・ロイ適応看護モデル』に提出している。この結果はこれからの研究を推進するものと考える。

■参考文献
1）Roy, C., Andrews. H. A.,『ザ・ロイ適応看護モデル』医学書院，2002年．
2）松木光子，他「ロイの適応理論に学ぶ─Ⅰ～Ⅳ」看護技術，26（1，3，4，5，6，7，8），1980年．
3）松木光子「わが国の看護教育におけるロイ看護論の意義」看護展望，6（8）：76～80，1981年．
4）松木光子他「『ロイ看護論』をどう読むか」看護展望，6（8）：82～92，1981年．

5）松木光子「ロイ看護論の適用と考察（1），（2）」，看護展望，12（3，4），55～62，49～59，1987年．
6）Rambo, B.,『適応看護論』(松木光子監訳)，医学書院サウンダース，1984年．
7）Randel, B., et al.: Adaptation Nursing; The Roy Conceptual Model Applied, The C. V. Mosby Co., 1982.
8）Riehl & Roy:『看護モデル──その解説と応用』(兼松，小島監修)，日本看護協会出版会，1985年．
9）Roy, C.: Adaptation; A Conceptual Framework for Nursing, Nursing Outlook, 18（3）: 42～45, 1970.
10）Roy, C.: Adaptation; A Basis for Nursing Practice, Nursing Outlook, 19（4）: 254～257, 1971.
11）Roy, C.: Adaptation; Implication for Curriculum Change, Nursing Outlook, 21（3）: 163～168, 1973.
12）Roy, C.,:『ロイ看護論・適応モデル序説』(松木光子監訳) メヂカルフレンド社, 1981年．
13）Roy & Roberts: Theory Construction in Nursing; An Adaptation Model, Prentice-Hall, 1981.
14）Roy, C.: Introduction to Nursing; An Adaptation Model, 2 nd., Prentice-Hall, 1984.
15）Roy, C.,:「現時点でのロイ適応モデル」(松木光子訳) 看護, 36 (11): 52～73, 1984年．
16）Roy, C., インタビュー「理論の形成と展開──過去，現在，未来」，看護, 36 (11), 74～81, 1984年．
17）Stevens, B. J.,『看護理論の理解のために──その分析/適用，評価』(中西睦子，他訳) メディカル・サイエンス・インターナショナル，1982年．

現代看護の探究者たち──14

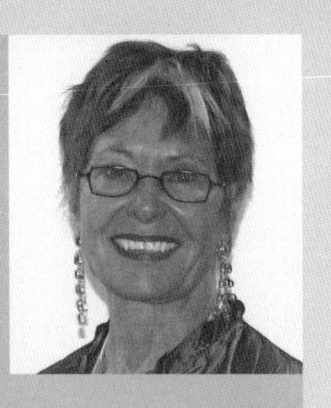

ジーン ワトソン
Jean Watson

──21世紀の看護論──

［評者］川野雅資

ジーン・ワトソン紹介
略 歴
マーガレット・ジーン・ハーモン（ワトソン）は1940年7月21日に8人兄弟の末っ子として生まれた。バージニア州ロアノークのルイス・ゲール病院付属看護専門学校を卒業した後4年間，看護師として勤務した。1964年にコロラド大学で看護学士号，1966年に精神看護領域の修士号，1973年には教育心理学およびカウンセリングにおいて博士号を取得した。1984年から7年間，ワトソンはコロラド大学の看護学部長の要職に就いた。その後，著名なヒューマンケアリングセンターを設立し，センター長として国際的な活動を行っている。1981年にはアメリカ看護アカデミーのフェローになった。

著 作
著作活動では，7つの共著を含めて14の著書があり，論文は共著も含めてちょうど100に上る。看護学の理論と実践の間に矛盾が存在することを認め，この問題を再構想するために1冊目の著書となる Nursing: The Philosophy and Science of Caring (1979)「看護—ケアリングの哲学と科学」を出版し，結果としてそれ以降看護理論家として知られるようになった。次いで, Nursing: Human Science and Human Caring (1985)（邦訳『ワトソン看護論——人間科学とヒューマンケア』，稲岡文昭・稲岡光子訳，医学書院，1992年），Postmodern Nursing and Beyond (1999)（邦訳『ワトソン21世紀の看護論——ポストモダン看護とポストモダンを超えて』，川野雅資・長谷川浩訳，日本看護協会出版会，2003年）がある。2008年には，第一冊目の著書の改訂版を出版した。講演は，世界中で年間20前後に上る。日本では1989年の日本看護科学学会はじめ4回の大きな講演がある。

1………ワトソン博士との出会いからワトソン理論を考える

　ジーン・ワトソンは実践をとても重要視している。ワトソン理論は抽象的で現実の臨床からはかけ離れているのではないか，という印象があるが，それは理解が不十分だということが徐々にわかってきた。ジーン・ワトソンとの最初の出会いは，第4回国際看護科学学会（2001，三重）のプログラム委員長としてワトソンを招聘したときである。その折に直接，『ワトソン 21世紀の看護論』の翻訳の話をいただいた。そして2003年に三重の学会で学会長として再度ワトソンを招聘した後に，翻訳書が完成し，直接コロラドにお届けに行った。そしてワトソンに，「患者の日常的なケアや医療的なケアを看護師が行うことをどう考えているのか」，を尋ねた。その時に，ワトソンは，「治療的なことも重要で，まず，そのことはしなくてはならない」，とおっしゃった。ワトソンは，身体的治療は重要と考えているが，ただし，現代においてはあまりにも身体的・物質的なものに人々の関心が偏りすぎていることをとても問題視していた。だからケアリングやカリタスの意識を高めることが必要と考えていることがわかった。

　それからは2年に1度はコロラド大学を訪問してワトソンにお会いして，臨床上の疑問を伺っている。昨年（2008年）は，「児童・思春期の精神看護と，重度で難治性で長期にわたる精神障害者の看護」，について伺った。ワトソンは，「子どもが現している行動にではなく，その奥にある心に注目していく。子どもの持っている力のあるところを見出して，そのことを言葉にして伝え，刺激していく。存在すること，関心を寄せることが大切」と，教えてくれた。そして，重度で難治性の精神障害者には，「会話して，何を感じ，考えているかに関心を寄せて，力のあるところを支援する。もし，長期入院患者で会話が出来ない状態だとしたら基本的な生活を整えることをする。その患者は，宇宙と繋がる力がもはやないから，基本的な生活の枠組みを作り，そのときにそばにいて，関心を寄せていく。カタトニーの患者が，言葉を発することもなく壁に寄りかかっていたら，患者に向かい，患者が感じているだろうと看護師が感じたことを言葉にする。例えば，「寂しい」とか，

「孤独だ」とか，と言われた。このようなお話を伺うと，ワトソンの看護が
とても身近なものに感じられる。

2 ……… 人と理論

ワトソンのヒューマンケアリング理論の要点は次のようである。

まずは，「ケアリングの10の要因」について以下のように挙げている。
- 人間的‐利他的価値
- 信頼と希望
- 自己と他者に対する感受性
- 援助‐信頼‐ケアリングの関係
- 肯定的，否定的感情の表出
- 創造的な問題解決
- トランスパーソナルなティーチングとラーニング
- 支援的，保護的，そして/あるいは 癒しの（ヒーリング）環境
- 人間の要求を満足させる
- 実存的‐現象学的‐精神的な特徴

そして，ケアリング関係：ない場合からある場合までの，5つのタイプを
以下のように整理している。
- タイプ1　Biocidic（バイオセディック）：生命を破壊する（有害，怒り
  を招く，失望，幸福の減少）
- タイプ2　Biostatic（バイオスタティック）：生命を抑制する（冷たく，
  厄介なものとして扱われる）
- タイプ3　Biopassive（バイオパッシブ）：生命にとって可もなく不可も
  ない（無感情あるいは無関心）
- タイプ4　Bioactive（バイオアクティブ）：生命を維持する（古典的な
  看護師と患者の関係のようなもの，いたわりと愛情）
- タイプ5　Biogenic（バイオジニック）：生気を与える（トランスパー

ソナルなケアリング），トランスパーソナルなケアリング・ヒーリング関係

ワトソンが考えるケアリング・ヒーリング関係とは，尊敬の念を抱く；神聖な空間として考える；人が他の人に対して行うテクニックや物事ではなく，哲学的，道徳的，精神的な基礎となるプロセスであり；生命を与え，両者にとって人生を豊かにする関係存在論である。

ケアリングのモーメントについては次のように述べている。
存在を表すエネルギーの場；転換点；より高く深い意識への呼びかけ，意図性；ケアリングと命のオーセンティックな選択；存在中心の目的探しが求められる；新しいレベルのオーセンティシティ：自己ヒーリングと全体性を強化する。

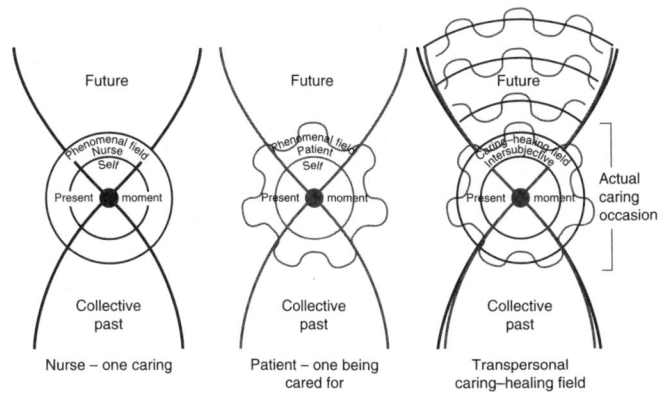

トランスパーソナルなケアリング・ヒーリングのエネルギーの場
(From 'Nursing: Human Science and Human Care' by Jean Watson © 1988 Sudbury, MA: Jones and Bartlett Publishers, www.jbpub.com. Reprinted with permission.)

患者がケアリングを受けた場合と受けなかった場合の違いについては以下のように対比させている。

ケアリングを受けた場合
- 情緒的-精神的な幸福（威厳，自制心，個性）
- 肉体的ヒーリングが増大，救命，安全性，エネルギー，快適さ
- 信頼関係

ケアリングを受けなかった場合
- 屈辱，怯え，制御できない，失望，無力感，疎外感，傷つきやすい，辛い思い出から逃れられない
- ヒーリングが減少

　また，ケアリングのある場合とない場合での看護師の違いについては以下のように対比させている。

ケアリングのある場合
- 情緒面・精神面（達成感，満足感，目的意識，感謝，誠実さを保つ，充実感，全体性），自尊心，自分の価値観を生きる，命，死への敬意，思慮深い，愛，知識の増大

ケアリングのない場合
- 頑なな態度，気が付かない，ロボットのよう
- 意気消沈した，怯えている
- 疲弊している

　また，マーサー・ロジャーズの統一されたパラダイムのケアに不可欠な5つの構成要素を引用しながらケアリングは存在そのものであり，そこにあるのは：
- 意図の表明
- パターンの認識
- エネルギーの流れへの調和
- 無限性の経験
- 創造的な出現の促進

と整理している。
　さらに，ヒーリング・ケアリングモダリティ（物理療法）をケアリングの

関係存在論に発展させると,
- ●治療的な触診
- ●想像
- ●音楽
- ●感情表出の日記
- ●動き
- ●メッセージ
- ●リラックス

が可能になり,
補完的な/代替療法としての看護は,
- ●不侵略
- ●不介入
- ●自然-関係 環境としてのモダリティ
- ●ペインコントロール,症状管理
- ●患者を元気づける
- ●治癒への満足感

をともなう全体性を提供するケアリング・ヒーリング・モダリティであり,ロジャーズの統一された全体としての人間とトランスパーソナルなケアリングを統一するような統合的な理論であるとしている。

- ●トランスパーソナルなケアリングは人間と環境の場のパターン形成をより頻繁にすることである
- ●無限の宇宙の広大な自然との一体化を経験する

ワトソンは,ケアリングサイエンスとロジャーズの統一された全体としての人間のサイエンスの統合を試み,
- ●ケアリングは人間と環境の場に意図的に倫理的に参加する方法である。
- ●ケアリングはこの参加の過程で人間の場のパターン形成をすることである。

としている。

さらに，新たに台頭する世界観：昔の叡智を再構築し修正したもの，グローバルな関係存在論としてのヒューマンケアリングの基本前提として，以下のことを挙げている。
　●人間とは何かという，広義な人間観
　●充分に表現され，肉体を超越した，進化する人間の意識
　●生命エネルギーの場−普遍的エネルギーの場
そして，
　「看護を成熟したものにしよう。完全に成熟した健康，ヒーリング，ケアリングの職業としての看護を！」と投げかけている。

　ワトソンは，その著書 Nursing the Philosophy and Science of Caring で Basic Assumption for the Science of Caring in Nursing として7つを掲げ，その6番目に，ケアリングはキュアリングよりも「健康を促進」するものであり，人間行動の知識を伴う生物・身体の知識を統合してケアリングを実践することは，健康を促進し，病気を持つ人に援助を提供できる，という考えを述べている。
　そして，マズローのニード論から，人間のニーズを満たす援助を明らかにしている。低次のニーズから高次のニーズに分けて，低次のニーズには，1．生物・身体：食事と水分のニーズ，2．排泄のニーズ，3．換気のニーズがあり，活動と性的なニーズも低次のニーズで，生存の基盤になるとしている。満足と生活の質はそれらのニーズが充足されることにより，もたらされる。高次のニーズは，心理社会的なニーズであり，1．達成のニーズ，2．所属のニーズ，そして3．自己実現のニーズである。人間の潜在的な力，成熟，そして自己と他者に満足することが発揮されることを強調している。
　ケラティブ（carative）な因子を実践することは，人間のニーズの充足を援助し，他のケラティブな因子と結びつけ，高次のニーズを充足することを助け，そして看護がヘルスケアの質を最終的に結実するとして，以下のように4つに整理している。
1．低次のニーズ（生物・身体ニーズ）/生存のニーズ
　食事と水分のニーズ

排泄のニーズ

　換気のニーズ

2．低次のニーズ（精神・身体ニーズ）/機能のニーズ

　活動と休息のニーズ

　性的なニーズ

3．高次のニーズ（心理社会的なニーズ）/統合のニーズ

　達成のニーズ

　所属のニーズ

4．高次のニーズ（自己内－対人関係のニーズ）/成長－探求ニーズ

　自己実現のニーズ

　このようなワトソンの考えの元には，健康問題に対するワトソンの以下のような信念がある。それは，

90％の健康問題は特別な治療が適用できない。以下のことに関連している

　　1．個人の生活様式（喫煙，運動，心配）

　　2．社会的状態（収入，食習慣，生物学的遺伝）

　　3．物理的環境（空気そして水の質）

10％の健康問題は薬，医師，そして入院で治療する

　　1．疾病

　　2．障害，診断

　　3．手術

と考えていることによる。

　ワトソンはまた，7つのケアの段階について述べている。ケアの要因は，問題－解決の形態で，あるいは科学的問題－解決手法で概念化できる，としており，看護師と患者は双方とも対人関係のプロセスに必要な参与者である，と考えている。そして看護師と患者の両者とも，問題を解決することに関わることができ，一方が何を一どう知覚するか，そして役割をどうとるかが学びの体験には必要である，と述べている。看護師は，看護師としての態度の質と認知する情報，そしてそれらと同様に他者との対人関係を認知して

おく必要がある，ことを強調している．

　ワトソンは Teaching-Learning（教え－学び）を重要視しており，問題解決と同様に教えと学びの原理がヘルスケアのモデルと深く結びつく，と考えている．看護のモデルを発展すること，そして予測できるケアを研究することは，教え－学びのために役に立つためである，としている．

　ワトソンは，臨床上のケアを7つに分けた段階で述べており，それぞれの段階が，臨床家にとって，特別の情報を得て，認識できる判断をし，そしてフィードバックという結果にいたる活動となることを可能にする，としている．それぞれにおいて患者が検討して必要があれば修正したり，わく組みを換えたり，さらに再検討をするというプロセスをたどるということから，患者中心・患者との共同がワトソン看護論の実践の要であることが伺える．ワトソンの7つの段階は Scanning, Formulating, Appraising, Developing a willingness to problem solve, Planning, Implementing そして Evaluating である．ここにワトソンの独自性があり，その内容にもワトソンならではの対人関係のプロセスと教え－学びのプロセスがある．一般的な看護過程ではまずアセスメント，となるところをワトソンは，Scanning, Formulating, Appraising, Developing a willingness to problem solve の4つの段階で述べており，いかに問題を共有するまでのプロセスが重要かを示している．ここにワトソンの看護実践者としての真骨頂がうかがえる．

　それでは，その7つの段階を概観してみる．

　まず1．Scanning について考えると，Scanning には，詳しく調べるという意味がある．もう少し検討してみると，そこにはデータを組織的に検査すること，という意味がある．私には，組織的にデータを収集し検討すること，と読み取れる．ワトソンの説明では，スキャニングとはその人に重要な問題あるいは目標を明らかにすることである．対象者の枠組みの中にある実際の問題と同様に潜在的な問題を対象者の認知に沿って見出すことである．看護師は，今の状況に関係するストレスにはどのようなことがどの範囲であるのかを対象者に問いかけたり，対象者に何が生じているのか，あるいはどのようにそのことを認知しているのか，を言葉にしてみるように看護師が問いかける，と述べている．ここでは，看護師が，患者が知覚していることを

患者が言葉にしてみることを促進している。患者の世界に看護師が入り、そして患者の知覚していることを詳細に取り込もうという意図が読み取れる。

　次に２．Formulating については、処方という訳語がまず出てくる。詳しく見てみると、Formulating には、データ群に成り立つ関係を公式として表現すること、という意味がある。このことから、私には Scanning で分かったことから看護のケアを立案すること、と考えられる。ワトソンは、Formulating について、その人が気になっていることがらを表現すること（スキャニングの過程でその人が言語的にあるいは非言語的に直接表出した、または察知したあるいは認識したこと）を含めて、その妥当性を明らかにし、特定し、そして名前をつける。目標は、問題を表現したことが（フォーミュレーションが）意を含むことにある。（注：意を含むということには、パラメータや条件を明示的に指定しない場合に、あらかじめ決められた動作を行うことという意味がある）。フォーミュレーションでは、その人の問題としたことに意味があるのかを検証することも必要である。そして、「看護師はその人からフィードバックを受けることが大切で（その人も看護師からフィードバックを受ける）、それによって問題は何かを相互に理解できる。学び、問題解決、そして系統的な行為を促進することに関心がある鋭い看護師は、特定した問題が時には実の問題ではないことを知っている。フィードバック、そして言葉・動作・行動の一致に焦点を当てることが必要になる」と、述べている。

　次に３．Appraising は、評価、鑑定、査定と訳すことができる。Appraising は、Formulate した問題が活動に値するのかを共に決定することである。この段階で、患者が問題を解決したいと望むことを手助けするために、有効な他の方法を看護師が示す。

　次の４．Developing a willingness to problem solve は、問題を解決する意思を強めることで、ワトソンは、もし、学ぶ、問題を解決する、あるいは活動するという意志が現れていなければ、取り組むことを、準備性と動機付けを強めることに向けなくてはならない、と重要な示唆を示している。このことが、学びと問題を解決することを促進する支援関係そして対人プロセスにとって決定的になっていく。そこには、看護師の一貫性、共感、損得勘

定の無い・真からの暖かさ，そして学びと問題解決への献身と情熱をかけることが必要になる。教え－学び，そして問題－解決が共存する過程の段階にあるので，看護師－教える人，そして患者－学ぶ人の間に分離がしばしば生じる。「だからこそ，この段階では関係の一貫性，特定した問題への協働，そしてその解決への共同同意がないと，学びあるいは問題解決は何も生じない」と示唆している。

　次の５．Planningは計画である。計画は，どのように問題を解決するか，どのような手段あるいは技法を使うか，そして何が重要なことなのかを共同で意思決定することである。計画の段階では，看護師は選択肢を提示することを積極的に行う必要がある。そのために，ほかに取りうる方法に関する知識を看護師は備えていなくてはならない。

　次に，６．のImplementingは実行する，実施する段階である。実施の中には，伝統的な教育も必要で，例えば，認知に働きかける情報，本，ビデオテープ，その他の機器と手段を提示することが有用で適切である。この実施の段階で看護師が陥る一つの落とし穴は，看護師が孤立した状況あるいは孤立した出来事の周りで起こり，それは学ぶという重要なプロセスではないところで生じるものである。

　最後に７．Evaluatingで，評価の段階である。評価は，準備あるいは教えがその人の学び，適応，問題を解決する，あるいは具体的な活動を起すことができたかどうかを証明することにある。

　これらの７つの段階を，教え－学び，問題解決，そして健康行動を構築する対人関係の対人プロセスとしてワトソンは説明している。そして，効果的な支援関係に必要な人と人との関わりの質と教え－学びが非常に関連しているにもかかわらず，対人関係に基づいた問題解決としての教え－学びの特性の技法を使うことは稀である，と警告している。さらに，第一次予防の枠組みに教え－学びのプロセスを導入することは，健康－教育の多くの機会に有用な，看護ケアのパラダイムである。と結んでいる。(p.76から78)

　以下にワトソン理論のいくつかを紹介する。特に，『21世紀の看護論』から紹介したい。

3 ………『ワトソン 21世紀の看護論』

　ジーン・ワトソンは，最新刊の『ワトソン 21世紀の看護論——ポストモダン看護とポストモダンを超えて』で，ケアリングについて，以下の11の基本的な考え方を示している（p. 102-103）。

1. ケアリングの基盤をなしているのは，関係性と結合性の存在論と倫理，そして関係性と意識の存在論と倫理である。
2. ケアリングの意識は，関係の中で，第一義的なものになる。
3. ケアリングは対人関係的にそしてトランスパーソナル的に，最も有効に例証し実践することができる。
4. ケアリングを構成しているのは，"慈愛"の意識，価値観，動機である。それは，関心・配慮的要素により導かれる。
5. ケアリング的関係性とケアリング的環境は"魂のケア"を大切にする。ケアをする人とケアを受ける人の両者の霊的成長に留意する。
6. ケアリング的関係性とケアリング的環境は，人間の尊厳と全体性そして統合性を維持する。これらは誠実な対面と選択をもたらす。
7. ケアリングが促進するものは，自己成長，自己意識，自己抑制，自己ヒーリングなどのプロセスとその可能性である。
8. ケアリングは，自分自身の存在と生成の全体性を求めている人々のための安全なスペース（神聖なるスペース）を受け入れて維持する。それはただ単に現在においてだけではなく未来においてもそうであり，全体性とより大きな複雑性に向けて発展し，深層の自我や魂そしてより高次の自我との結合性に向けて発展する。
9. それぞれのケアリング行為は，ケアリングについての意図的意識を持つことを求める。このエネルギッシュで焦点の定まったケアリングの意識と誠実な対面は，"ケアリングの場"を変化させるための潜在力をもっていて，それによってヒーリングと全体性が効力を増す。
10. 存在論と意識としてのケアリングが必要とするのは，存在論的な誠実さ

と進歩した能力とスキルである。順次これらは，専門的な存在論を基盤としたケアリング・ヒーリング様式に移し替えられる。
11. さらなる進歩のために，トランスパーソナル・ケアリング・ヒーリングの実践には，広い認識論と形態変容的科学とアートモデルが必要である。この実践は，すべての知の方法を統合する。トランスパーソナル・ケアリング・ヒーリングのポストモダンモデルのアートと科学は，医学的キュアリング，モダン看護，医学的実践などの科学を補完するものである。

同じく『ワトソン21世紀の看護論——ポストモダン看護とポストモダンを超えて』のp.110-113には以下のことが挙げられている。

●全体は部分の中に存在する。
●人々の間そして人間と宇宙の間には，分離できない相互結合性がある。
●魂と意識はつながっており，意識は伝達される。
●人間の意識は空間的に広がっている，つまり意識は空間を通して存在する。
●人間の意識は時間的に広がっている，つまり意識は時間を通して存在する。
●非物質的意識は物質的事柄を支配している。

トランスパーソナル・ケアリング・ヒーリングパラダイムに対して，ホログラムのメタファーを適用する中で，以下に述べる時代Ⅲ・パラダイムⅢのトランスパーソナル・ケアリング・ヒーリング枠組みを考えることができる（Watson 1987, 1988a）。

●たった一つのケアリングの瞬間の中に，全体的なケアリング・ヒーリングの意識が含まれている。
●ケアをする人とケアを受ける人は相互に結びついている。ケアリングとヒーリングは他の人間的なものにつながっており，さらに高くて深い宇宙のエネルギーにつながっている。

- 人間的なケアリング・ヒーリングプロセス（あるいは看護師その他の実践家の非ケアリング・非ヒーリング意識）は，ケアを受ける人に伝わる。
- ケアリング・ヒーリングの意識は，空間的に広がりを持っている。このような意識は空間を通して存在する。
- ケアリング・ヒーリングの意識は，時間的に広がりを持っている。このような意識は時間を通して存在する。
- ケアリング・ヒーリングの意識は，身体的な病気や治療を左右する。

ケアリングの意識とエネルギーに関するこのような考え方は，ドッシー（Dossey）のいう非局在的意識の概念と一致するものである。それによって私たちは，真実性とヒーリングについての物質的方向性を超えて進める。

意識とエネルギーと光との関係性について，ズーカフ（Zukav 1990）の見解を考えてみよう。この見解から，自分たちのケアリング・ヒーリングのパワー，エネルギーとの関係性，超越，時代Ⅲ・パラダイムⅢの考え方などを考え直すことができる。その考え方とは次の通りである。

- 思考は，意識によって形づくられているエネルギー，または光である。
- 感情は，その内容によって特定の振動数をしめすエネルギーの流れである。ネガティブだと考える感情，たとえば，嫌悪，羨望（せんぼう），軽蔑（けいべつ），恐れといったものは，好意，喜び，愛，思いやりといった，ポジティブだと考える感情よりも振動数が低く，パワーも劣っている。もし，たとえば怒りのような低い振動数のエネルギーを，許しのような高い振動数のエネルギーで置き換えたとしたら，そのとき，自分の光の振動数を上げたことになる。
- 異なる思考は異なる感情を創造する。たとえば，仕返しをしようとする思い，暴力的な思い，他人を利用しようとする思いなどは，怒り，嫌悪感，羨望，恐れといった感情を引き起こす。それらは低い振動数のエネルギーであり，光，あるいは意識の振動数を低下させる機能をもっている。（一方，創造的な思考，愛に満ちた思考，思いやりに満ちた思考は，感謝，寛容，喜びといった高い振動数の感情を誘発し，その結果として，

システムの振動数を高めることになる。
- ●振動数の低いシステムは，それよりも高い振動数をもつシステムから，自然にエネルギーを受け取る傾向にある。もし，低い振動数の持ち主と一緒にいて，自分の感情や思考に無頓着であったなら，振動数の低下は避けられない。いい換えるなら，そのとき，自分のエネルギーの一部をそのシステムに奪われることになる。
- ●もしも，低い振動数のエネルギー，すなわち低振動エネルギーを引き寄せる類いの思考をめぐらしつづけたとしたら，姿勢は，肉体的にも感情的にも悪化することになり，そのあとには，感情的，あるいは肉体的な病気がつづくことになる。
- ●それに引き換え，高い振動数のエネルギー，すなわち高振動エネルギーを引き寄せる類いの思考は，感情的および肉体的な健康を保証する。
- ●一方，充分に高い振動数をもつシステムは，自然に落ち着き，穏やかになり，活気づくことになる。自分のシステムに，そのシステムの高い振動数の光が注がれるからである。まさに，"光り輝く"システムである。
- ●自分のシステムを通じてより高い振動数のエネルギーを流すことを選択したとき，より多くのパワーを獲得することになる。
- ●自分の思考を，ひいては自分を通じて流す感情のエネルギーを選択することによって，自分の光の質を決定する。そうやって自分が人々にどのような影響を及ぼすことになるのか，および，自分がどのような質の体験を手にすることになるのかを決定する。
- ●もし，自分の内側からネガティブな思考，あるいはネガティブなフィーリングを一つ放出したならば，そのとき，自分のシステムから低振動エネルギーの流れを一つ放出したことになり，それはとりもなおさず，意識の振動数のたしかな上昇を意味するものである。
- ●光は意識を表す。思考を選択して自分の意識を目覚めさせることによって，自分の光の質を強力にし決定的にする。私たちは，自分の生活体験の本質を決定する。
- ●魂としての意識の光に気づくならば，自覚を拡大してさらに高いレベルの存在に到達することができる。"The Seat of the Soul (1989)"（ゲイ

リー・ズーカフ著，坂本貢一訳『魂との対話―宇宙のしくみ　人生のしくみ』，サンマーク出版，2003．より）

4………教育者としてのジーン・ワトソン

　ジーン・ワトソンは看護理論家として著名なために，教育者としての業績はあまり語られていない。コロラド大学看護学部にある歴代の学部長の活躍を記述した本をコロラド大学を訪問した折に国際交流センターの Diane Lenfest 氏にいただいた。その本から，ジーン・ワトソンの学部長時代のエピソードを紹介する。

　ジーン・ワトソンが1983年の秋学期から，看護学部長代理に就任して数か月経った頃，ウェーバーコロラド大学学長に，学士号が低下してきており，かつ学士課程の教育では既に不十分なので，大学は研究や専門教育に力を入れるべきだと主張した。ウェーバー学長の書面での返事は自分の立場をはっきりさせないものであったが，理事会のメンバーの一人による意見は明らかに否定的だった。感情をなだめるため，ワトソンはその理事の忠告および心配に対して丁重に感謝の意を表しつつ，修士課程やナースプラクティショナーのプログラムが開始した時も，急進的とみなされ異論が多かったことをやんわりと指摘した。

　ジーン・ワトソンは看護学部長を7年間務めた（1983-1990）。1989年の7月に彼女はバーナード・ネルソン総長宛に以下の手紙を書いている。「この大学はその構造，組織，および方向性を安定させ，大小さまざまな業績の手ごたえも感じている。さらに，明確なビジョンとフォーカスも備わっているようであり…　それはこれからの10年間，そしてその先までもこの大学を導いていくでしょう」と。そして，ワトソンは1990年6月30日をもって学部長を辞任したい旨を伝えた。

　在職期間中の業績を振り返って，ワトソンは看護学研究センター Center for Nursing Research（1984）およびヒューマン・ケアリング・センター Center for Human Caring（1986）の2つのセンターを創設できたことを誇りに思っていると述べた。看護学研究センターは学内および看護学コミュ

ニティにおける研究と学識の文化を確立させることに貢献したとしてその功績を認めた。また，コロラド大学の看護学部が米国内の外部資本により運営されている看護学校の中の上位5校に入っていることも付け加えた。対照的に，ヒューマン・ケアリング・センターは，看護師やそのコミュニティのためのフォーラムをスポンサーすることにより，未だはっきりと理解されていない看護のより広い社会的および科学的ミッションのための哲学的，倫理的，認識様態的，実績的方向性を促進した。2つのセンターの他にワトソンは臨床実践施設・機関との間で確立した「協力モデル」も誇りに思っていると述べ，それは結果として臨床教育アソシエイトモデル The Clinical Teaching Associate Model（CTA プログラム），実践者 – 教育者 Practitioner-Teacher ポジション，共同臨床看護学研究 Shared Clinical Nursing Research ポジション，および企業スポンサーシップ契約などをもたらした。彼女はまた，このインフラストラクチャーは学部卒業後の学生向け病院と企業協賛の促進教育オプション Hospital Corporate Sponsored Accelerated Educational Option や1990年秋に開設予定の看護学博士 Doctor of Nursing（ND）プログラムなどの新たな教育 – 臨床サービスイニシアチブのための基礎を築いたと述べた。

　カリキュラムの面では，看護師/学士（RN/BS）プログラムが改正され，成人 – 老人学ナース・プラクティショナーおよび就学年齢を対象にした修士課程のカリキュラムに追加され看護エグゼキュティブ nurse executive のための MSN/MBA プログラム，および助産学に関する修士課程もまた確立した。さらに，博士課程への入学率が300％増加し，修了者は26人に上ることを述べた。ワトソンは，永任ではない臨床教職トラック non-tenure clinical teaching track の展開は，デンバー・ヒューマンケアリング看護プロジェクト Denver Nursing Project in Human Caring（DNPHC）やフィットネス施設 Fitness Facility などのケアリングに関する看護臨床デモンストレーションプログラムをもたらしたと報告した。

　ワトソンは，大学をコンピューター時代に導いたことにも満足していた。1989年に情報科学部の部長のダイアン・スキバ博士を看護学部の非常勤准教授に任命し，看護学のカリキュラムに情報科学を組み入れ，高度な情報シ

ステムを構築し，看護情報科学に関連した講義を展開した。1940年から大学は民族的に多様な学生の入学を推進していたが，ワトソンはさらに，少数派民族のための募集および在籍維持のプログラムを始め，さらに，少数派民族の教員を積極的に採用する努力をした。彼女はまたマーディー・マッキンリー賞 Mardee MaKinly Award やコロラド・ナイチンゲール・イベント Colorado Nightingale Event などを通して，募金運動を奨励し，ヒューマン・ケアリングへの寄付金確保の道を拓いた。

ワトソンは，1990~1991の1年間はサバティカルを取る予定だが，ネルソン総長には学部の発展の次なるステージは次期看護学部長に託されると述べている。次のステージで必要となるのは大学の全てのミッションにおける研究の統合，系統的な奉仕活動，都市部以外での教育プログラム，臨床機関とのさらなる協力体制，そして資金調達による大学の財政的基盤への精力的取り組みなどである。ワトソンはコロラド大学看護学部が看護の世界において重要な存在になりつつある中で，学内での進歩が「上へ，上へ，ゆっくりと上へ」継続するであろう事に安心しているようだった。(Diane B. Hamilton : Becoming a Presence Within Nursing――The History of University of Colorado School of Nursing, 1898-1998, The University of Colorado, School of Nursing, 1999, p. 103-105)

さらに，ジーン・ワトソンは看護学部長時代に大学病院の副看護部長を兼務した。そのねらいについて，メールで問い合わせたところ，それは，実践-教育-研究の共同モデルを看護学部と教育病院である大学病院との間に作ることである。そして結びつきをもたらすポジションをつくり，そして実践と学生の臨地教育が共同するモデルを発展させるためのものである，と教えてくれた。

5………ワトソン　人間ケアリング理論の教育への適用（応用）

ワトソン理論を教育に適用することについて，ワトソンは Noddings (1988) を引用し，ケアリングのためのモラル教育は，モデリング，対話，実施，確認が必要だとして以下のように述べている。(Em Olivia Bevis, Jean

Watson: Toward a Caring Curriculum: A New Pedagogy for Nursing, National League for Nursing, 1989, p.55-58)

　ケアリングについての私たちのカリキュラムと指導の方法は，人間の各特徴を含まなくてはならないので，専門技術的そして認知的な知識と技術は，人間が生活上で学んだ経験やニーズと，看護教育のためのケアリングの内容とは同じではない。
　1) モデリング
　学生に自己容認や自己発見を促す時，教育者はケアリングのモデルとなる。教育者が，十分にモラルを持った人として成長することに興味を持っている時，教育者はモデリングをする。Boyer (1989) も，「モデルや指導者として教師が尽くすときに，教室内で結びつき (connectedness) が構築される」と，述べている。人間ケアリング理論を教育実践に応用する時，看護教育者は，「ケアリングオケージョン」—各個人が遭遇する，ケアリングを行う機会の可能性が生じる事を認識すること (Noddings, 1988; Watson, 1985) —として教育的瞬間を使う。どのケアリングオケージョンにおいても，関係者はケアリングオケージョンでお互いにどのように反応するかを決断しなければならない。教育と学習はケアリングオケージョンに満たされているか，あるいは回避している (Noddings, 1988, p.13)。たとえば，Noddings が示したように，講義中心，議論しあうことがない，筆記試験による機械的評価，態度だけに反応し本人の意見を聞かない処罰的決断方法，あるいは表面的な人間の理解は，モラル教育，相互成長やケアリングモデルを行動で示す機会をすべて失う。
　2) 対　話
　ケアリングが元となったカリキュラムのひとつの統合された部分として，対話を考えるために，機会は，教師と学生が真の対話を引き込むことができる，真のケアリングが表現されることのできる場を作り出す必要がある。Noddings (1988) も，対話とはケアリングやモラル教育の本質であることを気付かせた。「真の対話は開かれている。つまり，（対話の）最後の部分は，ひとりによって，あるいは他の関係者によって，最初から閉じられていない。

啓蒙,あるいは責任的選択,展望のための探索は,問題を解決することの意味は,相互的で,相互関係の適宜な徴候によって示される。人と人との間,主観と主観の間の出来事から生じた,個人とその人の持っている背景の注意(配慮)がある。Moustakasを引用すると,"真のケアリングを促す機会は,直感的な気付き,感じること,知ること,神秘・畏怖・空想・人生の予知不可能なこと・沈黙の力の可能性・人生のある重大な一点における他者との実際の対話の可能性の認識プロセスであり……ケアリング関係を経た,力の相互交換の霊的(精神的)質である」(Newman, 1986, p.134)。

3) 実 施

ケアリングのプラクシスが生じる看護のような臨床分野において,理論と実施は,互いに情報を与え,共に存在している。教育的な場はケアリング理論が最初に適用された場であり,後に教育学的実施の場から看護臨床実施の場に移った。従って,モデリングと対話が,学生や教師がケアリングを説明する(実際に行ってみせる)実施の機会に出現することには批判的である。これは,学生が助けと支持をお互いに促される時に生じ,同僚との相互作用の機会が副次的に生産され,相互作用の質を伴うものである。たとえ,そのクラスの大きさが思っていたよりも大きくても小さくても,「ケアリングオケージョン」を含む小グループの効果を生み出すことが出来る。また,人間が学習した内容の全部に注意を払うという最近の試みは,クラスの場での個人学習の統合と,告知された情念とモラルの理想の調整を探すというクラス課題を引き起こしている。たとえば,進歩的な教師は,深呼吸,ストレッチ,タッチング,中心軸エクササイズ,各々がそのクラスで得たい・与えられたいものを肯定してくれる静かな準備時間,人間の学習や指導全体を扱う音楽・色・その他の審美的なものなどによるアプローチを報告している。のちに,これらのアプローチが,この機会に脱線しているように聞こえるかもしれない時に,特に,もし自分自身や他者のケアをしたりモデルとなったり,また,もしカリキュラムの中で知ったり学んだりするすべての方法を統合したら,その将来はそのようなアプローチの効果を説明する。

4) 確 認

ケアリング・価値感が元となるモラルカリキュラムの本質である,上記の

特徴の全てにおいて，Noddings (1988) は，特に確認のプロセスと重要性を強調している。その目標は，彼女がここに示した通り，その人の倫理的な理想の形成と構築を援助することである。

　　最も可能な，現実性に一致した動機を看護することに帰する時，私たちは他者を確認する。つまり，他者が到達する，現在の行動の中に示されているものよりも愛嬌のある自己イメージを明らかにする。ひとつの重要な感覚（認識）上，私たちは，ケアリングへ傾倒しているひとりとして，他者を取り巻いている。教育において，倫理的知的な個人として私たちが学生に自己について明らかにすることは，倫理的理想を育む，あるいはそれを破壊する力を持っている (p. 16)。

　そのような展望はPalmerの初期の助言と矛盾していなく，ここに示されたように，おそらく私たちの指導の最も核となる—人間の認識を形成あるいは変形するための力を持つ，ケアリングオケージョンを学習することであり，それは，私たちが魂を形作るモデリング，対話，実施，確認の方法の中にある。そして，それは，ヘルスケアにおける人間のケアリングのための，そして，関係的・相互的・共同の・個人と個人の間のモラル反応と責任感と相互関係を肯定するケアリングの，ケアリングのための地域社会の状況を作り出すための最も基礎となる，私たちの教育的ケアリングオケージョンの中にある。したがって，ケアリングカリキュラムの倫理が，現在，将来の人間性を構築することであり，社会の中の人間ケアリングプラクティショナーを形成あるいは変形することである。

　教育上のこれらのケアリングの特徴の全ては，学生と教師の間をコンタクトする超人間的ケアリングを必要とする。そのようなケアリングオケージョンは，最も良い倫理自身や，「良き者への憧れ」(Noddings, 1984) のための，関係的，相互的な人間探求を公にする。従って，この例のあるケアリング指導者は，もう1人の人間が，相互的な肯定であるモラルの理想としての指導者の援助，助言やケアリングの促進を，積極的な反応の期待を伴って，依頼し得るべきひとつの理想を作り出している。しかし，そのプロセスは，

他者へのケアリング関係に残すための One-caring の意思と強さ次第である。指導 – 学習ケアリングプロセスにおいて，知ることと存在することは，共同体的に相関的な行動に関係している。それらは，連続したモデリング，対話，実施，確認の周期を必要とし……「すでになっていることやそのすべての意味を超えた議論，意見の一致・不一致」を必要としている（Palmer, 1987, p. 24）。したがって，幅広いシステムは，深く定着している。しかし，再び Noddings (1984) が気付かせてくれているように，個人あるいは人間のレベルで生じるケアリングは私たちの教育と実践のシステムをつくりあげそして影響を及ぼすものである。

6 ………ワトソン看護論がカリタスモデルに発展していく

ワトソン看護論は，ケラティブからカリタスに深化していく。その1つのプロセスとして平成17年11月に，ワトソンは次のように記述している。

愛情のエネルギーは満ちあふれている，
　　　　　呼び求められるのを待ちながら。
と，シック・ナット・ハンの詩を引用し，
意識せぬところで古くて慣れ親しみのない呼び名，愛，
　　　　　それは探し求められていないために知られていない。
と T. S. エリオットの言葉を続けている。ワトソンの考えの要点は，次のようになる。

——愛のエネルギーが意識せぬところに，ケアリングの専門家の意識せぬところに，ただ呼び求められるのを待っていることを，私たちに思い起こさせるために，時，空間，文化を通して響き渡る，しかし「探し求められていないために知られておらず」，それでもなお愛は私たちを待っていてくれ，私たちに呼び求められるためにそこに存続する，「静けさの中に隠されている」のだけれども。

この論文は哲学者ウィットゲンステインの「Reminders（思い起こさせるもの）」で，その意味するところは「ある程度深く人としての，経験的な

レベルで，何を私たちはすでに知っているのかを思い起こさせるもの，しかしそれは日々の暮らしのなかで意識に残らないもの」ということにある（Watson，2003年，p. 197）。この論文の主なメッセージは，愛が最も偉大な癒しの源であり，われわれが日々の生きること死ぬことの中で継続的に通り過ぎる個々と宇宙，それが愛であることを，思い起こさせることである。もうひとつのレベルにおいては，真のヒューマンケアリングに関して，そしていかなる健康の専門家にとっても最も重大な課題のひとつは，他の人間に愛とケアリングの思いやりをもって手を差し伸べ触れることであることを思い起こさせるものである。

　それは唯一ヒューマンケアリングを通じて，そして私たちが愛を表すもの，ケアリングの瞬間における真の他の人との接触，心と心を通じたときにある。それは，精神とつながり，私たちが私たち自身と他の人間性を支えるこれらのケアリングの瞬間の中にある。私（ワトソン）はそれを，**Caritas**（愛，カリタス—より強いケアリングの観念を与え，より明確にケアリングと愛の関係をつくるというラテン語とギリシャ語の言葉）と呼ぶ。

　他の人のためにそこに居ることと，役割，状態，診断，薬物療法などを超越した方法のような，主観的な内なる生命の世界に熟練していなくてはならない。人が他者に与えることができる最も偉大な贈り物のひとつは，誠実に真に他の人のために居ることである。無条件の愛情で他の人を支えることによって，時間，空間そして身体的精神的状態を超えて，私たちは人の思いやりの存在と結びつきに通じ合う。まことに，無条件の愛情を持って，他者を受け入れること，他者の話・気持ち・気分・経験に耳を傾けることは，患者 − 医療専門職者の隔たりや境界にかかわらない，1人の人から他者へ，私たちの提供できる最も大きな癒しの贈り物なのかもしれない。

　愛とケアリングが共にあるこの**カリタス**のモデルでは，人の健康と癒しの根本的な源としてケアリングを，何か尊く，大切にされ，敬われ，養われ，実践されることだと認識する。愛なしでは，私たちは，生き残るため，癒すため，ケアリングのための源を破壊してしまう。どこか私たちが忘れてしまったところにある，私たちが他の人へ贈ることのできる最も偉大な贈り物のひとつは，私たちが人とのヒューマンケアリングの瞬間において存在すること

である。ほかの人をケアすることという，私たちができる最も偉大な名誉と特権のひとつを，私たちは忘れ去ってしまっている（Watson, 2005年, p.61）。

私たちは自身の人間性をもって顔と顔をあわせ，そしてそれが他の人に映しだされるのでケアリングはとても傷つきやすい。このヒューマンケアリングという傷つきやすい場で，私たちは，私たちの持つ万物のエネルギーと精神を抱擁する広大な愛の普遍の場の無限に属するものを分かち合う。(Watson, 2005年)。

ケアリングと愛は，価値，倫理，専門的実践と教育的準備を含む必要がある発展的な経験的知識を包含する。ガイドとしてのこのようなケアリング・カリタスのモデルは，癒しのための新しいヒューマンシステムを創造することと同様に，看護師の人間性を支えるために必要である（Watson, 2005年）。ケアリングと愛のモデルでは知識が少なくなることはなく，むしろ触発されていく。それは，すべての医療専門職者を，存在することと，より人と人となることの意義によって導かれる新しい領域へと招く。このように，ケアリングと愛は，私たちが使う知識を形づくり導く人道的行為である。──

● **カリタスモデルにおける中核となる存在論的適格性**

ケアリング理論に基づいた実践における近世の発展は，新しい実践と能力を生み出してきた。

臨床的なカリタスとは，思いやりを持った人的サービスの責任と慣習的な倫理の深い意識に基づいたナイチンゲールの「コーリング」の概念に結びつく，個人的であることを超えたケアリングの新しく生み出されたモデルである。それは仕事と生活にケアリングと愛を包含するときにおこり，ヘルスケアは，単なる仕事ではなく生涯において成長し学ぶための生命を受け取ることを発見し確認することにある。このような考え方が，生命とすべての生きとし生けるものに関する崇敬と神聖のためにと呼びかける。芸術と科学とも一体化し，さらに再定義される。**カリタス**は，いかなるケアリングの**瞬間**でも明らかに表れ，癒しの潜在性がある生きている場に愛を吹き込んだカリタスが生成する。

人間の歴史のこの時点において世界と世界規模のヘルスケアにおける，意味の危機と共に，私たちはW. H. アウデンのことばを思い起こす―**最後には，愛が真にすべての問題となる**。私たちは，暮らしの中で，愛の力と人から人へのケアリングについてよく考えることによって，本当に価値ある，すべての癒しの源につながる，そして私たち自身と私たちが尽くす人々のための自身の内なる輝きと愛をもたらすものを，とり戻す。

以上の参考文献は以下のとおり

　Watson, J. (2003) Love and Caring : Ethics of Face and Hand, Nursing Administration Quarterly. 27（3）: 197-202
　Watson, J. (2004-05) Website : www.uchsc.edu/nursing/caring
　Watson, J. (2005) Caring Science as Sacred Science. F. A. Davis : Philadelphia.
　Caritas Institute, Watson and Quinn (2005)

7 ‥‥‥‥大学院の授業から

　ワトソンがカリタスモデルに変化していく時期に相当する，平成18年5月にコロラド大学の大学院でワトソンの授業に出席した。それは，『21世紀の看護論』の中に出てくる大学からかなり離れたロッキー山脈のふところにあるコテージで開催された。その時の様子を少し紹介する。
　ワトソン先生は次のように大学院のクラスを開始した。
　ワトソン先生：今，話したいことを話す。まず，目を閉じて。深呼吸して（ベルを鳴らす）。（ゆっくりと語る）空っぽにする。呼吸を知覚して，生きていることを確かめて。宇宙のリズムを感じる。呼吸は瞑想。静寂。このように呼吸を知覚して。静かなところに居るように感じる。静寂な場にいて，自分に感謝して。忙しい生活から離れて……感謝する。目を開けて，周りに居る人に感謝する。辛いことを解き放つ。人も状況も。自分の心に浮かぶものに感謝する。グラウンディングと注意の集中（ベル）。この瞬間に戻って。解放。感謝。
　そして参加者が自分の思いを話す。

最後にワトソンは，2つのことを言いたいと語った。ひとつは「フレームワーク」。結びつき。インテンショナリティ。人間の物理学的側面を表わすものである。エネルギーが宇宙と結びついている。人間を対象と見ることは危険で，統合した存在と見る。われわれは，宇宙と結びついている。アメリカインディアンは，「われわれは宇宙から生まれ，宇宙に戻る」と考えている。看護師はますます瞑想して，カリタスの世界に近づこうとしている。人は互いに影響し合っている。患者に影響を与えるのは看護師。トータリティ（全体性）。人間の体験には毒になる，非人間的なことがある。
　もうひとつは「オントロジー」。技術的な知識がすべてではない。われわれは倫理的な知識，政治的な知識，スピリチュアルな知識……を使用する。知識があることと理解することとは同じではない。看護師は環境にならなくてはならない。看護師自身を支えることが必要。

8………ワトソン理論を実践しているひとつの病院

　ワトソン理論に基づく病院は世界中にたくさんある。その中でも，この The Children's Hospital は，ワトソンが 2001 年からワトソン理論に基づく急性期の小児病院のコンサルテーションを行い，理論と実践を結びつけたモデル病院である。
　The Children's Hospital は Colorado 州デンバーにある。そしてワトソン理論に基づく医療者を The Children's Hospital in Colorado, Attending Caring Team（ACT）と呼んでいる。病院にはいたるところにワトソンの哲学が掲示してある。そのいくつかを紹介すると，

　Attending Caring Team（ACT）の中心核は，患者と家族と自分自身にケアリング - 癒しを提供するものである。
　ACT は，ヘルスケアを提供する人（医療従事者自身）を，課題を達成する人ではなくてケア提供者であることを再確認する。私たちはヘルスケアを提供するのであって，健康課題を解決するのではない。
　（ここにワトソンが考えている，ケアの真髄が現れている）

私は止まって聴きます

（これが，すべての部屋のドアに掲示してある。医療者は病室に入室する前にドアのところで一呼吸している様子が伺われた）

ケアリングの意識の中で，愛に満ちた優しさと落ち着きを実践します...
'Caritas Process' Jean Watson

（ここにも，ワトソン理論が現れている）

静かな時間　3階-北病棟

いつ：毎日午後1時から1時30分
なぜ：止まって　こころを落ち着けるために止まって，深呼吸をして，自分自身の息遣いを感じてください
何を：必要なこと，あるいはもし何かニードがある，という以外はスタッフに声をかけない

　室外の光を暗くする

　小さい声で，足音を立てない

（この実践には驚くべきものがある。今の医療者は，24時間，いつでも患者と家族の要望に応えることを求められる方向にあるからである。それを，患児もおそらく家族も，1日のうちで30分は静かな時を持とう，というのである）

Caring

子どもに，家族に，私たち自身に，そしてお互いに

（これは，ワトソンが特に大切にしていることで，自分自身をケアリングして，看護師自身がゆとりがないと，他者をケアリングできない，という信念に裏打ちされている。The Children's Hospital にはヒーラーが2名いた。ヒーラーは誰をヒーリングするのか，と尋ねたら，家族と看護師・医療者だと答えた。いかに看護師を癒すことに力を入れているかがわかる）

3階-北病棟　主体性

理論に基づく実践

1．ケアリング‐癒しの環境をつくる
2．薬物療法とケアリング‐癒しの方法で疼痛の管理をする
3．子どもと家族がケアの手順と準備が出来る

　そしてワトソン理論の10のケアリングの要因が掲示してある。
（常に，ワトソン理論を実践するために，ケアリングするために，理論から離れない看護を行うことが伺える。ナースステーションには，タッチストーンや感謝の手紙の箱がおいてある，家族が患児に安楽を提供するなど，さまざまな実践が行われている）

9 ……… 最新のジーン・ワトソン

　ワトソンを前述の2003年に招聘したときに，らせん状に色づいた芯があるガラスをいただいた。そのときに，ワトソンは，らせん状に宇宙に向かっていく，と述べていた。その言葉どおりにワトソン看護論が深化していくことがわかる。最新の考えは，カリタスプラクティスである。

● ジーン・ワトソンの改訂版から

　ジーン・ワトソンの最新の本は1979年のNursing : The philosophy and science of caring を2008年5月に改訂したものである。最新の本には巻末にワトソンの声でヒーリーグのCDがついている。その中で最初の本（1979）の10のケラティブ因子が，次のようにカリタスプラクシスとして表現されていた。
1．人間主義的な利他的価値
2．信頼と希望
3．「自分というもの」や相手に対する感受性
4．援助‐信頼，ヒューマンケアという関係のありよう
5．プラスとマイナスの感情の表現
6．科学的（創造的）な問題解決過程を統合して活用する
7．「トランスパーソナル」な，教え教えられる関係を促進する

8．支援的，保護的，適切な精神的・社会的・スピリチュアルな環境
9．人間的欲求への支援
10．実存的－現象学的な力

　これらが 2008 年の改訂版では，発展したカリタスプラクティスとして，次のように進化している。
1．自分自身と他者のために愛－おもいやりと心の平静を実行する
2．自分自身/他者の深い価値観と主体的な世界に心から主権を委ね/支持し/敬意を払うという存在をする。
3．「自分のエゴ」を超える自己理解を深め，自分自身のスピリチュアルな実行を開拓する。
4．支援－信頼，心からのケアリング関係を発展し維持する。
5．自分自身とケアをする対象との深い魂の結びつきとしてよい感情とよくない感情を表現することに直面し，そして支持する。
6．ケアリングのプロセスの一部として，自分自身を活用し，知ること/存在すること/行為することのすべてを創造していく（ケアリング－ヒーリングの実践の芸術性に従事する）
7．ケアリング関係の中で，全体としての人そして主体的な意味を持つ人にふれ，他者のものの見方，感じ方の中に入り込むように試みる教え－学びの体験に誠実に従事する（型どおりに情報を伝えるのではなく「コーチング」の役割を取るように）。
8．すべてのレベルで癒しの環境を創造する（物理的であろうと非物理的であろうと）エネルギーと意識が微妙に作用する環境。そこには全体性，美，安楽，尊厳，そして平和があり，さらに（存在する/生成する）環境を促進する。
9．基本的ニードを恭しさと尊厳を持って援助し，存在する全体に敬意を払って他者の魂にケアリングの意識で触れ，そして働きかける。魂にあふれた結びつきが生まれる。
10．生命－死－被ることの霊的な，神秘的な，未知の実存的な側面に心を開き，そして参与する。「ミラクルを認める」。

(Watson: Nursing: The Philosophy and Science of Caring revised edition, University Press of Colorado, 2008, p.31)

　さらに，改訂版の p.145 には興味ある記述が網羅されている。その一つを紹介する。

　「カリタス看護のモデルでは，他者にタッチングをするときに，看護師は，身体の物体にただタッチングをするのではない。魂が身体にタッチングするのである。実に，看護師が他者にタッチングをすることは，他者の身体だけでなく，他者の精神，心，そして他者の魂―他者の魂の源―にもタッチングするのである。
　ナイチンゲール以来，物理的な意味での身体は，単に人間の特性の「外的な側面」ではなく，身体としての物的なものから引き出された人間のスピリットと魂の真髄を「運ぶもの」である。いうまでも無く，身体としての物的なものは，患者のケアの焦点になる。身体－非身体のケアを行う，このモデルのケアニードと接近法は，他の関係―社会的，環境的，システム，スピリチュアル，その他―の結びつきから分離することは出来ない。
　看護師は，他者の私的な身体－環境に入り，神聖な身体－物理的－個人的，私的な空間に関わる尊厳ある位置にいる。私的で親密感がある自宅で患者と家族にケアリング機能を果たす。」

　この最新のワトソン看護論―カリタス臨床看護実践―は，2つのワトソンの重大な個人的体験とは無縁でないように思える。ひとつは，最愛で精神的・学術的な支えであった夫を亡くしたこと，そしてもうひとつは，右目が失明する事故に見舞われたことである。何日もうつぶせにして頭を動かしてはならない状態を保つ日々が続いたときに，世界中から癒しとヒーリングのエネルギーを送ってもらった，と感謝していた。しかしながら，右目の視力は戻ることはなかった。この厳しい体験を超えて，ワトソンは人々の心に深く響くカリタス看護実践モデルに至ったのであろうと推察する。

現代看護の探究者たち──15

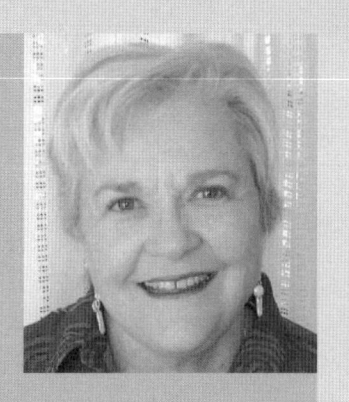

パトリシア ベナー
Patricia Benner

——ナラティブの探究者——

[評者] 井上智子

パトリシア・ベナー紹介

略 歴

1942年ヴァージニア州ハンプトンで生まれる。その後カリフォルニアに移り，学校教育や看護学教育を受けたのも，カリフォルニアの地であった。1964年に同州パサデナ大学で看護基礎教育を受け学士号を取得，1970年にカリフォルニア大学サンフランシスコ校（UCFS）でMedical-Surgical Nursing専攻による修士号を取得した。さらにカリフォルニア大学バークレイ校で，リチャード・ラザルス（Richard Lazarus）教授の下で研究助手を務めるかたわら指導を受け，1982年に博士号を取得する。臨床経験は，主としてクリティカルケア，急性期ケア，集中治療看護，在宅看護など広範囲におよび，スタッフおよび主任看護師の経験を持つ。1982年にUCSF看護学部の准教授となり，1989年には教授に昇進，長年Physiological Nursing, Social and Behavioral Sciences部門の責任者を務める。2008年に同校定年退職となり，現在UCSF名誉教授である。UCSF退職後は，Benner Associatesを設立し，世界の看護職のコンサルタントとしての多忙な日々を送っている。

著 作

『ベナー看護論（新訳版）—初心者から達人へ』，医学書院，2005年。『ベナー看護ケアの臨床知—行動しつつ考えること』，医学書院，2005年。『ベナー/ルーベル現象学的人間論と看護』，医学書院，1999年。『ベナー解釈的現象学』，医歯薬出版株式会社，2006年。『エキスパートナースになるためのキャリア開発（P. ベナー博士のナラティブ法とエラー防止）』，照林社，2003年，など多数。

1 ………看護実践を記述することの意味と意義（はじめにに代えて）

わが国看護界のベストセラーとも言える『ベナー 看護論―初心者から達人へ』[1]の書き出しをご記憶だろうか。第1章1ページ目には，「現在何が欠落しているかというと，看護師たちが臨床実践から習得する知識を系統的に観察することである。看護師はこれまで自分たちが臨床で学んだことをきちんと記録してこなかった。」とある。またその15年後に出版された『ベナー 看護ケアの臨床知』[2]の冒頭にも，「クリティカルケアの卓越した看護実践についての記述は，ほとんど見当たらない。」と記されている。看護界のみならず，今日ナラティブ（narrative：叙述的説明）はさまざまな方面で脚光を浴びているが，臨床看護の記述に一貫して拘ってきたのがベナーである。

パトリシア・ベナー（Patricia Benner）は同時代に生きる，最もアクティブかつ現場の看護師に影響力のある看護理論家であると言えよう。ところで研究者としての氏の発展をみるにあたり，この「看護実践を記述すること」が，あるときは地下水脈として，そしてあるときは滔々なる本流として，その研究者人生を貫いているように思われる。ベナーは臨床看護を研究するにあたり，一貫して日常の看護の中に確かに存在する，実践知識の発見と記述とを試みている。しかし，それは看護師の1日を述べようとしたものではない。ベナーが述べる実践知識とは，理論をもとに科学的な発見を通してさらに拡大されるものと，経験を通して得られていく，既にそこに存在する実践知識との二通りがある，としている。そして後者の実践知識の発見と記述こそが，ベナーの研究成果として，さらに画期的な看護理論として，私たちの前に現れているのである。

2 ………R. ラザルス，H. ドレイファスとの出会いと研究者としての成長

ヴァージニア州生まれのベナーは，その後カリフォルニア州で育ち，看護教育と実践，そして研究を積み重ね，2008年にUCSF（University of

California San Francisco）を退官した後も，夫君とともに Benner Associates というコンサルタント会社を設立し，カリフォルニアの地から発信を続けている。

　1964 年にパサデナ大学で学士を取得した後は，カンザスシティ病院，セコイア病院，スタンフォードメディカルセンターなどで，主としてクリティカルケア（CCU，ICU 等）のスタッフ，主任看護師の臨床経験を積んでいる。クリティカルケアは，その後の研究フィールドとして，またクリティカルケア看護師は研究対象として，ベナーの研究において重要な役割を果たすことになる。1970 年に UCSF で修士号を取得た後は，UCSF 看護学部の研究員を経て，UC Berkeley 校の博士課程に進学し，R. ラザルスの RA（リサーチ・アシスタント）を務め，1982 年に Stress & Coping & Health で博士号を取得する。博士課程でベナーは，R. ラザルスのストレス・コーピング研究の一環として，壮年期男性の仕事に関するストレスと仕事の意味についての研究に取り組んだ。ラザルス理論は，「人は意味を構成するとともに，意味によって構成されること，ストレスとは意味の崩壊であり，コーピングとはその崩壊を人がどうくい止めるかということである」[3]　という考えに基づいている。ベナーは，人は「状況に参加する自己（participant self）」として理解されるべきであり，「人が状況の中にある在り方が，さまざまな可能性を定める」と考え，これはその後，ベナーが臨床看護実践を記述する際の鍵概念になった。

　1978～1981 年にかけては連邦政府の助成金を得た AMICAE（Achieving Methods of Intraprofessional Consensus, Assessment and Evaluation）プロジェクトの責任者を務めたが，この事業から『初心者から達人へ』の研究が生まれている。同じく博士課程では哲学教授の H. ドレイファス，研究法専門家 S. ドレイファスとの出会いがあった。H. ドレイファスは「技能習得に関するドレイファス・モデル」の開発を手がけたが，さらにベナーを現象学へと導いている。

　博士号取得後は，1982 年に UCSF 看護学部の准教授，1989 年には教授へと昇進する。

3 ……… 理論の発祥とその熟成

　ベナーの最初の理論的業績は，理論を基にした科学的発見を通して拡大される知識と，臨床経験を通した「ノウ・ハウ」を記録することで得られる実践知識の，二通りがあることを示したことであるといわれている。前者の知識は「それを知る」ことであり，後者は「その方法を知っている」ことである。クーン Kuhn やポランニ Polanyi を引用すると，われわれは「それを知る」ことなく，自転車に乗ることや泳ぐといった日常的な活動を習得するが，必ずしもその理論的根拠を知るわけでもないし，それを理論的に説明できるわけでもない。さらに言えば，世の中には「それを知る」という科学的根拠が当てはまらない現実さえある。そして現実の世界では，後者の知識の方が先んじて普及・発展していることが多く，看護臨床の場面などはその典型と言える。しかし，ベナーは「われわれの実践と臨床観察についての記録がないために，看護理論は実践の中に埋もれている独特かつ豊饒な知識が盛り込めないものとなっている」と考えた。この思いが，ベナーを「臨床を記述する必要性」として突き動かしたのである。

　臨床状況は多様で流動的であり，理論的根拠を持って説明できるものよりも遙かに複雑である。卓越した実践と知識は，常に臨床実践から紡ぎ出されているため，それを研究することでわれわれは新しい知識を発見することができる。理想を言えば，理論と実践が対話しつつ新たな知識が発見されることであるが，手つかずの看護の知識の源泉は，臨床状況に埋もれている。

●「初心者から達人へ」が明らかにされるまで

　ベナーは，前述の AMICAE プロジェクトに加わると，まずチェスプレイヤーと緊急状況でのパイロット技能習得モデルであるドレイファス・モデルを看護研究に取り入れることを試みた。このモデルでは，技能習得に伴い次の４段階の変化が生じると仮定されている。すなわち１）抽象的な原理への依拠から過去の具体的経験の活用への移行，２）分析的で規則に基づく実施への依拠から直観への移行，３）部分の認知から，関連する複雑な全体の認

知への移行，4）状況の外部者から状況にどっぷりつかり関与する観察者への移行，である。研究は「1つの臨床の出来事に対し，達人と初心者の認知に明白な相違があるかどうかを発見する」ことを目的に，達人としてプリセプター51名，初心者としてプリセプティ11名と看護学生5名に対し，質問紙と観察，面接調査を行った。さらにこの研究では，「技能を必要とする実践に内在する意味と知識を明らかにする」ことも意図された。分析はハイデガー（Heidegger）の現象学に基づいて行われ，結果31の能力と7つの分野が抽出された。それは①援助役割，②教育とコーチングの機能，③診断とモニタリングの機能，④状況の変化を効果的に管理する，⑤治療処置と与薬を実施し管理する，⑥医療実践の質をモニターし保証する，⑦組織能力と役割遂行能力，である。

　ドレイファス・モデルを看護に適用した，看護職の技能習得と発達の5段階とは，

　1）初心者（novice）

　実践経験に乏しいため，状況に関する文脈的な理解がない。そのため，業務を安全に行うには，ルールや手順を必要とする。これは通常看護学生もしくは新人看護師のレベルであるが，経験のある看護師でも専門領域が異なれば初心者レベルに分類されることもあり得る。

　2）新人（advanced beginner）

　かろうじて仕事ができるようになった段階。状況に気づくことはできるが，対処には指導が必要である。状況を包括的に理解するためには，場数を踏むことが必要であるが，新人ゆえの直感で何かに気づくこともある。

　3）一人前（competent）

　実践での学習や他の看護師を見習うことで，新人は一人前へと進む。この段階では，状況を見て何が重要であり，何を無視しうるかなどの判断ができるようになる。パターンを認識しながら，その同質性と異質性とを見比べているのである。一方で，この段階の看護師は，非現実的なまでの責任感や自己批判的な味方をしがちになるが，有能な実践者として成長するためには状況に応じた反応や評価ができることも，また重要である。

　4）中堅レベル（proficient）

一人前の段階から，質的な飛躍を遂げた者である。この段階は状況の関連性の変化を見抜き，変化に応じた対処ができる。目標やノルマを課せられなくても自ら仕事を組み立てることができ，自分の能力と知識，技能に対して自信の高まりを示す。

　5）達人（expert）
　状況の理解と適切な行動を起こすのに，もはや分析的な原理に頼らない。他の方法もあるのではないかと苦慮することもなく，正確な方法に照準を合わせることができる。自己に対しては透徹した見方ができる。達人の実践には，（1）卓越した臨床把握，（2）具体化したノウ・ハウ，（3）広い視野，（4）思いもよらないことを予測する，ことが含まれる。

● やがてナラティブにつながる実践例の記述
　ドレイファスとの出会いによって現象学に接近したベナーは，看護師の実践のありようを読者に思い描いてもらうために，多くの報告例で観察された実践例の描写と直接のインタビュー内容の両者を提示している。この手法は，それ以後のベナーの著作にも多用されているが，このことに関してベナーは，『ベナー　看護ケアの臨床知』の第1章「経験的学習におけるナラティブの役割」の中で，「個々の状況での実践を可能にする臨床知は，ナラティブを通じて理解することが最もわかりやすく身につきやすい。臨床における学びは1つの物語のように経験される」と述べ，さらに「TaylorやMacIntyre，私たちの研究から，経験的学習はナラティブによって構成されると結論づけられる」と確信するに至った。また「すぐれた教授法/学習法とは，臨床の状況が理解することができる物語の内側に身を置く，あるいはそれとともにあるということである。（中略）物語がどこで始まり，何を語り，何が省かれ，どこでどのように終わるかを見れば，物語る人の状況理解に近づくことができる」とも述べている。同時に「メニューから選択できる行動一覧や分類情報を，すぐれた実践を生み出すものと取り違えることによって，実践の論理の姿を見失う危険性と実践教育を過度に単純化する危険性にさらされている」ことも危惧しているが，これは昨今の電子化された看護診断やクリニカルパス等への批判と受け止めてもよいだろう。

初心者レベルの行為は，非文脈的に，即物的に記述することが可能であるが，達人の行為を理解するには状況の理解が不可欠であり，そこには客観性の壁が立ちはだかる。臨床状況は関係性が複雑かつ文脈依存的であるため，状況の客観的描写では限界があり，それは事実の寄せ集めに過ぎなくなる。何を見て何を感じ，どう解釈しどう行動したか，まさに当事者のナラティブこそが，それを表現できるのである。

　他方，看護教育ではこれまでも多くの事例を活用してきたとの意見もあるが，ベナーはこれにも異を唱える。前述書の巻末にあるナラティブを書くためのガイドラインの，まず「事例を選択する」では，「事例が語り手を選択する，特殊な状況はその重大さゆえにその人の心の中を浮き彫りにする」としている。「事例を書く」では，「事例は話し言葉として提示されるべきであり，一人称で報告すべきである」としている。口伝えの方が書くよりも直線的で，よぎった考えや関連した感情，懸念事項などが自然に含まれるから，とその理由を述べている。さらに「語り手は物語を録音し，それを逐語録に起こし，圧縮したり必要な部分を書き込んだりしながら編集するのが有用であると気づくはずである，事例の長さは考慮すべきであるが，まずは物語を完全に話すことであり，次いで必要な長さへと切り詰め，できれば1行おきにタイプして4〜5ページとなるよう編集するのが望ましい」，とその手順を説明している。またナラティブは体験に密着しているために，語り手の自己開示を伴い，時に意識していることよりも多くのことや，知識の欠如などが暴露されるリスクも孕む。そのため共有者（例えば，教師と学生）間には信頼関係が必要であり，発表者の経験的学習は尊重されなくてはならない。また体験に密着したナラティブと，ナラティブに続く内省的な論評とは区別しなくてはならない。このように見てくると，なるほどこれまで私たちが用いていた事例とはずいぶんと異なるということがわかる。

4 ………さらなる研究の発展　"卓越した実践に内在する臨床知"の追究

　「初心者から達人へ」の研究成果は，その後 Interpretive Phenomenology Embodiment, Caring, and Ethics in Health and Illness『ベナー 解釈

学的現象学』[4]，Expertise in Nursing Practice：Caring, Clinical Judgment, and Ethics「看護実践におけるエキスパート性 ケアリング，臨床判断，倫理（未邦訳）」へと発展していった。すなわち"卓越した実践に内在する臨床知を言語化し，その中にある臨床知を引き出す"ことであり，"卓越性を開発するのに必要な資源や教育戦略の探索"である。言語化の作業とは，それを読んだ者が，「看護実践で自分は既に知っていたが，これまで表現したことがなかったことを言葉に表したのだ」と感じてくれることを意図している。

『ベナー 看護ケアの臨床知』[2]（Clinical Wisdom and Interventions in Critical Care）は，足かけ6年にわたり延べ205名のスタッフナースや高度実践看護師たちの実践場面の参加観察とインタビューを行い，多くの研究者，同僚，そしてUCSFの大学院生らの協力の下に行われた研究成果の報告書である。

ベナーらは実践の中に埋もれている臨床知を引き出すにあたり，以下の考えを基盤とした。すなわちすぐれた臨床実践は，倫理的判断や推論と切り離すことができない，したがって言語化されたすぐれた実践の中にある道徳的な想像力に光をあてることで，臨床知が浮かび上がってくる。さらにすぐれた臨床家になるためには，経験的学習，内省，そして患者家族との会話継続が必要であることを強調している。患者の自律性やインフォームドコンセント，公正，有益性の保証などの手続き上の問題は欠かすことが出来ないが，それだけでは実践の具体像を描くことはできない。行動を導くのは善（good）の観念であり，それが患者の安寧を脅かすものへの気づきをもたらうし，すぐれた実践を導く倫理的な牽引力は内発的動機付けである，としている。また他の道徳的資源としては，他者の苦悩を和らげようとする，あるいは一人の人間として他者と出会おうとする人間的牽引力や，他の保健・医療・福祉の専門職とともに，傷つきやすく苦悩する人を支援する際の存立基盤が必要であり，このことこそが，各人がその仕事において「すぐれている」ことを意味しているにほかならない，と述べている。

それでは多くの参加者に対し根気強く行われたデータ収集と，膨大な量のデータ分析の結果得られた"臨床知"とはどのようなものであったのだろう

か。ベナーらは，従来からの静的なある時点での蓋然性の評価に基づく熟考型の行動モデルや意思決定モデルでは，絶え間なく変化し，時に予測不能な出来事が生じる流動的な臨床状況を捉えきれないと考えた。すなわち，その変化自体への特有な解釈，あるいは変化の方向性や意味の理解こそがエキスパートの技であり，その思考とふるまい（行動）が"臨床知"である，としている。

● 看護ケアの臨床知：看護師の卓越した臨床判断・思考・行動

看護師の臨床での卓越した思考，日々の熟練したふるまいとは，思考と行動の2つの習慣と，9つの看護実践領域として示されている（下表）[2]。

このうち思考と行動の習慣は，看護実践アプローチを構成する際のさまざまな様式に関するものであるが，「臨床把握と臨床探求」とは，
・質的な識別をすること
・臨床状況を探索，思索し，そのパズルを解くこと
・臨床的重要性の変化を認識すること
・特定の患者集団に関する臨床知を深めること

表　ベナーの臨床知：思考と行動の習慣と看護実践領域

【思考と行動の習慣】
・臨床把握と臨床実践：問題の特定と臨床での問題解決
・臨床における先見性：潜在的な問題を予測し予防すること

【看護実践領域】
・状態が不安定な患者の生命維持のための身体機能の診断と管理
・熟練を要する危機管理能力
・重症患者を安楽にすること
・患者の家族へのケア
・医療機器の危険防止
・死と向き合うこと：終末期ケアと意思決定
・複数の見方があることを伝え，話し合うこと
・質のモニタリングとブレイクダウン（状況の破綻）の管理
・臨床リーダーシップのすぐれたノウ・ハウと他者への指導

であり，"行動しつつ考えること（thinking-in-action：状況が変わっていく中で，行動しながら考えていくこと）"と，"推移を見通すこと（reasoning in-transition：特定の患者や家族の変化を見通していくこと）"が，重大な臨床の問題を的確に見極めるに際して思考を方向付けるものとして強調されている。

　もう一つの習慣，「臨床における先見性」とは考え方の習慣であり，
・先を考えること
・特別な疾患や傷害についての臨床における先見性
・特別な疾患や傷害のある患者の危機やもろさを予測する
・予想外の出来事に気づく
が，臨床で起こりうる出来事を予測し，適切で妥当な行動を起こすことに繋がる，としている。

　また実践領域のそれぞれは重複しかつ同時に生起するが，領域の各々は看護師の注意や行動を方向付ける核として働き，ある場面ではどれかが高い優先性により前面へ突出し，他の場面では裏面へと後退することもある。そして最終的にはこれらの領域の総合により，特定場面での臨床判断・思考・行動がどのように導くかが明らかにされるのである。

5 ………わが国看護界との関わりと博士の家族愛

　ベナー博士が行ったわが国の看護職への初めての講演は，1984年1月の聖路加看護大学公開講座であり，博士は当時，UCSF准教授であった。そこでは「看護理論を活用するために」というテーマのもと，「看護における理論の必要性」「一般システム理論と看護」のパートを受け持っている[5]。講師プロフィールには，「R.ラザルスとともに，ストレスとコーピングについての共同研究が多く，特に看護婦の経験が積まれることによって，ストレスとコーピングの様相がどのように異なるかの研究をして，Reality Shockという本に発表された」とある。この頃に既に，「初心者から達人への」研究は進展していたと思われる。1992年2月には日本集中治療医学会総会看護部門の特別講演で，「クリティカルケア看護における専門知識・技術の修

得」として，本邦で初めて「初心者から達人への」内容を披露された。以後，出版社主催の講演会，日本看護研究学会招聘講演などで，これまでの来日は8回を数え（2009年8月現在），日本通としても知られている。博士の研究成果である経験的学習や技能修得についての考え方は，華道，茶道，水墨画などの日本の伝統芸術に極めて近いものがあるとし，そこには欧米式の合理的で機械的な技能理解には典型的に欠けている，重層的で奥の深い，感触を重んじる日本的な知識感がある，と感じているようだ。また経験的学習は，型を重んずる稽古についての日本の伝統的な理解に似ているとも示唆している。そして，日本の看護師には，「型を重んじる日本文化の伝統芸術や工芸における経験学習と，科学および実際の経験知の両方に立脚した複雑で未知の変数が多い看護業務の比較検証を是非試みて欲しい」[1]とメッセージを送っている。

　8回目の来日となった2006年は，長年奉職したUCSF定年退官を間近に控え，シンガポール，韓国，日本，オーストラリアを1か月以上かけて回る長期の講演旅行であったが，その道中はよきパートナーである夫君Richard Benner氏が常に同行していた。Richard氏はベナー博士とともに，看護実践のアドバイスや実践の質向上，スタッフ教育，看護技術開発などを中心としたコンサルタント事業としての「Benner Associates」[8]を立ち上げ，ベナー博士の活動全般を支援されている。博士の講演会では，Richard氏は常に博士とともに行動し，会場や音響，照明や進行打ち合わせにも同席され，講演中には会場後部や2階席などに移動しつつ講演会の進行や聴衆の反応を見届けるなど，誠によき博士の理解者であり辣腕をふるうプロデューサーでもあった。長期旅行に際し「米国のご家族への電話は？」の問いに，即座に「毎日」と笑顔で答えられ，偉大な研究者はよき家族に恵まれたよき家庭人であることが感じられた。

6 ……すでに開始されている次なる目標，ナラティブ報告の蓄積（おわりにに代えて）

　世界中の看護師の熱い視線を浴びつつ，大学人としての活動に一区切りを

つけたベナーは，次なる目標に向けた活動を既に開始している。それは原点とも言える看護実践の記述（ナラティブ）である。雑誌 "American Journal of Nursing" で1987年より開始された連載 "A Dialogue with Excellence" の趣旨を，「連載を通して卓越した看護ケアによって日々人々の生命を救い，人間の尊厳と価値を守ることに貢献しているエキスパートナースの声を届けたい」と述べている。読者からの投稿に期待したものは，

・看護の本質を示す突出した状況
・新たな学びがあった状況
・自分に何かを教えてくれた，記憶に残る患者
・患者を援助する新しい方法を見つけた状況等，である。

　集められたナラティブのテーマは，「最高のケアリング」「ケアと傾聴」「確信する力」「説明できない癒し」など，いずれも看護の神髄を表すものとなり，毎回の事例（ナラティブ）に対し，ベナーのコメントが掲載された。まさにエキスパートナースとベナーとの珠玉の対話集[9]である（この対話集は，邦訳され日本独自編集の書籍として出版されている）。

　引き続き Benner Associates のホームページで現在も，「ナラティブ報告のためのさらなる発信—看護実践に光をあてるもの—：An Extended Statement on Narrative Accounts—That Illustrate Nursing Practice—」"ナラティブ報告としての看護師たちの語り" が募られている。さらなる実践報告が積み重なったとき，ベナーが見せる次なる絵図はどのようなものなのであろうか。多くの看護師が，そしてその人たちからケアを受ける人々が，待ち望んでいることだろう。

■参考文献

1) P. ベナー『ベナー看護論（新訳版）初心者から達人へ』（井部俊子監訳），医学書院，2005年。
2) P. ベナー『ベナー 看護ケアの臨床知—行動しつつ考えること』（井上智子監訳），医学書院，2004年。
3) Karen A. Brykczynski「パトリシア・ベナー：初心者から達人へ；臨床看護実践における卓越性とパワー」（南裕子訳），『看護理論家とその業績（第3版）』所収，医学書院，2004年。

4）P. ベナー編『ベナー解釈的現象学』（相良ローゼンマイヤーみはる監訳），医歯薬出版株式会社，2006 年。
5）Patricia Benner「看護における理論の必要性」（特集：看護理論を活用するために），看護研究，18（1）：3-29，1985 年。
6）照林社編集部編『エキスパートナースになるためのキャリア開発—P. ベナー博士のナラティブ法とエラー防止』，照林社，2003 年。
7）P. ベナー，J. ルーベル『ベナー/ルーベル現象学的人間論と看護』（難波卓志訳），医学書院，1999 年。
8）Benner Associates 公式ホームページ http://www.patriciabenner.com/（2009）
9）P. ベナー『エキスパートナースとの対話—ベナー看護論・ナラティブス・看護倫理』（早野真佐子訳），照林社，2004 年。

本書①〜⑩の論文は「INR 日本版」の2巻1号から4巻2号に連載されたものです。単行本にするに際し各評者による加筆および訂正が施されました。⑪〜⑬は増補版出版にあたり，また⑭，⑮は増補第2版出版にあたり新たに書き下ろされたものです。

〈評者紹介〉

●小林富美栄（こばやし　ふみえ）
1941年聖路加女子専門学校卒。福井県立朝日保健所，同県立保健婦養成講習所，厚生省医務局医事課勤務後，64年米国ウェイン大学看護学部卒。東京女子医科大学看護短期大学教授，日本看護協会会長を経て，77〜81年千葉大学看護学部教授。

●髙﨑絹子（たかさき　きぬこ）
1964年東京大学医学部衛生看護学科卒。保健師を7年経験した後，73年より埼玉県立厚生専門学院，衛生短期大学の勤務を経て，91年から08年まで東京医科歯科大学医学部保健衛生学科に勤務。08年より放送大学教養学部生活と福祉コースの教授。

●荒井蝶子（あらい　ちょうこ）
1953年東京都立第一高等看護学院卒，54年東京都立保健婦助産婦学院卒。癌研究所付属病院，59年米国コロンビア大学ティーチャーズ・カレッジ大学院修了。病院管理研究所研究員・講師，聖隷学園浜松衛生短期大学教授，聖路加看護大学教授，国際医療福祉大学看護学科長・教授を経て02〜06年同大大学院教授。

●兼松百合子（かねまつ　ゆりこ）
1957年東京大学医学部衛生看護学科卒，賛育会病院勤務後，同学科助手，61年米国UCLA大学院看護学修士。岩手県立盛岡高等看護学院，同県立保健婦専門学院，東北大学医療技術短期大学部助教授，千葉大学看護学部教授を経て，98年岩手県立大学看護学部教授。07年岩手県立大学名誉教授。

●小玉香津子（こだま　かづこ）
1959年東京大学医学部衛生看護学科卒。同学科基礎看護学講座員，神奈川県立衛生短期大学講師，同大教授，日本赤十字看護大学教授，名古屋市立大学看護学部教授を経て，04年聖母大学看護学部教授。

●千野静香（ちの　しづか）
1945年聖路加女子専門学校卒，61年米国留学コロンビア大学ティーチャーズ・カレッジ卒業，67年ニューヨーク・ベス・イズラエル病院特別課程卒。名古屋保健衛生大学教授を経て75〜90年埼玉県立衛生短期大学教授。

● 稲田八重子（いなだ　やえこ）
1954年国立善通寺病院付属高等看護学院卒。56年米国コロンビア大学ティーチャーズ・カレッジ留学後，関東通信病院，61年米国オハイオ州・クリーブランドクリニック病院，83年立教大学法学部卒業。日本看護協会出版会「看護」編集長，95～99年東海大学健康科学部助教授。

● 池田明子（いけだ　あきこ）
1964年東京大学医学部衛生看護学科卒。東京女子医科大学衛生学教室助手，国立療養所中野病院，国立公衆衛生院衛生看護学部，東京都精神医学総合研究所，北里大学看護学部長・教授を経て，05～07年沖縄県立看護大学教授。08年より同大学院特任教授。

● 樋口康子（ひぐち　やすこ）
1955年日本赤十字女子専門学校卒，日本赤十字中央病院勤務後，日本赤十字幹部看護婦教育部卒，67年米国ボストン大学卒，69年同大学院修士課程，75年コロンビア大学ティーチャーズ・カレッジ博士課程修了。日本赤十字幹部看護婦研修所教務部長，86年日本赤十字看護大学教授，副学長を経て，同大学学長。

● 藤枝知子（ふじえだ　ちかこ）
1954年聖路加女子専門学校卒。聖路加国際病院小児病棟，東京都立保健婦養成所，聖路加，東京女子医大付属看護学校教員，東京女子医科大学看護短期大学教授，同大学病院看護部長を経て，98～02年東京女子医科大学看護学部長・教授。

● 小野寺杜紀（おのでら　とき）
1967年東京大学医学部保健学科卒，68年国立公衆衛生院専攻課程衛生教育学科修了。神奈川県立衛生短期大学を経て，99年埼玉県立大学保健医療福祉学部看護学科教授。09年埼玉県立大学名誉教授。

● 舟島なをみ（ふなしま　なをみ）
1973年順天堂高等看護学校卒。順天堂大学附属病院勤務後，聖路加看護大学大学院修士課程修了。99年千葉大学看護学部教授。

● 松木光子（まつき　みつこ）
松山赤十字高等看護学院卒，コロンビア大学ティーチャーズ・カレッジ留学，

神戸女学院大学大学院社会学専攻修了。社会学修士。91年金沢大学より博士号取得。この間大阪府立公衆衛生学院教務主任，大阪大学医療技術短期大学部教授，大阪大学医学部保健学科教授，97年大阪大学名誉教授。97年福井医科大学看護学部教授。99年日本赤十字北海道看護大学学長。07年同名誉学長・名誉教授。

●川野雅資（かわの　まさし）
1973年千葉大学教育学部特別教科看護教員養成課程卒業。84年ハワイ大学マノア校看護学部修士課程 Psychiatric Mental Health Nursing 修了。東京女子医科大学看護短期大学助教授，杏林大学保健学部看護学科教授，三重県立看護大学教授・地域交流研究センター長，同大学大学院教授，共立女子短期大学看護学科教授・学科長を経て，08年より東京慈恵会医科大学医学部看護学科教授，09年同大学医学部修士課程看護学専攻教授。

●井上智子（いのうえ　ともこ）
徳島大学教育学部特別教科（看護）教員養成課程卒。集中治療部看護師として勤務。千葉大学大学院看護学研究科修了。聖路加看護大学助手，千葉大学助手・助教授を経て，00年より東京医科歯科大学教授。

増補第2版
現代看護の探究者たち——人と思想——　　　〈検印省略〉

1981年3月5日　　初　版1刷発行
1989年9月20日　　増補版1刷発行
2009年10月10日　　増補第2版1刷発行

定価（本体2,200円＋税）

著　者　小林富美栄・樋口康子・小玉香津子 他

発　行　株式会社　日本看護協会出版会
　　　　〒150-0001　東京都渋谷区神宮前5-8-2
　　　　　　　　　　日本看護協会ビル4階
　　　　〈営業部〉TEL/03-5778-5640　FAX/03-5778-5650
　　　　〒112-0014　東京都文京区関口2-3-1
　　　　〈編集部〉TEL/03-5319-7171　FAX/03-5319-7172
　　　　〈コールセンター：注文〉
　　　　　　　　　　TEL/0436-23-3271　FAX/0436-23-3272
　　　　http://www.jnapc.co.jp

表紙装画　大山武（「モザイク」2007年）
装丁・本文レイアウト　臼井新太郎
印　　刷　株式会社　スキルプリネット

●本書の一部または全部を許可なく複写・複製することは著作権・出版権の侵害になりますのでご注意ください。

©2009 Printed in Japan　　　　　　ISBN978-4-8180-1451-0